珠海市卫生健康事业发展报告

梅文华　方鹏骞　编著

编委会

编　著　梅文华　珠海市公立医院管理中心
　　　　方鹏骞　华中科技大学健康政策与管理研究院(智库)
副主编　刘军卫　珠海市卫生健康局
　　　　傅新巧　武汉协和医院
　　　　方国伦　珠海市公立医院管理中心
　　　　闵　锐　华中科技大学
　　　　唐昌敏　湖北中医药大学
　　　　孙　杨　武汉大学
编　委(按姓氏笔画排名)：

方鹏骞　华中科技大学健康政策与管理研究院(智库)　　闵　锐　华中科技大学
方国伦　珠海市公立医院管理中心　　　　　　　　　　张红忠　珠海市妇幼保健院
水岁寒　湖北大学　　　　　　　　　　　　　　　　　张志霞　武昌理工学院
叶浩森　珠海市慢性病防治中心　　　　　　　　　　　张　燕　珠海市妇幼保健院
乔淑琴　珠海市中西医结合医院　　　　　　　　　　　张霄艳　湖北大学
任　娜　珠海市人民医院　　　　　　　　　　　　　　陈江芸　南方医科大学
刘军卫　珠海市卫生健康局　　　　　　　　　　　　　罗桢妮　广州医科大学
刘　星　珠海市中西医结合医院　　　　　　　　　　　周　燕　珠海市人民医院
朱冠华　珠海市卫生健康局　　　　　　　　　　　　　胡梦含　武汉协和医院
江　鸿　珠海市人民医院　　　　　　　　　　　　　　徐玉良　珠海市公立医院管理中心
孙　宇　珠海市人民医院　　　　　　　　　　　　　　唐昌敏　湖北中医药大学
孙　杨　武汉大学　　　　　　　　　　　　　　　　　黄文燕　珠海市疾病预防控制中心
孙　煜　华中科技大学　　　　　　　　　　　　　　　黄　河　珠海市卫生健康局
李子松　珠海市中西医结合医院　　　　　　　　　　　梅文华　珠海市公立医院管理中心
李文敏　湖北大学　　　　　　　　　　　　　　　　　彭　玲　湖北省疾病预防控制中心
李昕昀　华中科技大学　　　　　　　　　　　　　　　傅新巧　武汉协和医院

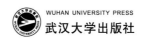

武汉大学出版社

图书在版编目（CIP）数据

珠海市卫生健康事业发展报告/梅文华,方鹏骞编著 . —武汉：武汉大学出版社,2021.4
　ISBN 978-7-307-22108-6

　Ⅰ.珠…　Ⅱ.①梅…　②方…　Ⅲ.医疗保健事业—研究报告—珠海
Ⅳ.R199.2

中国版本图书馆 CIP 数据核字（2020）第 273204 号

责任编辑:胡　艳　　　责任校对:汪欣怡　　　版式设计:韩闻锦

出版发行:**武汉大学出版社**　（430072　武昌　珞珈山）
　　　　　（电子邮箱：cbs22@ whu.edu.cn　网址：www.wdp.com.cn）
印刷:武汉邮科印务有限公司
开本:787×1092　1/16　印张:18.75　字数:442 千字　插页:1
版次:2021 年 4 月第 1 版　　2021 年 4 月第 1 次印刷
ISBN 978-7-307-22108-6　　定价:68.00 元

序

在抗击新冠肺炎疫情斗争取得重大战略成果和专家预言第二波疫情会在秋冬季暴发的交汇时刻，全国第一个地市级卫生健康事业发展白皮书——《珠海市卫生健康事业发展报告》摆在了我的案头。

不知战争何时来临，但备战的步伐却从未停止。如果说抗击新冠肺炎疫情是一场没有硝烟的战争，那么这本报告就是对珠海"十年磨一剑"备战的"兵力白皮书"。

珠海，地处改革开放的前沿，作为中国最早的四个经济特区之一和中国第二批公立医院改革国家联系试点城市，以极大的勇气和胆魄，推出一系列在全国先行先试的改革举措，发挥了改革开放试验田、排头兵的作用，使医疗卫生改革、城市建设和保障人民的福祉同频共振。

过去的十年，是珠海卫生健康人不忘初心、砥砺奋进的十年。经过几代珠海人的不懈努力，特别是党的十八大以来，在习近平新时代中国特色社会主义思想的指导下，珠海市卫生健康系统全市838家医疗卫生机构、18430名卫生技术人员，坚持新发展理念，推进卫生健康供给侧结构性改革，积极推进"健康珠海"建设，成功打造了较为完善的医疗卫生服务网络，也初步形成了共建共治共享的卫生健康新格局。

截至2019年，珠海市每千常住人口拥有卫生技术人员9.75人、执业（助理）医师3.75人、注册护士4.31人，每千人口拥有床位数5.23张，均高于同期全国、广东省平均水平，人均医疗资源较为丰富。同时，通过实施健康城市创建、医疗卫生高地建设、"强基层"战略及卫生强市等"四大工程"，全力推进健康城市建设、医药卫生体制改革、公共卫生服务提升、计生服务管理改革、人才队伍建设、食品安全示范创建六个方面重点工作，珠海市公立医院、基层卫生发展、公共卫生服务等均取得了长足进步，各级医疗机构的医疗卫生服务质量和服务能力不断提高，实现了居民和医护工作人员的双满意，为建设与经济特区发展相匹配的健康特区作出了贡献。

2019年2月，中共中央、国务院印发《粤港澳大湾区发展规划纲要》，健康湾区建设蹄疾步稳。珠海积极融入粤港澳大湾区建设，推进珠澳医疗合作，建立公立医院密切合作、卫生应急救援和紧急医学互助协作、传染病防控区域合作等机制，特别是在应对新冠肺炎疫情中，两地秉持"珠澳一家亲"的理念，积极落实联防联控机制，同心携手抗疫，成为全世界跨境抗疫合作的典范，健康湾区塑造和珠澳合作初步发力。

同时，珠海是外界观察中国改革开放的重要窗口，也是向外界展示中国改革开放和中国特色社会主义建设伟大成就的重要窗口。截至2019年，珠海市常住人口202.37万人，其中户籍人口133.28万人，全市户籍人口人均期望寿命为82.01岁，60岁以上户籍老年人口超过18万人，占全市户籍人口的13.57%。本次抗疫斗争取得重大战略成果，是中国共产党领导的制度优势、科学抗疫的医疗卫生健康专业优势和珠海社会各界群策群力的共同结果。

当然，随着工业化、城镇化、人口老龄化进程加快，我国居民生产生活方式和疾病谱不断发生变化。国民健康正面临着经济发展、社会环境、自然环境、行为方式等因素带来的多重挑战。珠海既存在着国内乃至世界大城市的共性问题，也有其个性问题：一是全市医疗资源发展分布不平衡，结构不合理；二是医疗卫生总体水平与群众的需求还有差距；三是珠海作为移民城市，外来人口比重大，人口流动性较强，极大地增加了传染病的防控难度，如何做好流动人口和外来人员的公共卫生和健康管理，提供相应的医疗卫生服务，特别是在突发公共卫生事件应急管理和新发传染病疫情防控的背景下，已形成了新的挑战；四是对内对外全开放格局尚未形成，卫生健康治理体系和治理能力亟待现代化。

"不识庐山真面目，只缘身在此山中。"受珠海市公立医院管理中心委托，华中科技大学同济医学院、华中科技大学健康政策与管理研究院（智库）研究团队牵头，整合武汉、广州等国内知名高校、科研机构的专家学者，汇集湖北、广东的公共卫生机构、医疗卫生机构等相关机构的卫生健康领域的改革者、实践者等多方力量，对珠海市医疗卫生健康事业的发展进行了系统、深入的分析。

本书立足系统的理论高度，厚植特色的实践经验，研究团队通过十个章节的具体阐述层层递进，采用规范研究的方法，探讨在对珠海市医疗卫生服务机构进行全面考察的基础上，以实地情况调研信息和卫生健康行政部门统计资料为依据，通过定性与定量相结合的方法，结合珠海市经济社会发展特点，全面剖析珠海市近十年医疗卫生服务发展情况，并提炼珠海市医疗服务体系发展与改革的特色与亮点，为提高群众的获得感和幸福感，实现珠海市医疗卫生体系高质量发展提供实证依据。

本书适合所有对珠海市健康政策、医药卫生体制改革感兴趣的读者，也可作为各级卫生健康行政部门、医疗机构、医保管理部门、健康管理部门的参考用书，以及高等院校相关研究领域的教师、研究生教学与学习的参考用书。希望本书的出版能够对健康政策与管理领域的学者、卫生决策人员有所帮助，为健康中国发展战略的顺利实施助力。

理论是实践的先导，实践是理论的检验。当前，抗击新冠肺炎疫情的斗争进入常态化防控阶段，珠海的卫生能力已初步经受疫情的检验。这部《珠海市卫生健康事业发展报告》初成于抗疫斗争之前，而今战事已初见分晓，之前的研究成果，是否能经受得住疫情这场"大考"？

让我们开卷一见分晓。

2020 年 11 月

目　录

绪　论

珠海市作为我国五大经济特区之一，具有得天独厚的优越地理位置，濒临南海，东与香港水路相聚，南于澳门陆地相连，港珠澳大桥竣工后，珠海成为连接港澳和内地的重要枢纽。珠海市作为珠江三角洲南端的一个重要港口城市，是粤港澳大湾区建设的重要节点城市。对珠海市医疗卫生服务发展情况开展研究分析具有重要现实意义。珠海市统计局统计年鉴提供的数据显示，珠海市下辖香洲、斗门、金湾3个行政区，同时设有横琴新区、珠海高新技术产业开发区、珠海保税区、高栏港经济区和万山海洋开发试验区5个经济功能区，全市土地面积为1736.46平方公里，常住人口189.11万人，全体居民人均可支配收入48107元，参加基本医疗保险190.07万人，其中一档参保101.81万人，二档参保88.26万人。

近年来，珠海市以习近平新时代中国特色社会主义思想为指导，坚持"以基层为重点，以改革创新为动力，预防为主，中西医并重，将健康融入所有政策，人民共建共享"的卫生与健康工作方针，以建设"健康珠海"为主线，解决当地医疗卫生事业发展中结构性和供需性两大矛盾，实施健康城市创建、医疗卫生高地建设、"强基层"战略及卫生强市四大工程，全力推进健康城市建设、医药卫生体制改革、公共卫生服务提升、计生服务管理改革、人才队伍建设、食品安全示范创建六方面重点工作，努力全方位、全周期保障人民健康，为建设与经济特区发展相匹配的健康特区做出贡献。全市户籍人口人均期望寿命为82.01岁，超过"健康中国2030"人均期望寿命79.0岁，实现"卫生强省"77岁以上目标，高于全国、全省人均期望寿命，在珠三角地区处于较高水平。全市出生率为16.8‰，死亡率为3.7‰，婴儿死亡率为1.82‰，人口自然增长率为13.1‰，孕产妇死亡率为3.58/10万，提前达到"两纲"和"卫生强市"提出的目标。

总体上看，珠海市医疗卫生服务整体情况近年来发展情况平稳，医疗卫生事业持续健康蓬勃发展①：全市共拥有卫生技术人员18430人，每千常住人口拥有卫生技术人员9.75人、执业（助理）医师3.75人、注册护士4.31人，每千人口拥有床位数5.23张，全市每万人拥有卫生监督专业人员0.29人；执业（助理）医师与注册护士配置比例为1：1.15；二级以上公立医院（含妇幼）每床配备护士0.82人。全市共有医疗卫生机构838个，医疗机构实有床位9899张，全市医疗机构病床使用率为79.57%。全市总诊疗人次和出院人数分别为1749.04万人次、33.12万人次；医院出院者平均住院日为8.18日。

---

① 本书所涉及的卫生相关数据来源于珠海市卫生信息统计中心。后文不再一一说明。

一、珠海市医疗机构基本情况

(一)机构资源整体情况

1. 机构数量

2018 年,全市在运营的医疗卫生机构总数 838 个,其中:医院 45 个(包括综合医院 20 个、中医医院 3 个、专科医院 18 个),妇幼保健院 2 个,专科疾病防治中心(站、所)1 个,卫生院 12 个,社区卫生服务中心(站)118 个,计划生育技术服务机构 17 个,门诊、诊所、医务室 365 个,全市 227 个行政村共设有村卫生室(含农村卫生服务中心)137 个。在 45 个医院中,公立机构 13 个,民营机构 32 个。见表1。

表1　　　　　　　　　2018 年珠海市卫生和计生机构分布情况　　　　　(单位:个)

机构类别	合计	市辖	香洲	高新	万山	横琴	斗门	金湾	高栏港
总计	838	324	135	42	5	14	203	58	57
医院	45	27	2	1	—	—	8	5	2
妇幼保健院(所、站)	2	1	—	—	—	—	1	—	—
专科疾病防治院(所、站)	1	1	—	—	—	—	—	—	—
门诊部	129	85	16	—	—	1	14	9	4
诊所	247	138	16	8	—	9	52	17	7
医务室(卫生所)	118	64	1	14	—	2	11	7	19
卫生院	12	—	—	1	3	—	5	2	1
社区卫生服务中心	16	—	12	1	—	1	1	—	1
社区卫生服务站	102	—	62	14	—	—	2	11	13
村卫生室	137	—	16	—	2	—	103	6	10
急救中心(站)	1	1	—	—	—	—	—	—	—
采供血机构	1	1	—	—	—	—	—	—	—
疾病预防控制中心	1	1	—	—	—	—	—	—	—
卫生监督所(中心)	3	3	—	—	—	—	1	1	1
计划生育技术服务机构	17	—	10	1	—	1	5	0	—
计划生育药具管理站	1	1	—	—	—	—	—	—	—
统计信息中心	1	1	—	—	—	—	—	—	—

2. 人员数量

2018 年,全市医疗卫生机构在岗职工 22168 人,其中:卫生技术人员 18430 人,管理人员 1281 人，工勤技能人员 1753 人，其他技术人员 704 人。卫生技术人员中，执业（助理）医师 7090 人，注册护士 8152 人，医护比为 1∶1.45；二级以上公立医院（含妇幼）每床配备护士 0.82 人。基层医疗卫生服务机构在岗职工 6537 人，其中，卫生技术人员 5032 人，编制人数 1608 人。全市每千常住人口执业（助理）医师 3.75 人、注册护士 4.31 人，高于全国、全省平均水平，均已超过"卫生强省"、广东省"十三五"规划目标值。见表 2。

表 2　　　　　　　　　　2018 年珠海市千人口卫生技术人员情况　　　　　　　　　（单位：人）

指　　标	珠海市	"卫生强省"目标值	广东省"十三五"规划目标值
每千人口执业（助理）医师	3.75	2.80	2.50
每千人口注册护士	4.31	3.50	3.14
每万人口公共卫生人员数	11.99	10	10
每万人口全科医生数	3.09	3	2

截至 2018 年年底，全市医疗卫生机构在岗职工聘任高级职称人数 1719 人，研究生学历 1824 人，其中博士学位 235 人。见表 3。

表 3　　　　　　　　2018 年珠海市卫生技术人员学历、职称构成情况　　　　　　　（单位：人）

指　　标	合计	香洲区	斗门区	金湾区
研究生学历	1824	1595	148	81
其中：博士学位	235	220	4	11
聘任高级专业技术职称人员	1719	1398	185	136

3. 设备资产投入

2018 年，全市医疗卫生机构实有床位 9899 张，每千人口拥有床位数 5.23 张，其中：医院（含专科防治院）8849 张，妇幼保健院 582 张，卫生院 348 张。见表 4。

表 4　　　　　　　2018 年珠海市各区医疗卫生机构床位（实有床位）情况　　　　　（单位：张）

机构类别	合计	香洲区	斗门区	金湾区
总计	9899	7178	1873	848
医院	8849	6526	1684	639
妇幼保健院	582	532	50	0
卫生院	348	0	139	209
社区卫生服务中心	0	0	0	0
每千常住人口床位数（张/千人）	5.23	9.52	4.72	4.66

注：香洲区包括市属、高新区和万山区，金湾区包括高栏区。

珠海市床位配置位列广东省第五位，但是各区之间的床位数仍有一定的差距，香洲区的实有床位量远高于其他两区，斗门区和金湾区床位配置低于"卫生强省"和广东省"十三五"规划目标值(5.40张和6.00张)。

全市医疗卫生机构拥有万元以上设备台数16874台，其中：50万以上设备1061台，包含百万以上设备514台；10万元以下设备12664台，10万~49万元设备3149台。全市医疗卫生机构房屋建筑面积127.43万平方米。其中：医院房屋建筑面积86.08万平方米，基层医疗机构30.55万平方米、专业公共卫生机构10.71万平方米。见图1。卫生院基础设施建设和社区卫生服务中心基础设施达标率100%。群众看病就医环境在不断改善。

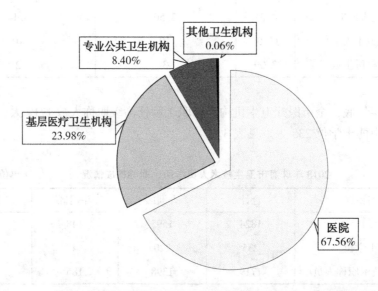

图1 珠海市医疗卫生机构房屋建筑面积占比情况

(二)医疗服务提供情况

1. 医疗服务量

2018年年末，全市总诊疗1749.04万人次，其中：医院782.44万人次，专业公共卫生机构(妇幼保健院、慢性病防治中心)137.86万人次，全市基层医疗卫生机构总诊疗828.391万人次；社区卫生服务机构328.04万人次，占比39.60%，卫生院157.09万人次，占比18.96%，村卫生室47.69万人次，占比5.76%，门诊部120.32万人次，占比14.53%，诊所、卫生所、医务室175.22万人次，占比21.15%。见表5。

从医疗卫生服务的地域分布来看，大部分的医疗卫生服务主要集中在香洲区，总诊疗人次数、出院人数与手术人数分别占比69.93%、76.06%和80.74%。其次是斗门区，总诊疗人次数、出院人数与手术人数分别占比18.76%、16.8%和13.82%。见图2。

表 5   珠海市医疗卫生机构医疗服务情况

机构分类	诊疗人次数(人次)		出院人数(人)		手术人数(人)	
	2017 年	2018 年	2017 年	2018 年	2017 年	2018 年
总　计	16780419	17490432	304133	331251	151684	181007
医院	7386121	7824460	267745	295541	130736	160544
基层医疗卫生机构	8015719	8283910	3280	3304	—	—
社区卫生服务中(站)	3201982	3280433	—	—	—	—
卫生院	1550601	1570960	3280	3304	—	—
专业公共卫生机构	1378579	1382062	33108	32406	20948	20463
专科疾病防治院(所、站)	220535	217338	18	203	—	—

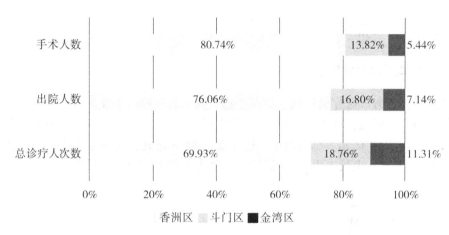

图 2　2018 年珠海市各区医疗服务分布情况

从不同类别医疗卫生机构中的医疗卫生服务占比来看，基层医疗卫生机构的总诊疗人次数(占比 47.36%)仍高于医院的总诊疗人次数(44.74%)，住院服务中，医院出院人数占比 89.22%，专业公共卫生机构(妇幼保健院)的出院人数占比 9.78%。见图 3。

2. 医疗服务效率

2018 年年末，全市医疗机构病床使用率为 79.6%，出院者平均住院日为 8.2 天，其中：医院病床使用率为 82.1%，较全国平均水平低 2.1%，医院出院者平均住院日为 8.4 天，较全国平均水平少 0.9 天。基层医疗卫生机构病床使用率为 17.3%，出院者平均住院日为 6.7 天；专业公共卫生机构病床使用率为 78.9%，出院者平均住院日为 6.1 天。全市医疗卫生机构医师日均担负诊疗 10.0 人次，日均担负住院 1.1 床日。其中：医院医师日均负担诊疗人次 8.3 人次和住院 1.9 床日，与全国平均水平相比，诊疗负担高 1.3 人次，住院负担轻 0.6 床日。

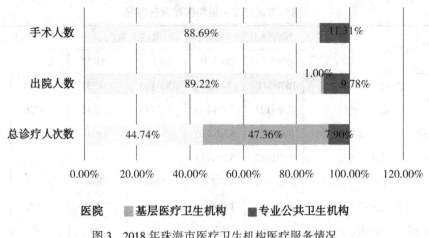

图 3　2018 年珠海市医疗卫生机构医疗服务情况

(三)医疗费用情况

1. 医疗机构总体收支情况

总体上看,珠海市医疗机构收支情况平稳,收入总量略高于支出总量。珠海市医疗机构共计收入 103.3 亿元,珠海市医疗机构共计支出 100.2 亿元。总收入中财政补助 19.1 亿元,医疗收入 78.4 亿元。总支出中,医疗支出 78.3 亿元,公共卫生支出 1.1 亿元,科教支出 1207.6 万元,人员支出 43.5 亿元,占总支出的 43.38%。见图 4、表 6。

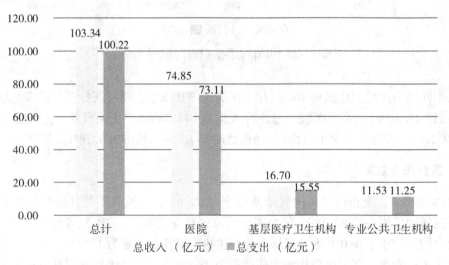

图 4　2018 年珠海市医疗卫生机构收支基本情况

2. 人均医疗费用

珠海市全市医院门诊病人次均诊疗费用为 318.3 元,其中:检查费占 26.42%,化验费占12.19%，卫生材料费占2.85%，药费占38.81%。全市基层医疗卫生机构门诊次均费用为112.5元，其中：检查费占4.14%，化验费占4.61%，卫生材料费占1.18%，药费占48.18%。全市专业公共卫生机构门诊次均费用为306.8元，其中：检查费占4.27%，化验费占4.46%，卫生材料费占1.19%，药费占48.12%。

表6　　　　　　　　　　　**2018年珠海市医疗机构收入基本情况**

机构分类	总收入（万元）	财政补助收入（万元）	医疗收入（万元）	总支出（万元）	医疗业务成本/医疗支出/事业支出（万元）	总支出中的人员支出（万元）
总　计	1033417.0	191147.5	784510.0	1002172.0	783273.8	434741.9
医院	748452.0	103428.6	617134.9	731093.2	566094.7	298460.4
基层医疗卫生机构	167023.1	51940.2	93734.8	155484.4	140495.6	83232.7
专业公共卫生机构	115300.5	33733.3	73206.8	112456.6	76134.3	52228.0

珠海市全市医院住院病人人均住院费用为12454.6元，其中：检查费占11.38%，化验费占11.54%，手术费占10.25%，卫生材料费占19.46%，药费占20.67%。基层医疗卫生机构中，仅卫生院提供住院服务。2018年，全市卫生院住院病人人均住院费用为3078.1元，其中：检查费占6.58%，化验费占13.86%，手术费占2.21%，卫生材料费占7.64%，药费占45.22%。专业公共卫生机构中，专科疾病防治院和妇幼保健院的住院病人人均住院费用分别为16448.3元和9155.2元。

（四）近十年珠海市医疗机构发展情况

1. 资源结构不断优化

近十年来，珠海市医疗卫生服务体系发展迅速，在全国率先启动城乡一体化的全民医疗保障制度，人均医疗卫生资源在广东省位列前列。医疗机构从2008年的470家增加到2018年的838家，年均增长达5.95%。其中，医院45家、妇幼保健机构2家、专科疾病防治机构1家、疾病预防控制中心1个、卫生监督所3所、社区卫生服务中心（站）118个、卫生院12家、村卫生室137个。实有床位数从2008年的5851张增加到2018年的9899张，年均增长5.40%。每千人口病床数从2008年的3.9张增加到2018年5.23张，每千人口卫生技术人员从2008年的7.0人，增加到2018年的9.8人。

珠海市卫生队伍平均年龄为36.94岁，通过在职培训、人才培养、人才引进、对口援助等方式，珠海市卫生人才队伍不断发展，高学历、高职称人才总量持续增加。人均执业（助理）医师和人均公共卫生人员两项指标位居广东省第一，各类卫生技术人员从2008年的1.03万人，增加到2018年的2.22万人，年均增长7.98%。从人员结构层次分布上来看，结构不断调整优化，研究生以上学历卫生技术人员占比逐年提高。见图5。

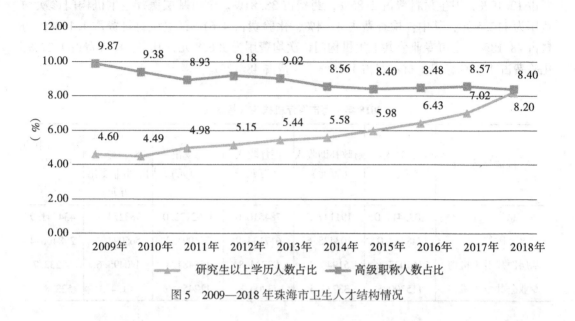

图5 2009—2018 年珠海市卫生人才结构情况

2. 医疗卫生服务能力不断提升

全市医疗服务量继续增加，全市医疗服务质量和效率保持较高水平。总诊疗人次、出院人数与手术量持续增长，年均增长率分别为5.49%、7.74%和11.52%。见图6。

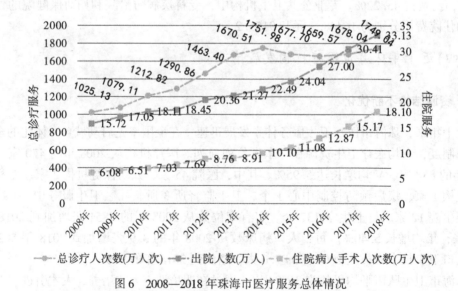

图6 2008—2018 年珠海市医疗服务总体情况

各类医疗机构的医疗服务量总体上看呈增长状态，医院医疗服务的增长幅度明显快于基层医疗机构，医院总诊疗人次数年均增长率为7.41%，基层医疗机构总诊疗人次数年均增长率为4.06%；同时，虽然基层医疗机构提供了一半以上的诊疗服务量，但是，医疗机构提供服务的结构改变明显，医院的诊疗服务量占比从 2008 年的 37.33% 提高到 2018 年的 44.74%，这提示珠海市基层医疗卫生机构的总诊疗人次占比虽高于医院总诊疗人次，但基层医疗机构的发展态势不如医院。住院服务方面，医院出院人数年均增长率为 9.92%，而基层医疗机构住院服务呈现逐年萎缩状态，年均增长率为 −16.96%。见图 7、图 8。

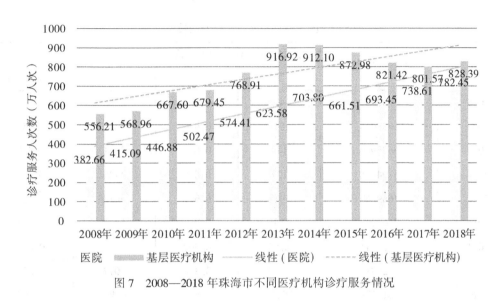

图 7　2008—2018 年珠海市不同医疗机构诊疗服务情况

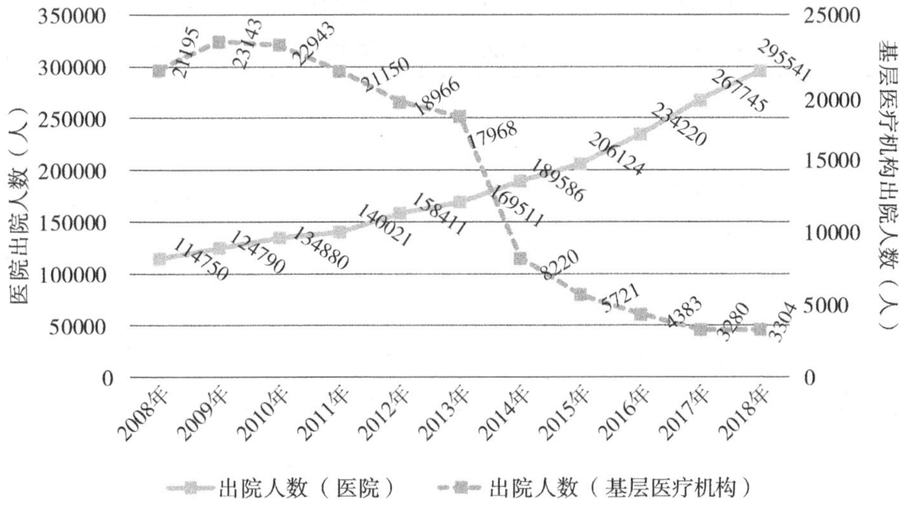

图 8　2008—2018 年珠海市不同医疗机构住院服务情况

与此同时，医疗服务质量和服务效率不断提高。住院服务方面，患者平均住院天数从 8.92 天减少到 8.18 天，病床使用率从 71.68% 提升到 79.57%，出院病人死亡率则从 0.88% 下降到 0.68%。

虽然双向转诊人员占比在医疗服务总量中仍比较少，但是增长趋势明显，表明分级诊疗体系基本建立且有效运转。从近十年数据分析，上级医院向基层医疗机构下转病人数从 2008 年的 46 人增加到 2018 年的 8146 人，基层医疗机构向上转诊患者人数从 2008 年的 531 人增加到 2018 年的 14330 人。医院出院病人中，下转到基层医疗机构的人数从 2008 年的 0 人增加到 2018 年的 2570 人。见表 7、图 9。

表 7 　　　　　　　　　　2008—2018 年珠海市医疗机构双向转诊情况

年份	总诊疗人次数	其中：上级医院向下转诊		向上级医院转诊	
		人次数	比例(‰)	人次数	比例(‰)
2008	5562083	46	0.008	531	0.095
2009	5689644	81	0.014	1432	0.252
2010	6675996	144	0.022	2931	0.439
2011	6794495	127	0.019	4136	0.609
2012	7689069	91	0.012	4018	0.523
2013	9169242	7035	0.767	5542	0.604
2014	9121041	2752	0.302	7374	0.808
2015	8729812	3210	0.368	7077	0.811
2016	8214179	15253	1.857	11459	1.395
2017	8015719	7403	0.924	14895	1.858
2018	8283910	8146	0.983	14330	1.730

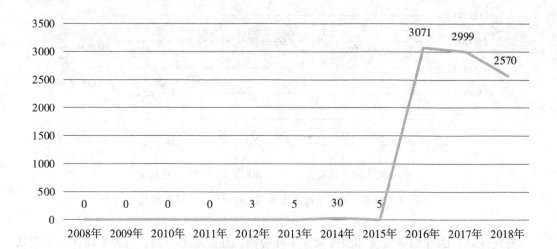

图 9　2008—2018 年医院出院患者下转至基层医疗机构人数

3. 医疗费用结构调整

同全国基本情况一样，随着经济水平的发展，珠海市居民的医疗需求不断提高，珠海市近十年来医疗费用上涨趋势明显。次均门诊费用和次均住院费用分别从 2008 年的 105.42 元和 5611.70 元增长到 2018 年的 221.03 元和 12042.77 元，年均增幅分别达 7.68% 和 7.94%。

随着基本药物制度的推行和取消药品零加成政策的实施，近十年来，医疗机构药占比不断下降，由 2008 年的 37.23% 下降到 2018 年的 28.52%，其中，医院药占比下降最为明显，从 43.10% 下降到 26.21%。而基层医疗机构受基本药物制度政策影响和服务功能转型影响，药占比自 2009 年新医改以来稳步提升。见图 10。

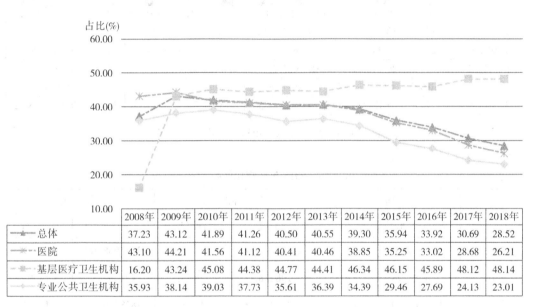

占比(%)

	2008年	2009年	2010年	2011年	2012年	2013年	2014年	2015年	2016年	2017年	2018年
总体	37.23	43.12	41.89	41.26	40.50	40.55	39.30	35.94	33.92	30.69	28.52
医院	43.10	44.21	41.56	41.12	40.41	40.46	38.85	35.25	33.02	28.68	26.21
基层医疗卫生机构	16.20	43.24	45.08	44.38	44.77	44.41	46.34	46.15	45.89	48.12	48.14
专业公共卫生机构	35.93	38.14	39.03	37.73	35.61	36.39	34.39	29.46	27.69	24.13	23.01

图 10　2008—2018 年珠海市医疗机构药占比情况

与此同时，医疗收入结构不断调整，药品收入占比持续下降，耗材收入占比和检查检验收入占比增长明显，劳动收入占医疗收入的比重呈逐年上升趋势。见图 11。

4. 医院运营情况稳中有升

医疗机构呈现收支略有结余的情况，整体运行态势较为良好。医疗机构总收入、医疗收入与财政补助收入均保持增长趋势。医疗机构总体收入较 2008 年增长了 3.63 倍，年均增长率为 16.57%，明显快于同期 GDP 增速。政府财政补助逐年增加，且增速快于医疗机构收入增长幅度，医疗机构的医疗收入仍然是医疗机构的主要收入来源，但是占总收入的比例逐年下降。见表 8、图 12。

同时，医疗机构资产总值逐年增加，负债经营情况仍然存在，且资产负债率逐年增长。医院总资产明显高于基层医疗机构，且差距逐年增加。见图 13。

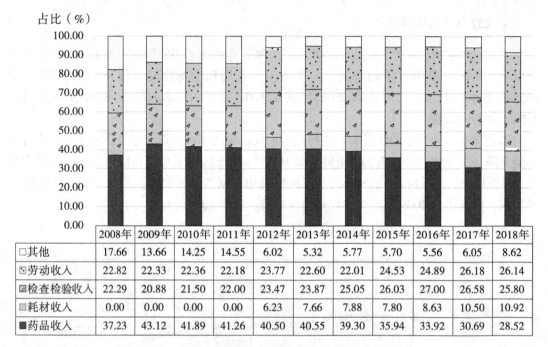

图 11   2008—2018 年珠海市医院医疗服务收入构成

表 8   珠海市 2008—2018 年医疗机构收入支出情况

年份	总收入		财政补助收入		总支出	
	金额(千元)	增速(%)	金额(千元)	增速(%)	金额(千元)	增速(%)
2008	2185326.90		153305.00		2115958.08	
2009	2586284.98	18.35	198258.00	29.32	2498439.39	18.08
2010	2940115.70	13.68	230370.00	16.20	2878439.21	15.21
2011	3295193.04	12.08	263122.00	14.22	3242371.10	12.64
2012	3744302.70	13.63	325244.00	23.61	3721448.09	14.78
2013	4278383.40	14.26	403170.00	23.96	4358367.52	17.11
2014	4833815.80	12.98	479386.00	18.90	4927857.75	13.07
2015	5625969.16	16.39	631541.00	31.74	5728626.66	16.25
2016	6836628.16	21.52	976678.00	54.65	6773982.86	18.25
2017	8402003.75	22.90	1316902.00	34.83	8264564.64	22.00
2018*	10123384.70	20.49	1709210.00	29.79	9827240.74	18.91

注：由于统计数据来源不同，和 2018 年当年情况略有出入。

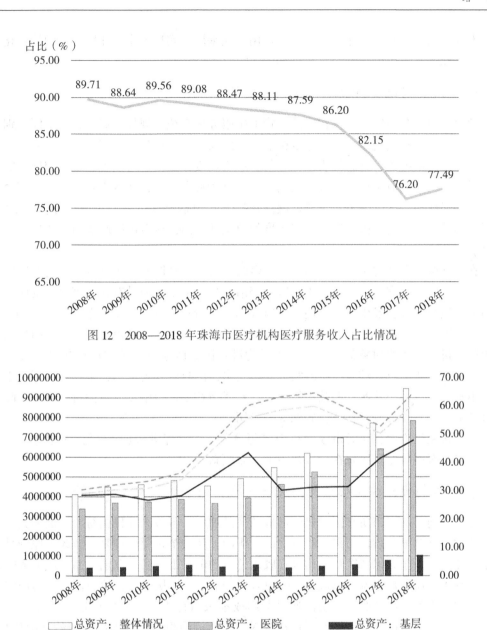

图 12　2008—2018 年珠海市医疗机构医疗服务收入占比情况

图 13　珠海市医疗机构 2008—2018 年总资产与负债情况

二、珠海市医疗卫生事业改革成效

在改革过程中，珠海市委市政府主要领导大力支持，始终坚持以人民为中心的基本方向，主要围绕四个方面开展相关改革：一是解决老百姓"看病难、看病贵"的问题；二是调动医疗机构和医务人员积极性的问题；三是实现政府对医疗机构有效投入的问题；四是充分发挥龙头医院在整个珠海市的带动作用,强基层,实现卫生事业医疗资源均衡化。目前珠海医疗卫生改革整体推进比较顺畅。

(一)政府财政支持促进改革平稳发展

政府对包括各级医疗机构在内的医疗卫生服务体系统一规划发展,并对不同级别的公立医疗机构合理控制规模、严格建设标准。在此前提下,保障建设资金投入,尤其是对于大型医疗设备的投入,指派代表全程参与,运用招投标方式进行购置,最大程度上实现设备优质高效,为政府买单提供可靠依据。在重点学科发展上,珠海市政府按比例配套专项资金,用于扶持公立医院重点学科发展。扶持方式包括定额拨款、项目支持、津贴发放、成果奖励等。对于公立医院发生不同程度的政策性亏损,珠海市财政部门审核后给予合理弥补。

在公立医院公共卫生服务方面,给予财政支持。公立医院由于其自身的公益属性,在紧急救治、援外、支农、支边、惠民服务等诸多公共卫生领域具有义不容辞的责任,这些项目的实施每年都会发生巨额费用,政府部门采取分类负担的方式:紧急救治无主患者、救治经济困难患者而产生的医药费用,由医院内部完善程序,经由政府民政部门核实并予以财政拨付,具体拨付数额以实际发生额为准;国家政策下的公立医院援外、支农、支边、惠民服务等项目,结合医院的实际成本支出,由政府专项补助,主要是费用发生后经医院申报、卫生部门核实、财政审核,从国家专项补助资金中按成本拨付。此外,政府建立公共卫生突发事件专项补助,确保专款专用。

在专科发展方面,珠海市政府对中医药事业、妇幼保健院(妇幼儿童医院)、慢性病防治、口腔医院等专科医院在投入政策上予以倾斜。

(二)医药价格综合改革提高运营效率,引导医院逐步回归公益性

截至目前,珠海市所有医疗机构已取消药品加成,各级医疗机构纷纷开展相关改革措施,探索建立凸显公益性与提升积极性的新机制。从改革顶层设计来看,改革原则是在尽量不增加患者负担且保持医疗机构医疗收入总量的前提下,实现取消药品加成形成的政策性亏损与医疗服务价格调整形成的医疗收入增加的平移。医药价格改革同样是对医院本身成本控制能力的一次考验,医院需通过节约成本来消化10%左右的因取消药品加成而带来的收入损失。目前医疗市场竞争日益激烈,医疗机构纷纷提高内部管理的精细化程度,目标是在降低医疗成本,提高编制床位数、医技人员数等决策单元的资源配置能力和资源使用效率方面投入大量精力,通过适当缩减或扩充医院规模,建立健全成本核算体系,更好地发挥运营效益以减轻运营负担,弥补因"零差率"带来的利润亏损,初步实现药品费用、药占比的降低。同时,基层医疗机构通过发展与当地疾病谱和重点疾病联系密切的重点学科、上级医院驻点帮扶、推广适宜医疗技术等综合措施,以提升服务能力,提升百姓的认可度、诊疗量和区域内就诊率。

(三)医保支付的改革,发挥了医疗控费作用

珠海市通过推进总额预付制和整合城乡居民医保体系,支付方式改革在医疗、医保和

患者之间起到重要的杠杆作用，撬动医药卫生体制改革，引导医疗机构主动提高服务质量，合理控制服务成本，达到以支付制度改革推进医院内部治理体系的改革，如人事分配制度、医疗服务价格形成机制、成本核算机制以及监管机制等，使医院由被动管理转向主动管理，由费用管理转向成本管理。珠海市通过病种定额支付方式来平衡医保、医院、医生、患者之间的利益；以临床路径规范医疗行为，保证医疗质量；运用谈判，探索医疗卫生服务的价格形成机制；实施以工作数量、质量为主的改革分配制度；以信息化为支撑，形成多重监管机制，实现了以支付制度改革推进以公立医院改革为主体的改革目的。珠海市已经形成了以总额预算管理和约束为基础，多元支付方式协同发力的基本医保支付共治格局。在渐进改革过程中，医保支付方式从粗放型的管理向精细化的管理不断演进。

(四)绩效改革内外融合提高公立医院自主决策权

绩效考核作为医院内部运行机制的改革，其顺利实施需要外部政策的配套支持。2010年，《关于公立医院改革试点的指导意见》等系列国家政策及珠海市政府地方政策的陆续出台，明确公立医院社会责任，将科研、教学和创新、新技术研发等作为绩效考核的重要方面，将成本控制和核算作为重要的考核指标，并采取对公立医院财政补偿和放权的双重政策，推动公立医院建立与外部绩效评价相匹配的内部绩效考核体系。公立医院绩效评价政策在公立医院层面得到积极实施，有效地促进了公立医院内部绩效管理的完善。一方面，公立医院绩效评价政策自身在实施过程中听取和总结绩效评价政策存在的短板，增加或完善促进医院内部绩效管理变革的政策内容，为公立医院内部绩效管理变革提供政策环境、技术支持平台，规范其变革方向。另一方面，公立医院积极回应公立医院绩效评价政策的引导和规范，执行绩效考评政策。首先，公立医院为了在公立医院绩效评价中得到较高的评价结果，自主对内部绩效管理进行完善，并积极符合政府、医院、医务人员和患者四方诉求的新的关键"激励点"；其次，公立医院作为政府办事业单位，体现了高度的政治意识，在内部绩效管理变革内容上与公立医院绩效评价政策变迁内容保持了高度一致性，促进公立医院内部绩效管理沿着公立医院绩效评价政策的导向变革。

(五)分级诊疗促进优质医疗资源下沉，有效提升基层卫生机构服务能力

珠海市委市政府通过引导不同级别、不同类别医疗机构建立目标明确、权责清晰的分工协作机制，以促进优质医疗资源下沉为重点，推动医疗资源合理配置和纵向流动，实现了医院与社区卫生服务机构的连接。这种连接通过服务机构间适当的转诊，促进持续的交流和合作，在这种协作中，不同的服务机构间没有发生费用的转移。通过加强慢病管理中、初级治疗与专科治疗、门诊治疗与住院治疗间的协作，进一步促进慢病患者的早期健康干预，逐步实现诊疗—康复—长期护理连续服务。用医联体和医疗管理集团的一体化管理形式，提升基层医疗服务能力。同时，借助信息化的力量，通过"互联网+医疗"助力基层诊疗能力提升。目前，分级诊疗、双向转诊初见成效，社区卫生服务机构向"健康守门人"的方向迈进。医联体作为实现分级诊疗的有效路径，初步建立了人力资源共享模式。在业务方面，通过安排基层人员到三级医院进修，部分牵头医院带领基层医师开展病例分析、查房教学、实用知识或技能的专题讲座等，切实提升了基层机构服务能力。在人才培

养方面，持续开展全科医生培养，加强基层医疗卫生机构的人才队伍建设，建立完善家庭医生滚雪球培训制度，培训覆盖全市所有家庭医生团队，并定期派出基层人员到省级培训基地参与培训。

三、存在的问题

（一）政府财政支持存在不均衡现象

对市属三级医院投入较大，大大促进了重点学科的发展，培养了大批高尖端人才，形成了强大的专业核心竞争力，对专业人才及患者形成了强大的虹吸作用。而级别较低的医院、专科医院及驻珠医院则投入相对不足，比如医院在岗人员编制不足，诸多编外人员工资依靠医疗机构自行消化，驻珠医院人员保障待遇较市、区属医院低，政策性补偿有限，因此，这类医院经济运营压力大，人才引进渠道不畅通，自身培养的人才及辖区患者及居民向三级综合医院流动，影响医院的专科发展。

（二）医疗服务价格进一步影响了服务价值的体现

取消药品加成具有惠民效果，减轻了老百姓的用药负担，但间接导致医院为弥补收入的损失，为维持生存盈利，而激发大处方行为，从"以药养医"转变成了"以诊疗服务养医"，从而削弱了医疗改革惠及病人的效果，与解决人民群众"看病贵"问题的初衷不符。由于医学的专业性及信息不对称以及供需要求的复杂性，物价管理部门无法科学核算医疗服务成本，医疗服务价格的调整并不能完全体现医务人员的实际劳动价值，导致医务人员对改革缺乏信念感，影响了医疗服务的提供；同时，部分医院资金缺口大，政府财政投入补偿能力有限，需要医院探寻其他途径来弥补差额，尤其是部分迅速发展中的医院面临巨大压力。

（三）松散型医联体推动分级诊疗的作用较弱

现行的三级医疗服务提供模式实际仍然是医疗服务实现可及性、突破"看病难"问题的主要阻力。分级诊疗主要靠行政体系来推动，靠政策推动来引导。对问题进行深入讨论发现，首先，"看病难"问题的主要根结在于居民普遍缺乏对基层医疗卫生机构的信任度。实现社区首诊，必须要体现政府公信力，例如，政府官员、医务人员这些群体也按程序去基层就诊，老百姓才可能遵守分级诊疗，才有可能提升居民对社区的信任度。其次，医联体的主要形式仍以松散型为主。松散型医联体主要依靠核心医院向下级医院提供专家和技术支持，实现联盟内的信息互认、转诊等，但在人员调配、利益分配等方面并未统一，仍相对独立。该种模式的医联体易建立在经济效益基础之上。在市场经济条件下，三级医院分级诊疗动力不足。在没有竞争压力的情况下，基层医疗机构工作缺乏积极性。三级医院专家又很难指导培养全科医生，业务培训效果有限，因此，难以真正解决基层医疗的困局。

(四)医保费用预付制对医方行为产生了负向激励

由于事前签订了固定的价格协议,面对未来的不确定性和价格的波动,医方利益存在受损的风险。当面临损失时,医方会利用信息不对称和供方主导优势去保证自身利益。减少了服务,就会增加发生医疗风险的概率。按病种、人头、总额预付的支付方式也存在弊端,比如,单病种付费不适合所有病种,不分年龄、病情、诊治方式这种"一口价"的支付方式难以应对复杂的实际状况,同时也限制了技术创新。

(五)绩效改革在区域、医院和科室中存在差异

绩效考核在市属、区属及不同等级医院间存在较大的差异。市属三级医院医疗卫生资源配置高,在医疗市场竞争占有绝对优势,易出现行业垄断,产生强大的虹吸作用。在同一医院内,也存在基于科室绩效考核结果的绩效工资分配差距大,质量控制考核结果对业务科室的激励和约束有限等不完善的现象。

四、建议与展望

回顾珠海市医疗卫生服务机构近十年的发展情况,成绩斐然,医疗服务市场持续优化,居民医疗服务需求不断得到满足,但是存在的诸多问题也值得政府、医疗机构管理者以及社会大众关注。只有通过多方协调,不断提高各利益相关者对改革的支持度和信心,通力配合,才能完善珠海市医疗卫生服务体系,维护人民健康,从而稳步促进健康中国战略实现,助力大湾区建设。

(一)政府层面

1. 完善顶层设计,建立完善的法律体系

目前,珠海市医疗机构发展仍面临诸多政策障碍,其中包括人才队伍建设、不同机构协同发展等。首先,应建立健全监管相关法律、法规体系。完善的法律体系是实现政府对医疗机构进行行业监管的基本制度保障。以《中华人民共和国基本医疗卫生与健康促进法》为根本法,制定完整的法律体系框架,完善法治体系,从法律层面保障各类医疗卫生机构的健康的生存和发展,体现政府的治理能力,突破传统的单纯依靠行政命令手段对各类医疗机构的监管,建立全行业监管的长效机制。在明确不同医疗机构的职能定位的基础上,进行医疗卫生服务监管。公立医院享受政府财政补助,而政府财政收入来源于人民,因此公立医院有责任承担更多公益性服务工作,在基本医疗卫生服务过程中发挥更大作用。非公立医院定位应立足于如非基本医疗卫生服务、高端医疗服务等层面,而公立医院则应将更多的医疗资源用于保基本方面,缓解群众"看病难"的问题。对不同医疗机构进行监管的过程采取定级分类管理。以公益性质来对医疗机构进行分类管理,按照医院医疗服务能力和服务提供质量等对医疗机构进行"星级"分类,突破公立和民营的传统监管界限,确保不同医疗机构在医保定点、科研立项、职称评定、技术准入等方面享有同等法律

地位。

其次，应加强政府治理能力和治理现代化建设。党的十九大以来，对治理能力和治理现代化提出了更为明确和严格的要求，落实到地方层面，即在政策执行过程中，要保证依法合规的监管。要进一步加强监督执法体系建设，理顺各部门间的关系和各自职能，减少工作面的重叠，提高监管效率，形成多方合力进行综合监管。此外，对于涉及多部门联合执法的问题，应由政府负责牵头，成立专门的监管委员会，构建合理的联动执法机制，形成有序竞争的医疗服务市场，充分发挥市场活力，利用社会资源解决"看病难、看病贵"的问题，从整体上提高珠海市医疗服务质量，促进珠海市医疗体系的健康、和谐、可持续发展。

2. 均衡财政投入，进一步引导公立医院向公益性转变

任何服务项目的有效运行首先取决于资源的投入程度，不管是对卫生机构硬件设施，如基础设施设备等方面的投入，还是对软件方面，如人力资源等方面的投入，都需要大量的财政资金。基本公共卫生服务项目的持续增加与实施，使卫生机构的工作量和任务急剧增加，尽管各级财政持续增加经费投入，但仍然不能满足实际财政需求。因此，在制定财政资金分配等相关政策时，要结合实际情况，提高资源配置以及使用效率。

要均衡财政对于各级各类医疗机构的投入和专项资金的利用。政府在分配财政资金时，必须以满足区域内全体居民基本医疗卫生服务需求为目的，在充分了解区域内所有医疗机构发展现状的基础上，统筹规划。对于卫生资源较薄弱的医疗机构（如二级医院、区属医院）予以重点扶持，兼顾驻珠医院、发展中医院和专科医院的发展困境，实现卫生资源的公平配置，确保医疗服务提供在不同区域、不同群体之间实现合理化。为确保财政投入的可负担性和可持续性，同时兼顾供方和需方的利益，建议探索政府和社会资本的新型合作模式。例如，通过政策红利吸引社会资本为医院基础建设融资，采取购买服务的形式引入市场竞争机制等，不仅可以缓解财政压力，还有助于提升服务质量和效率。

支持各级医疗机构公共卫生服务的完善，发挥医防融合效果，对因突发公共卫生事件的紧急救治、援外、支农等诸多公共卫生领域产生的费用，经由政府部门核实后，均予以财政拨付，驱动其走向公益之路。

3. 权衡各方利益，推进分级诊疗制度真实、有效落地

为了实现分级诊疗制度建设，解决广大居民"看病难、看病贵"的问题，政府通过组建医联体的形式来推动分级诊疗和双向转诊工作的实施。目前，国内各省市都开展了以"医联体"建设为主要突破口的分级诊疗制度尝试，包括政府主导的医联体内的双向转诊制度，结合医疗保险的强制首诊和转诊机制，以市场引导、私营医疗机构介入提高基层医疗机构活力的模式，以远程医疗为主的互联网+分级诊疗模式，以及"三明"模式。经过几年的试点运行，上述模式基本都取得了一定的成效，但离实现分级诊疗的目标还有较长的距离。珠海市也不例外，因此，在该阶段，各级医院间协同合作不到位实属正常，关键在于各级医院和卫生行政部门有积极主动的意识去共同建立真正意义上的医联体（即紧密型医联体），构建有序的就医环境，加快建设分级诊疗与双向转诊制度。医疗联合体的功能

之一就是实行资源整合，将不同级别医院联合起来，优化资源配置，进行双向转诊，给患者提供连续、完整的医疗服务。政府应支持医联体探索建立法人治理结构，推动理事会领导下的院长负责制。理事会成员应包含政府、医院、国资委、行业协会等组织代表，以及患者代表，定期召开理事会会议，形成真正有效的分权与制衡机制。运行机制改革要求将紧密型医联体作为医联体建设的方向。在此基础上，完善医院与基层医疗卫生机构之间的分工协作机制，明确各级医疗机构在医联体中的功能定位。居民可选择就近的医联体签约就医，在社区首诊，逐级转诊。基层医院则将不能处理的疑难重症患者优先转入核心医院治疗，以改变无序就医的状况，达到疾病分级诊治的目的。这样既方便了群众便捷就医，也可有效缓解大型公立医院人满为患的现状。三级医院应当充分发挥其在医联体中的引领作用，真正做到优质资源下沉，帮助基层医疗服务能力提升，而非仅仅把基层机构作为患者的来源。

4. 动态调整医疗服务价格政策，兼顾利益的双重性

医疗服务价格政策设计的关键在于社会福利最大化与提供卫生服务的医疗机构成本补偿之间的平衡。政府要权衡双重利益冲突，不断地审视价格政策可能引起的医疗费用过高、患者医疗消费能力不足以及医疗机构经营效率的风险。建立医疗服务成本监测网络体系，提高价格决策的科学化。加强对价格政策的持续跟踪，重视社会对政府价格政策的反应程度，降低价格政策实施过程中的风险，合理制定绩效工资方案，重点向临床一线医务人员倾斜，制定合理收入差距。同时，加强对医生的医德培养，管理社会舆论，树立更多的医德榜样。双管齐下，在合理满足医务人员收入需求的同时，加强对医生的精神教育与激励，提高广大医务人员支持和参与医疗改革的积极性，使改革的实践操作能够落到实处。

兼顾以专科医院为首的弱势群体在医疗服务价格补偿不足的境遇，建立医疗服务成本监测网络体系，提高价格决策的科学化。加强对价格政策的持续跟踪，重视社会对政府价格政策的反应程度，降低价格政策实施过程中的风险。

5. 以支付制度改革重构医疗服务利益新机制

一是，完善医保支付方式改革，明确支付方式改革效应的传导机制，识别支付方式对医生行为的激励路径，预测支付方式改革对医生行为改变产生的影响，并通过实证来验证改革效果。二是，医保支付方式向混合型支付发展，吸取各种支付方式的优点，弥补不足，实现最佳的控费效果。三是，建立反馈机制，加强与医疗部门联动，及时获取相关信息，动态、适度调整支付方案。四是，完善监管和考核评价机制，确保支付方式的合理性和有效性。五是，以支付制度改革为抓手，逐步延伸到医院质量和效率、人事薪酬和分配等涉及公立医院改革的重点环节，形成综合改革。

6. 鼓励多点执业，提高卫生人才流动自由度

医疗市场的角逐归根结底是人才的竞争。珠海市为推动医疗资源的流动，试点推行了医师多点执业政策，但情况并不乐观。2018年6月，《广东省人民政府关于印发广东省深

化公立医院综合改革行动方案的通知》（粤府〔2018〕52号）发布，根据文件精神，珠海市于2018年9月印发《珠海市人民政府关于印发珠海市深化公立医院综合改革行动方案的通知》（珠府〔2018〕81号），规定"创新编制管理方式，合理确定公立医院编制总量或人员总额，逐步探索实行编制备案制、员额制管理。积极推动公立医院实行全员聘用，编制备案制和员额制管理人员均属于事业单位工作人员，执行一体化事业单位人事管理政策，缴纳事业单位养老保险，实现同岗同酬同待遇"。尽管文件已明确指出"编制备案制""一体化事业单位人事管理政策""同岗同酬同待遇"等改革方向，但具体实施细则并未颁布。人事制度改革不同于医院内部制度改革，它是一个系统工程，若仅仅依靠公立医院单方面探索推进，是会受到各项制度限制而无法放开手脚的。因此，建议有关部门，如编办、人社部等，联同卫健委一同制定出台相关实施细则与配套措施，落实编制管理方式创新改革，细化高层次人才引进、全科医生培养和住院医师规范化培训等方面的具体办法。建立执业医师社会化培养、使用、档案保存、社会保障、职称晋升、科研项目参与机制，使医生作为社会资源，自主择业，并形成较为宽松、自由的流动机制。

7. 加强医改政策宣传，制造良好舆论环境

医改工作需要国家与社会各界和人民群众的思考、努力与帮助来共同推进，深刻思考并探讨方案。从目前医疗卫生事业发展状况来看，推行实施方案仍是当前最有效的手段。因此，新时期对于医改的宣传工作至关重要。为了营造正确的社会舆论导向，创建医改舆论的良好口碑氛围，加深人民群众对医改的了解，应运用传播学、宣传学、新闻学的基本原理与理论，采取各种宣传形式，使用各种宣传手段，对医改宣传工作进行全方位的宣传与多角度的展示，真正做到舆论先行。

一是要宣传医改政策。积极有效地宣传全方位推进医改工作的具体内容，如基本医疗保障制度建设、基本药物制度建设以及公立医院改革试点这三项工作重点的进展情况、目前取得的成绩，以及人民群众真真切切的获得感。配合各种新闻媒体，通过下基层探访、报道真实事迹等多样的宣传手段，来加强医改宣传工作的社会认可度与知晓度。

二是宣传医改典型与先进事迹。下基层探访，并收集基层医改工作实施中成功的典型经验与先进事迹，大力宣传基层医疗服务人员在医改的各工作岗位上团结协作、吃苦耐劳、克服困难、无私奉献的先进事迹，有效体现出医改工作实施中成功的典型经验与先进事迹的带头作用，倡导基层医疗服务人员参与医改并服务于人民群众的无私奉献精神，有助于形成人民群众理解并尊重医务工作人员的优良风气与和谐氛围。

三是传播正确的舆论导向。公正地宣传医改工作实施的困难与医务工作人员推进工作的努力，正确引导人民群众的期望，正确引导社会各界了解医改工作及工作实施的难度与阻力，深一步理解医务工作人员。

四是宣传基础医疗知识。居民对医疗卫生服务的参与度和配合度同样也会影响其质量和效果。各级政府要通过各种各样的渠道，如新闻媒体、宣传单、健康讲座、公益义诊等形式，加强对健康知识的宣传，提高群众知晓率，引导居民主动参与了解科学的预防保健知识和基本医疗知识，澄清错误健康信息，教导群众科学正确地就医，提高群众的医疗知识水平。

(二) 医疗机构层面

1. 加强现代医院管理制度建设

(1) 转变医院各级人员的认知。首先要改变医院院长的认知，医院院长既是政府的代理人，也是医院的代理人，或者说既是医院社会利益的代表，也是经济利益的代表，院长的价值偏好会影响医院的发展走向。医院员工或者医务人员的认知，也需要进行改变，但是需保证其自身利益不受损，可以是物质激励，也可以是精神激励。物质激励可以靠政府投入或增加医务人员技术价值实现，而精神激励则更需要靠自身价值观的正确树立和认知的重塑来实现。

(2) 加强医疗机构内部治理制度体系建设。建立完善医院内部管理体系是实现现代医院的核心。要合理配置组织机构，配置权力和职责，医院需全面系统地分析、梳理业务流程中所涉及的不相容职务，实行执行机构与监督机构相互分离、相互制衡的管理机制。

①精细化管理是组织经营管理的主旋律。只有具备科学、完善、规范、标准的管理制度，才能根据需要制定全面预算，并实施精细化管理，做到成本可控、可查、可优化。随着新医改的稳步推进，大量政府项目资金的投入和对医院补偿机制的改革，医疗机构必须加快建立全面的预算管理，健全成本管理制度，以实现对组织内部各部门、各科室的各种财务及非财务资源进行分配、考核、控制，以便有效地组织和协调各种经济活动，突破运营困境，完成既定的战略目标。

②加大管理人才队伍的建设力度。要培养复合型管理人才，这样的人才能从战略管理视角，运用运筹学方法，对医院经济运行环境、经济增长趋势等进行战略分析、定位与决策，同时权衡医院战略目标与科室利益之间的关系，通过有效的监督和准确的评价，实现高效控制成本，扩大经营收益的目的。

③引入现代化网络平台。积极构建信息化平台，以平台精细化管理作为推手，加强医院内部、医院与其他医院的横纵联系和沟通，提高管理效率。

(3) 加快人事管理制度、绩效和薪酬制度的改革。

①建立有效、系统的人力资源规划体系。首先，医疗行业的市场环境决定了一线人员的流动性，医疗机构要紧跟医改的步伐，必须坚定人事制度改革的信念，对人力资源合理规划，通过人力资源预测，设定、实施和评价人力资源管理目标，提高医疗服务的专业性。其次，以绩效考评为依托，建立一套完整的人力资源管理机制。2016年，珠海市政府常务会议审议并通过《珠海市公立医院薪酬制度改革指导意见》，指出"薪酬改革的重点将向临床一线倾斜、向关键岗位倾斜，通过科学的绩效考核进行绩效分配，平衡在编职工与临聘人员的薪酬结构，做到多劳多得、优质优酬，合理拉开差距"。根据国家改革方向与珠海市实际情况，建议公立医院以绩效考评为依托，建立一套完整的人力资源管理机制，多角度、全方位地提高医务人员的积极性，从而成功吸引人才、留住人才、发展人才。包括独立自主的用人招聘制度，能上能下、能进能出的新型人事管理制度；结合DRG的运行，制定合理的绩效管理方案，突出医疗服务价值，完善医疗服务绩效管理，提高医务人员的积极性；加强医学技能、职业素养、身心健康并重的人才培养模式建设，

在吸引外地专业稀缺人才的同时，防止人才外流。

②医疗服务价格调整与财政补助同步落实。一方面，医院因取消药品加成而减少的合理收入中有80%是需要通过调整医疗服务价格来补偿的，因此对于政府而言，在价格调整过程中要起到实时监督作用，既要监督医院是否开展相应的价格调整机制，又要监督审视价格调整幅度是否合理、是否在患者可负担范围内。建议政府建立医疗服务成本监测网络体系，加强对价格调整的持续跟踪，包括人们对价格政策的反应程度和风险，以提高价格决策的科学化。另一方面，政府也要落实好10%的财政补助经费，不拖欠、不扣减，帮助公立医院在价格调整的转型期顺利过渡。

2. 加强基层医疗机构能力建设

加强基层医疗机构能力建设是保障分级诊疗制度实施的关键。只有充分发挥基层医疗卫生机构的网底作用，提高基层医疗卫生机构的服务能力，调动基层医疗卫生机构医务人员的积极性，才能建立基层首诊、有序转诊、急慢分治、上下联动的有序就医格局。充分利用分级诊疗和医联体建设契机，吸收优质医疗资源到基层，通过外派学习、专家坐诊、团队培训等多种方式，逐渐提高基层医疗卫生人才的质量水平；同时，推进医疗机构一体化建设，通过人、财、物一体化管理，提升基层医疗机构的管理水平。建立机构绩效考核制度，将基层首诊、转诊纳入考核。加强基层医疗卫生机构的入出院管理和转诊标准落实情况、双向转诊制度实施情况、连续医疗的考核，鼓励加强各基层医疗卫生机构以及基层医疗卫生机构和上级医院之间的对接，系统管理慢性病患者。对于基层医疗卫生机构，应加强对全科医生团队规范化建设情况、家庭医生签约情况、就诊预约率、履约率、上转率、下转率、慢性病患者规范化管理率等指标的考核，建立符合基层医疗卫生机构特点的薪酬制度，缩小全科医生与专科医生的收入差距，内部绩效工资分配可采取设立全科医生津贴补贴等方式，向全科医生及团队倾斜。落实家庭签约服务费，主要用于对全科医生团队经考核认定提供有效服务的报酬。

3. 明确差异化的市场定位，形成专科品牌特色

要不断完善学科设置，扩展业务范围，针对不同医疗机构的特色科室和强势学科，因地制宜，形成优势专科，避免恶性竞争，形成健康有序、资源共享的医疗服务提供市场，最大限度为辖区群众提供优质的医疗服务。最大限度满足群众健康需求。医疗机构要掌握医疗服务的规律，抛弃一切急功近利的想法，明确自身的功能定位和发展方向，保证各医疗机构获得可持续发展能力和综合竞争能力。同时，要追求经济效益与社会效益之间的平衡，不能片面强调经济效益而忽视社会效益。由于珠海市不同区域经济社会发展水平和卫生事业发展状况不一，医疗机构之间的整体实力水平差距较大，不同医疗机构在投资建设和制订战略规划时，应根据当地医疗卫生服务的实际需求和现有的医疗资源（区域社会经济和卫生事业发展实际情况），因地制宜，选择不同的发展方向。

（1）基层医疗机构。一方面，巩固基层医疗卫生机构的网底功能，加强全科医生业务能力培训，开展有针对性和实用性的继续教育，强化涵盖全科诊疗能力的相关培训，提升全科医生服务团队专业素质和人际沟通能力。另一方面，珠海市政府应根据具体情况，出

台关于构建复合功能线上平台的相关政策，鼓励基层医疗卫生机构搭建平台，利用节假日房屋空置时间，以收取管理费用的形式，提供给专科医生有偿使用。同时，对现有的基层医疗卫生服务机构进行调整，建立以居家为主的医养结合服务体系，将基层医疗卫生机构发展成集基本医疗卫生服务、基本公共卫生服务、医养结合等为一体的综合服务平台。

（2）民营医疗机构。在公立医院数量较多、社会资本实力较强的区域，民营医院的市场定位应以"提供高端医疗服务和特色专科的服务"为主，并且注重服务质量的提升，尤其是就诊流程的优化和就诊环境的改善等方面，同时也应注重发展商业保险。在公立医院不够丰富但民营医院有数量已经较多的区域，投资建设民营医院时，应重点考虑地理位置上的合理分布，避免恶性竞争。对于在公立医院发展较为薄弱的区域，如一些医疗覆盖盲区、郊区、乡镇，则应考虑开办非营利性民营医院，以满足人们基本医疗需求，大力引导社会办医发展，促使公立医院和民营医院协同发展，激活当地医疗服务市场。

（3）中医药服务。应充分利用珠海市居民对中医药的信任，建立一个中医药的区域中心，形成珠海市中医药技术的展示窗口。对各种中医药技术进行循证验证，检测其有效性，并积极利用中医药传承，开展适应病症探讨，发挥中医药的作用。有效验证中医技术疗效，整合中医的针对性疾病诊疗目录，扩大居民对中医治疗病种的认识，方便患者有针对性地选择就医。开展学术及中医诊疗技术交流，进行纯粹的中医技术的帮扶，政府严格规范医联体制度，做好牵头和指导工作，为珠海市人民提供更好的中医药服务。

4. 提高医疗质量，打造诚信品牌

随着"生物–心理–社会"医学模式的转变，医疗质量被定义为以医疗工作为中心的医学服务质量，它强调的是医疗服务与生活服务的统一。由于卫生医疗服务市场比较特殊，与其他产品不同，医院的品牌不仅仅是依靠广告宣传获得的，而更重要的是与患者的信赖感、社会的美誉度息息相关。因此，医疗机构应当加强品牌管理，将品牌视作生命，在坚持提供优良医疗服务的同时，努力满足患者的需求，同时也要通过挖掘自身潜力，降低医疗成本，从而降低医疗价格，让患者切实得到实惠，争取做到"同质价更优，同价质更高"，真正地让医院的品牌形象树立在患者心中。医疗机构要高度重视内部医疗质量控制，尤其是患者安全，在提高依法执业认识的同时，落实医疗安全责任制度，健全医疗核心制度，加强医疗质量监控讲评、环节质控和终末质控等。在同质化竞争非常激烈的市场环境中，品牌优势无疑是最终在竞争中取胜的法宝。

（三）医防融合、共同发展

以慢性病为例，目前以原发性高血压和 2 型糖尿病为主的慢性病管理已纳入国家基本公共卫生服务项目，其管理团队主要由村医、社区全科医生构成。正如前文所提及的，新医改尤其是基药政策出台后，基层呈现"重公卫、轻医疗"的趋势，医疗服务能力严重退化。虽然慢性病管理主要属于基本公共卫生服务项目，但对慢性病患者的用药指导、治疗方案制定等，仍然属于医疗范畴。因此，可以说，脱离医疗谈公卫是不可取的。一方面，可吸取上海市、厦门市等城市的成功经验，建立"医防融合"的综合防治服务体系，推动以慢性病为主的常见病、多发病全过程管理模式。另一方面，建设过程中，不仅要做到人员与工作的融合，也要同步做到信息系统的融合，将基本医疗、公共卫生、家庭医生服务等信息进行有机结合，实现数据的实时更新共享。

(四)加强服务网络信息化建设，促进区域资源共享

信息化建设和管理是促进优质资源共享、提高区域整体医疗服务水平必不可少的条件。近年来，随着互联网的深入发展，医院内部的信息化技术发展取得了一定的进步。目前，我国医疗机构应用的信息化系统日常应用主要有医生工作站、护士工作站、药品管理系统、财务管理系统、案例统计系统等，但仍存在起步较晚、投入与需求差距大、区域之间信息化发展不平衡等问题。本研究课题组在现场调研中了解到，医疗机构普遍指出，信息网络基础建设不完善，专业化团队配置不足，经费来源受限等情况严重制约了信息化的进程。因此，建议相关业务主管部门统筹协调珠海市信息化建设工作，精简整合信息平台，充分利用互联网信息技术，为基层首诊、转诊提供技术支撑建设区域医疗信息化平台，实现医疗机构、检验机构、疾病控制机构及医保经办机构间的信息共享，借助信息平台，共享专科医师资源和检查资源，提高服务的协调性、连续性。探索"互联网+"在全科医疗服务中的应用。推动 App、移动互联、新一代移动通信技术等新技术、新工具与全科医疗服务相结合，搭建全科医生服务供需双方共同参与的专属平台，为开展预约服务、健康教育、信息咨询和互动交流提供便利。利用便携式居家穿戴设备、智能化的信息技术和物联网等手段，不断拓展全科医生服务内涵，提高服务效能，以便及时获取患者的健康状况，为群众提供更方便快捷的医疗服务、公共卫生服务，更有效地管理居民健康。

(五)完善人才队伍建设，提高专业资质人员队伍水平

完善卫生人才培养体系，加快推进各层次各类型医疗卫生人才培养。尤其应注重医疗、公共卫生、中医药人才的培养。强化医教协同，提高人才培养的针对性和适应性，提升人才培养质量。以卫生计生人才需求为导向，改革完善继续医学教育制度，提升卫生计生人才队伍整体素质。加强规范化培训制度建设，加大培训力度，完善毕业后医学教育体系，完善医疗技术服务资质人才评价机制。立足当前实际，着力完善基层医务人员培训制度，整合培训资源，科学制定培训内容，切实提高培训的针对性和实效性。加强基层医疗机构医务人才建设，是逐步缩小城乡居民基本公共卫生服务差距、促进卫生服务均等化的根本途径。医学院校和医疗机构建立对口协作关系，对愿意投身基层医疗事业的优秀青年，实行定岗、定向培训，充实和更新基层医院的人才队伍。

(六)基于"三医联动"的医疗卫生服务体系建设

医疗卫生体制改革是一项系统的工程，只有建立医疗、医保、医药的协同发展模式，并切身保障居民利益，才能让各自的作用发挥到最大，实现各利益相关方协同发展，提高改革效率，畅通公立医院发展路径。在中国特色社会主义医疗卫生服务市场中，在政府的市场运营监管下，公立医院作为医疗服务的提供主体，在医药企业的配合下，为广大居民提供服务，满足其健康需求，而医疗保障制度是连通政府、患者、医院和药品供销社等多方利益集团的纽带。总体上看，应逐步实现"三医联动"改革(医疗、医保和医药的联动改

革），以整体统筹、协同推进我国医疗卫生改革。

建立药品统一采购平台是"三医联动"的一个重要体现。采购平台除为方便医疗机构与医药企业交易外，其重要职能即监测采购过程是否规范，采购价格是否合理。第一，建立采购平台时，应当积极地将各个环节纳入采购平台管理范围，涵盖招标采购、议价交易、采购配送、支付回款全过程，共享共用实时动态信息，保障各个环节均在平台内公开透明执行，避免医疗机构与企业私下谈判、寻租行为的出现。第二，价格形成是多方利益主体博弈的结果，取消政府定价后，药品实际交易价格主要由市场竞争形成，药品集中采购平台内中标价即市场有序竞争结果，且是医保支付标准的重要数据来源，因而实际采购价和入库量对医保支付标准的参考意义至关重要，应确保数据的真实可靠性，完善该项数据收集功能，才能为医保部门提供准确可靠的数据支撑，方便其制定科学合理的医保支付标准，进一步控制医疗费用。第三，应当建立健全对医疗机构及企业的奖惩制度，对不规范行为应当予以点名批评，并在平台内发布通告，以规范整体采购制度，确保合理用药的实现，进一步控制药品医疗费用。第四，应当与医保、医疗机构、医药企业的系统一一对接，实现互联互通，一方面方便各机构查询药品招标采购信息，另一方面可获得各机构反馈信息，方便监督考核，以实现多方共赢。

同时，在医保相关政策方面，应与医改政策相联动。我国基本医疗保险在建立初期，由于筹资能力较弱和管理方式落后，只保障住院和门诊大病，不保障普通门诊或者以个人账户的形式进行自我管理是有一定合理性的，也是发展的阶段性所决定的。而对于支付方式，经过多年的探索，为防止医疗资源过度利用，合理优化资源结构，采取总额预付的方式也有效地解决了当前的一些问题。但随着公立医院改革的不断深入，这些政策将逐渐无法满足新形势下的居民医疗卫生服务需求，建议尽快探索门诊统筹、按病种付费等相关政策。

在医疗方面，尽快建立现代医院管理制度。现代医院管理制度是指医院在新型的公共治理框架下形成的政府、所有者代表与医院之间责任和权利关系的一系列制度安排，以及医院内部运行机制设计。其内涵包括宏观层面的外部管理制度和微观层面的医院内部管理制度。外部管理制度主要为明确政府与医院之间的权责边界以及医院与市场、医院与社会之间的关系而制定的相关法律法规与政策，例如产权与出资人制度、政府补偿与监管制度、社会多元监督体系等。内部治理制度则是医院制定对医院内部人力、财务、设备、技术、信息、管理架构等方面的规则和章程，具体说来，包括医院人力资源管理制度、医院绩效考核与薪酬制度、医疗质量与安全管理制度、医技与医学装备管理、医院内部法人治理制度等。

建议加快建立市级医疗机构统一管理机构，落实管办分开、政事分开；探索院长年薪制、医生年薪制等薪酬制度改革，关注改革重要执行者与推动者——医院管理岗位工作人员的价值体现与激励机制，理顺管理人员职称晋升路径；落实医院人事权、自主分配权等，激活医院内部管理绩效；逐步实现法人治理科学管理模式。

第一章　珠海市公立医院改革发展情况

医院是为公民提供健康服务的主体，公立医院是我国居民健康保障的根本提供者。作为医疗卫生服务体系的终端，公立医院是体现公益性、解决基本医疗、缓解人民群众看病就医困难的核心。党的十八大以来，以习近平同志为核心的党中央从党和国家事业发展全局出发，将深化医改纳入全面深化改革统筹谋划、全面推进。"推进公立医院改革试点"作为新医改方案的五项重点改革内容之一，自启动以来，在各试点城市积极探索，取得明显进展，积累了宝贵经验，奠定了拓展深化改革试点的基础。《国务院办公厅关于城市公立医院综合改革试点的指导意见》(国办发〔2015〕38 号)将管理体制、运行机制、服务价格调整、医保支付、人事管理、收入分配等改革作为重点任务，为持续深化城市公立医院综合改革提供进一步的制度保障，推动改革迈向新阶段。

党的十九大和习近平新时代中国特色社会主义思想，为深化医改指明了广阔的前进道路和历史方位。2017 年 10 月 18 日，习总书记在十九大报告中指出"实施健康中国战略"，"现代医院管理制度"作为改革的重点领域和关键环节，被纳入医改五项基本制度之一，重点推进。在党中央、国务院的坚强领导下，各级政府坚持保基本、强基层、建机制，密切配合、攻坚克难、探索创新，公立医院综合改革全面推开。《国务院办公厅关于建立现代医院管理制度的指导意见》(国办发〔2017〕67 号)、《关于全面推开公立医院综合改革工作的通知》(国卫体改发〔2017〕22 号)、《中共中央办公厅印发〈关于加强公立医院党的建设工作的意见〉的通知》(中办发〔2018〕35 号)、《国务院办公厅关于加强三级公立医院绩效考核工作的意见》(国办发〔2019〕4 号)等政策制度从顶层设计层面不断为公立医院改革指明方向。

作为国家第二批医改试点城市、全国公立医院改革和全省医保体制改革试点城市，珠海市以建立分级诊疗制度和居民健康管理制度为主线，同步推进三项改革：城市公立医院综合改革、深化基层医疗卫生机构综合改革和办医体制改革。截至目前，医改政策顶层设计框架基本搭建完成，医改"三医联动"格局基本形成。在城市公立医院综合改革方面，珠海市 2013 年印发《珠海市人民政府关于印发珠海市公立医院改革实施方案的通知》(珠府〔2013〕101 号)，开始启动公立医院综合改革；2015 年印发《珠海市人民政府办公室关于印发珠海市公立医院实行药品和医用耗材零差率改革实施方案的通知》(珠府办〔2015〕3 号)，在全市范围内全面推开公立医院综合改革，全面实行药品和医用耗材零差率政策；2018 年印发《珠海市人民政府关于印发珠海市深化公立医院综合改革行动方案的通知》(珠府〔2018〕81 号)，通过医院管理体制改革、区域健联体建设、人事薪酬制度改革、智慧医疗建设等措施，推进珠海市建设高水平医疗服务，实现基本医疗卫生服务保障能力显著提高。同时，珠海市设立了市医管中心，响应国家政策，强化公立医院精细化管理；明确公立医院实行法人治理结构，探索建立公立医院院长职级制，推动人事制度改革。在公立医院改革方面，珠海市已然迈出了坚实的步伐，取得了一定的进展。相应的，当改革进入深水区，其艰巨性、复杂性也进一步凸显，重大机制体制问题亟待进一步破解。

珠海市公立医院改革遵循属地化原则，本章节的研究分析涵盖珠海市全部改革公立医院共计13家，包括驻珠医院4家(广东省人民医院珠海医院、广东省中医院珠海医院、中山大学附属第五医院、遵义医学院第五附属(珠海)医院)，市属医院3家(珠海市人民医院、珠海市中西医结合医院(珠海市第二人民医院)、珠海市口腔医院)，区属医院6家(斗门区侨立中医院、珠海高新技术产业开发区人民医院、珠海市平沙医院、珠海市人民医院高栏港医院、珠海市香洲区人民医院、珠海市香洲区第二人民医院)。对数据分析，既通过横向比较，对公立医院推进综合改革的情况分等级、分类别进行评估；又通过纵向比较，评价2008—2018年同一等级、类别公立医院的改革进展和成效。同时，通过召开座谈会，对公立医院和卫生行政部门的有关负责人进行了深度访谈，以进一步了解珠海市公立医院医改进展情况、特色亮点、困难问题及工作建议。

本章节研究了珠海市公立医院改革发展情况，包括：全面了解珠海市公立医院综合改革进展、成效，客观反映改革现状；深入探寻改革过程中存在的困难、问题及其成因；结合实际情况，为下一步深化改革提出有关政策建议。以下数据均来自广东省卫生健康统计信息网络直报系统提供的数据及本研究课题组现场核查情况。

一、珠海市公立医院改革发展现状

(一)医院基本情况

1. 人员数量与结构

1)人员数量

①执业(助理)医师。图1-1为2008—2018年珠海市公立医院执业(助理)医师人数的变化情况。从医院级别来看，2018年三级医院执业(助理)医师数为二级医院的4倍左右，2008—2018年其年均增长率也明显高于二级医院。从归属单位来看，2018年驻珠医院、市属医院的执业(助理)医师数分别为区属医院的4倍和3倍左右；2008—2018年市属医院执业(助理)医师数的年均增长率最高，区属医院最低。

表1-1显示了2018年珠海市公立医院注册为全科医学专业的人数，共8人均来自区属医院/二级医院。这可能与医院的性质有关，市属医院、驻珠医院/三级医院的功能定位是针对疑难复杂疾病，要求发展专科特色，故对全科医学的需求会相较更低。表1-2显示了2018年珠海市公立医院注册多地点执业的医师人数，共13人，其中区属医院和二级医院占比较高。

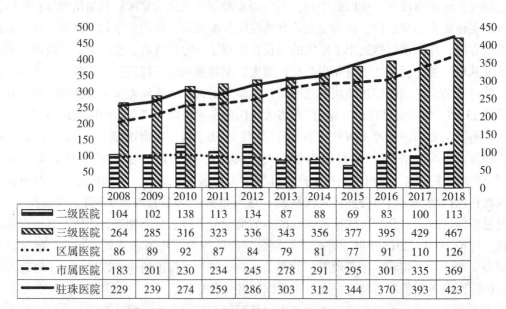

	2008	2009	2010	2011	2012	2013	2014	2015	2016	2017	2018
二级医院	104	102	138	113	134	87	88	69	83	100	113
三级医院	264	285	316	323	336	343	356	377	395	429	467
区属医院	86	89	92	87	84	79	81	77	91	110	126
市属医院	183	201	230	234	245	278	291	295	301	335	369
驻珠医院	229	239	274	259	286	303	312	344	370	393	423

图 1-1   2008—2018 年珠海市公立医院执业(助理)医师人数①

表 1-1   **2018 年珠海市公立医院注册为全科医学专业的人数**

类别	区属医院	市属医院	驻珠医院	总计
二级医院	8	0	0	8
三级医院	0	0	0	0
总计	8	0	0	8

表 1-2   **2018 年珠海市公立医院注册多地点执业的医师数**

类别	区属医院	市属医院	驻珠医院	总计
二级医院	6	1	0	7
三级医院	0	2	4	6
总计	6	3	4	13

②注册护士。图 1-2 为 2008—2018 年珠海市公立医院注册护士人数的变化情况，整体趋势与执业(助理)医师人数较接近。从医院级别来看，2018 年三级医院注册护士人数为二级医院的 5 倍不到，2008—2018 年其年均增长率也明显高于二级医院。从归属单位

① 因不同级别与归属单位的医院数不同，本章节所涉及指标均在同类医院中取平均值进行比较。

来看，2018 年驻珠医院、市属医院的执业(助理)医师数分别为区属医院的 4 倍和 3 倍左右；2008—2018 年驻珠医院注册护士人数的年均增长率最高，市属医院次之，区属医院相较最低。

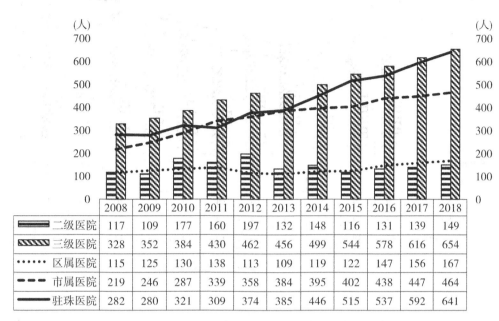

	2008	2009	2010	2011	2012	2013	2014	2015	2016	2017	2018
二级医院	117	109	177	160	197	132	148	116	131	139	149
三级医院	328	352	384	430	462	456	499	544	578	616	654
区属医院	115	125	130	138	113	109	119	122	147	156	167
市属医院	219	246	287	339	358	384	395	402	438	447	464
驻珠医院	282	280	321	309	374	385	446	515	537	592	641

图 1-2　2008—2018 年珠海市公立医院注册护士人数

③药师(士)。图 1-3 为 2008—2018 年珠海市公立医院药师(士)数的变化情况。从医院级别来看，2018 年三级医院注册护士人数为二级医院的 3 倍多；2008—2018 年，二级医院药师(士)数呈略微下降，三级医院则实现较大程度增长。从归属单位来看，2018 年驻珠医院、市属医院的药师(士)人数分别为区属医院的 3 倍和 2 倍左右；2008—2018 年市属医院药师(士)人数年均增长率最高，驻珠医院次之，区属医院则增长相较缓慢。

④技师(士)。图 1-4 为 2008—2018 年珠海市公立医院技师(士)人数的变化情况。从医院级别来看，三级医院的技师(士)人数明显高于二级医院，且 2008—2018 年实现较快增长；二级医院的技师(士)人数在 2008—2018 年间未实现增长。从归属单位来看，2018 年驻珠医院的技师(士)人数最多，市属医院的年均增长率最高，区属医院不论是技师(士)人数还是年均增长率都较其余二者低。

⑤管理人员。图 1-5 为 2008—2018 年珠海市公立医院管理人员数的变化情况。从医院级别来看，三级医院和二级医院的管理人员数在 2008—2018 年间逐渐拉开差距，从 2008 年的 1.5∶1 扩大到 2018 年的 6∶1 左右，且二级医院的管理人员数在 11 年间下降了 50%左右。从归属单位来看，2018 年驻珠医院的管理人员数最多，平均每家医院达到近 100 名管理人员的水平；市属医院的年均增长率最高，2018 年较 2008 年实现近 2 倍增长。

2)人员结构

《国务院办公厅关于印发全国医疗卫生服务体系规划纲要(2015—2020 年)的通知》

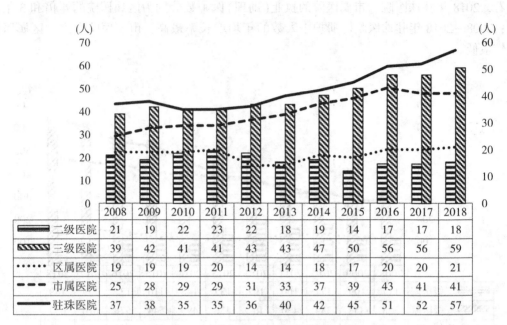

	2008	2009	2010	2011	2012	2013	2014	2015	2016	2017	2018
二级医院	21	19	22	23	22	18	19	14	17	17	18
三级医院	39	42	41	41	43	43	47	50	56	56	59
区属医院	19	19	19	20	14	14	18	17	20	20	21
市属医院	25	28	29	29	31	33	37	39	43	41	41
驻珠医院	37	38	35	35	36	40	42	45	51	52	57

图 1-3　2008—2018 年珠海市公立医院药师(士)人数

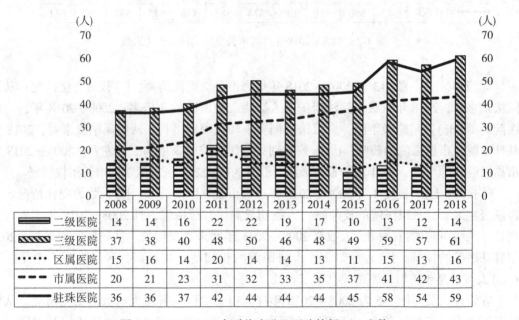

	2008	2009	2010	2011	2012	2013	2014	2015	2016	2017	2018
二级医院	14	14	16	22	22	19	17	10	13	12	14
三级医院	37	38	40	48	50	46	48	49	59	57	61
区属医院	15	16	14	20	14	14	13	11	15	13	16
市属医院	20	21	23	31	32	33	35	37	41	42	43
驻珠医院	36	36	37	42	44	44	44	45	58	54	59

图 1-4　2008—2018 年珠海市公立医院技师(士)人数

(国办发〔2015〕14 号)明确规定,到 2020 年,全国医疗卫生服务体系医护比要达到 1∶1.25。由表 1-3 可知,2018 年,除市属医院以外,其余级别、类别的医院均已达到目标。尤其是驻珠医院,其医护比在 2008—2018 年间增长迅速,且在 2018 年达到 1∶1.51 的高水平,远远超过国家所要求的标准。

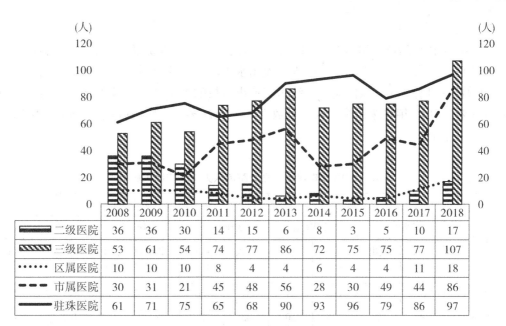

	2008	2009	2010	2011	2012	2013	2014	2015	2016	2017	2018
二级医院	36	36	30	14	15	6	8	3	5	10	17
三级医院	53	61	54	74	77	86	72	75	75	77	107
区属医院	10	10	10	8	4	4	6	4	4	11	18
市属医院	30	31	21	45	48	56	28	30	49	44	86
驻珠医院	61	71	75	65	68	90	93	96	79	86	97

图 1-5　2008—2018 年珠海市公立医院管理人员数

表 1-3　　　　　　　　　　**2008—2018 年珠海市公立医院医护比①**

年份	医院级别		归属单位		
	二级医院	三级医院	区属医院	市属医院	驻珠医院
2008	1.16	1.19	1.30	0.97	1.17
2009	1.15	1.20	1.37	1.00	1.12
2010	1.29	1.19	1.34	1.09	1.15
2011	1.42	1.30	1.52	1.27	1.18
2012	1.46	1.36	1.31	1.29	1.31
2013	1.48	1.30	1.33	1.20	1.25
2014	1.65	1.37	1.43	1.20	1.39
2015	1.78	1.44	1.75	1.19	1.49
2016	1.67	1.44	1.78	1.30	1.44
2017	1.38	1.41	1.46	1.18	1.48
2018	1.34	1.40	1.39	1.17	1.51
年均增长率	1.45%	1.64%	0.67%	1.89%	2.58%

① 表格所列数值=注册护士数/执业（助理）医师数。

31

3）人力资源流动情况

表 1-4 显示了 2015—2018 年珠海市公立医院的人力资源流动情况，整体而言，各级各类公立医院的人员流入水平均高于人员流出水平。从医院级别来看，二级医院流入人员的年均增长率显著高于三级医院，三级医院流出人员的年均增长率略高于二级医院。从归属单位来看，2018 年驻珠医院流入人员数在三者间最多，市属医院流出人员的年均增长率在三者间最高。

表 1-4　　　　　　**2015—2018 年珠海市公立医院流入人员与流出人员数**

年份	医院级别				归属单位					
	二级医院		三级医院		区属医院		市属医院		驻珠医院	
	流入人员	流出人员	流入人员	流出人员	流入人员	流出人员	流入人员	流出人员	流入人员	流出人员
2015	13	8	144	61	31	11	97	33	147	69
2016	38	2	135	50	43	3	86	6	142	77
2017	31	7	171	92	34	8	115	67	174	87
2018	41	10	188	89	45	11	138	66	180	83
年均增长率	12.17%	2.26%	2.70%	3.85%	3.80%	0.00%	3.59%	7.18%	2.05%	1.86%

2. 床位情况

如表 1-5 所示为 2008—2018 年珠海市公立医院的床位数变化情况。2008 年，各级各类公立医院编制床位数均大于等于实有床位数；2018 年，除了二级医院和区属医院以外，所有公立医院的实有床位数均大于编制床位数。三级医院、市属医院和驻珠医院的实有床位数增长速度较快，年均增长高于 5%；二级医院的实有床位数不增反降；二级医院和区属医院的编制床位数均高于实有床位数的 1/3 左右。

表 1-5　　　　　　**2008—2018 年珠海市公立医院编制床位与实有床位数**　　　　　（单位：张）

年份	医院级别				归属单位					
	二级医院		三级医院		区属医院		市属医院		驻珠医院	
	编制床位	实有床位	编制床位	实有床位	编制床位	实有床位	编制床位	实有床位	编制床位	实有床位
2008	255	255	642	639	200	165	500	383	659	605
2009	255	274	625	640	200	186	500	376	637	626
2010	270	282	650	719	200	186	500	403	670	713
2011	270	282	650	733	200	186	500	423	670	713
2012	280	292	876	865	193	172	900	585	705	727

续表

年份	医院级别				归属单位					
	二级医院		三级医院		区属医院		市属医院		驻珠医院	
	编制床位	实有床位	编制床位	实有床位	编制床位	实有床位	编制床位	实有床位	编制床位	实有床位
2013	215	201	783	793	193	172	610	594	705	727
2014	250	184	941	882	206	155	610	588	968	882
2015	166	128	1041	930	198	162	710	637	1035	914
2016	199	155	1001	983	227	181	710	698	968	941
2017	221	178	1004	998	253	207	715	714	968	949
2018	264	187	1004	1069	303	218	715	739	968	1042
年均增长率	0.35%	-3.05%	4.57%	5.28%	4.24%	2.82%	3.64%	6.79%	3.92%	5.59%

3. 房屋及设备

1) 房屋

图 1-6 为 2008—2018 年珠海市公立医院的房屋建筑面积情况。从医院级别来看，三级医院的房屋建筑面积逐年增长，2018 年达到二级医院的 8 倍左右，而二级医院则变化不大。从归属单位来看，驻珠医院房屋建筑面积的增长速度在三者间最快，且 2018 年其数值也是三者间最高的，分别为市属医院和区属医院的 2.5 倍和 7.5 倍左右。

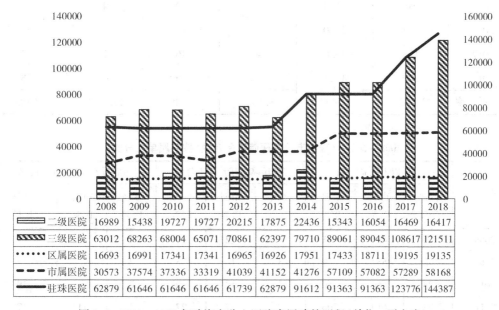

	2008	2009	2010	2011	2012	2013	2014	2015	2016	2017	2018
二级医院	16989	15438	19727	19727	20215	17875	22436	15343	16054	16469	16417
三级医院	63012	68263	68004	65071	70861	62397	79710	89061	89045	108617	121511
区属医院	16693	16991	17341	17341	16965	16926	17951	17433	18711	19195	19135
市属医院	30573	37574	37336	33319	41039	41152	41276	57109	57082	57289	58168
驻珠医院	62879	61646	61646	61646	61739	62879	91612	91363	91363	123776	144387

图 1-6　2008—2018 年珠海市公立医院房屋建筑面积(单位：平方米)

2）设备

表 1-6 与表 1-7 所示为 2008—2018 年珠海市公立医院设备数量情况。整体而言，三级医院设备台数大于二级医院，驻珠医院设备台数大于市属医院，更大于区属医院。具体而言，从医院级别来看，2018 年三级医院万元以上设备台数约为二级医院的 8 倍左右；二级医院 50 万元以上设备台数虽低于三级医院，但其年均增长率较三级医院高。从归属单位来看，驻珠医院、市属医院万元以上设备台数分别为区属医院的 7 倍和 5 倍左右；2018 年，市属医院、区属医院 100 万元以上设备台数虽较驻珠医院低，但其年均增长率较驻珠医院高。

表 1-6   2008—2018 年珠海市公立医院设备台数（按医院级别分类）

年份	万元以上设备台数		50 万~99 万元设备台数		100 万元及以上设备台数	
	二级医院	三级医院	二级医院	三级医院	二级医院	三级医院
2008	155	737	3	26	2	17
2009	155	827	3	29	3	21
2010	139	875	4	32	4	21
2011	165	857	5	30	4	19
2012	191	954	6	34	5	22
2013	39	874	1	29	3	20
2014	77	1068	1	37	4	30
2015	86	1143	1	40	4	31
2016	112	1160	3	42	4	37
2017	188	1350	4	46	7	42
2018	226	1728	7	59	10	58
年均增长率	3.84%	8.89%	8.84%	8.54%	17.46%	13.06%

表 1-7   2008—2018 年珠海市公立医院设备台数（按归属单位分类）

年份	万元以上设备台数			50 万~99 万元设备台数			100 万元及以上设备台数		
	区属医院	市属医院	驻珠医院	区属医院	市属医院	驻珠医院	区属医院	市属医院	驻珠医院
2008	129	455	635	5	12	24	2	6	17
2009	140	552	657	3	15	25	2	12	17
2010	23	666	650	2	17	29	2	11	19
2011	24	610	706	2	17	27	2	11	17
2012	32	688	763	1	19	31	2	14	19

年份	万元以上设备台数			50万~99万元设备台数			100万元及以上设备台数		
	区属医院	市属医院	驻珠医院	区属医院	市属医院	驻珠医院	区属医院	市属医院	驻珠医院
2013	31	771	717	1	21	27	2	17	17
2014	66	838	974	1	24	38	3	24	26
2015	75	887	1056	2	27	40	3	25	27
2016	111	969	1004	3	28	42	5	32	30
2017	194	1129	1171	5	28	49	8	37	35
2018	239	1261	1669	8	36	62	11	47	52
年均增长率	6.36%	10.73%	10.15%	4.81%	11.61%	9.96%	18.59%	22.86%	11.83%

(二)医院经济运营情况

1. 收入方面

1)医疗收入

对公立医院医疗收入进行统计分析,可以发现,珠海市公立医院医疗收入增长迅速,近三年各级各类公立医院医疗收入的年均增长率均超过国家公立医院改革要求的目标(控制在10%以内)。从医院级别来看,2018年三级医院医疗收入约为二级医院的9倍;2008—2018年,二级医院医疗收入年均增长速度较三级医院明显滞后,其医疗收入占总收入比重的下降速度也相较三级医院显著。

从归属单位来看,2018年区属医院、市属医院、驻珠医院医疗收入比值约为1∶7∶9;2008—2018年,除区属医院外,市属医院和驻珠医院的年均医疗收入增幅均超过10%,且对市属医院而言,其医疗收入占总收入的比值也在相应增长。具体数值如表1-8所示。

表1-8　　　　　　　　　**2008—2018年珠海市公立医院医疗收入情况**

年份	医院级别				归属单位					
	二级医院		三级医院		区属医院		市属医院		驻珠医院	
	医疗收入(千元)	占总收入比重	医疗收入(千元)	占总收入比重	医疗收入(千元)	占总收入比重	医疗收入(千元)	占总收入比重	医疗收入(千元)	占总收入比重
2008	79294	95.5%	243619	95.2%	48110	88.0%	151623	85.3%	218590	98.8%
2009	89085	96.5%	281707	95.1%	55610	89.6%	184162	85.1%	243021	98.4%
2010	98568	92.7%	318215	95.4%	61879	89.4%	217060	72.9%	266221	97.8%

续表

年份	医院级别				归属单位					
	二级医院		三级医院		区属医院		市属医院		驻珠医院	
	医疗收入（千元）	占总收入比重	医疗收入（千元）	占总收入比重	医疗收入（千元）	占总收入比重	医疗收入（千元）	占总收入比重	医疗收入（千元）	占总收入比重
2011	108069	91.3%	364649	95.9%	65959	87.6%	253085	83.8%	300430	98.5%
2012	119879	90.3%	419805	97.4%	60679	82.3%	299654	90.0%	335659	98.8%
2013	81678	87.7%	440566	97.3%	69627	82.9%	356804	88.3%	382819	97.8%
2014	73833	65.5%	494015	96.5%	64233	67.7%	397753	91.3%	433088	97.3%
2015	60054	73.5%	563972	95.8%	69237	71.8%	434435	90.0%	514591	96.5%
2016	77110	63.9%	665630	90.3%	84245	60.4%	512489	85.0%	608329	93.8%
2017	85771	72.5%	775314	87.9%	93025	71.7%	574557	82.8%	731714	89.7%
2018	102326	69.0%	979083	91.3%	111118	65.8%	713437	88.9%	934894	92.6%
年均增长率	2.58%	—	14.92%	—	8.73%	—	16.75%	—	15.64%	—
年均增长百分比	—	-2.65%	—	-0.39%	—	-2.22%	—	0.36%	—	-0.62%

　　表1-9和表1-10显示了2015—2018年珠海市公立医院医疗收入结构。在检查收入方面，各级各类医院的检查收入占医疗收入的比重均呈下降趋势，区属医院和二级医院相较降幅更明显。在化验收入方面，其增幅高于检查收入与药品收入，尤其是驻珠医院和三级医院的年均增长率均超过了20%；除区属医院和二级医院以外，其余公立医院化验收入占医疗收入比重在2015—2018年间略有上升。药品收入方面，尽管其数值在3年间持续上升，但其占医疗收入比重在各级各类医院间均实现下降，且都低于国家要求的30%。

表1-9　　　　　　**2015—2018年珠海市公立医院医疗收入结构（按归属单位分类）**

类别	检查收入		化验收入		药品收入	
	数量（千元）	占医疗收入比重	数量（千元）	占医疗收入比重	数量（千元）	占医疗收入比重
区属医院						
2015 年	14946	20.50%	9519	14.16%	22417	32.02%
2018 年	19552	18.46%	15979	13.68%	30054	27.08%
年均增长率	9.37%	—	18.85%	—	10.27%	—
年均增长百分比	—	-0.68%	—	-0.16%	—	-1.65%

续表

类别	检查收入		化验收入		药品收入	
	数量（千元）	占医疗收入比重	数量（千元）	占医疗收入比重	数量（千元）	占医疗收入比重
市属医院						
2015 年	138436	20.78%	67232	11.23%	239942	36.98%
2018 年	224514	20.48%	111872	11.75%	289706	27.34%
年均增长率	17.49%	—	18.50%	—	6.48%	—
年均增长百分比	—	-0.10%	—	0.17%	—	-3.21%
驻珠医院						
2015 年	74519	15.04%	55482	10.76%	196121	36.95%
2018 年	127184	14.32%	104902	11.00%	250393	27.82%
年均增长率	19.51%	—	23.65%	—	8.48%	—
年均增长百分比	—	-0.24%	—	0.08%	—	-3.04%

表 1-10　　　　**2015—2018 年珠海市公立医院医疗收入结构（按医院级别分类）**

类别	检查收入		化验收入		药品收入	
	数量（千元）	占医疗收入比重	数量（千元）	占医疗收入比重	数量（千元）	占医疗收入比重
二级医院						
2015 年	16334	22.82%	9030	13.94%	19701	28.58%
2018 年	19552	18.46%	15979	13.68%	30054	27.08%
年均增长率	5.82%	—	17.32%	—	13.13%	—
年均增长百分比	—	-1.45%	—	-0.09%	—	-0.50%
三级医院						
2015 年	100085	17.34%	60182	10.95%	213650	36.96%
2018 年	166116	16.79%	107690	11.30%	266118	27.63%
年均增长率	18.40%	—	21.40%	—	7.59%	—
年均增长百分比	—	-0.18%	—	0.12%	—	-3.11%

2）财政补助收入

表 1-11 显示了 2008—2018 年珠海市公立医院财政补助收入情况。整体而言，政府对于公立医院的投入呈持续快速增长。从医院级别来看，二级医院财政补助收入增长迅速，

平均每年以50%的幅度上升，其年均增长率为三级医院的3倍；二级医院财政补助占总收入的比重也持续上升，于2018年达到1/4；政府对二级医院和三级医院的投入比值从2008年1∶18.5增长至2018年相较平衡的1∶1.5。

从归属单位来看，驻珠医院的财政补助收入年均增长率最高，但财政补助占其总收入比重在三类医院间最低，每年均不到4%；区属医院财政补助收入增幅仅次于驻珠医院，财政补助占其总收入比重在三类医院间最高，超过1/4；市属医院的财政补助收入增幅相较最低，且其财政补助占总收入比重在2008—2018年间略微下降；2018年市属医院的财政补助收入值最高，约为区属医院的1.5倍、驻珠医院的2.3倍。

表1-11   **2008—2018年珠海市公立医院财政补助收入情况**

年份	医院级别				归属单位					
	二级医院		三级医院		区属医院		市属医院		驻珠医院	
	财政补助收入（千元）	占总收入比重	财政补助收入（千元）	占总收入比重	财政补助收入（千元）	占总收入比重	财政补助收入（千元）	占总收入比重	财政补助收入（千元）	占总收入比重
2008	711	2.5%	13197	4.1%	6560	9.5%	13003	14.2%	1060	0.2%
2009	1422	2.4%	14623	3.6%	7040	8.9%	12319	13.6%	8759	0.7%
2010	8244	6.0%	15509	4.0%	8244	9.1%	19741	25.3%	6524	1.4%
2011	11550	7.2%	14017	3.4%	11550	10.8%	18054	15.8%	3614	0.5%
2012	12204	7.9%	9671	1.9%	11323	14.4%	11209	9.6%	4282	0.5%
2013	13074	10.3%	10332	1.4%	12092	12.3%	12857	11.3%	4557	0.5%
2014	29741	32.0%	19974	2.5%	23761	27.7%	19362	8.2%	13161	1.6%
2015	28080	26.0%	30770	2.9%	29133	25.5%	29747	9.7%	20193	1.7%
2016	45322	33.5%	56406	7.2%	51893	36.6%	76944	14.5%	19030	2.3%
2017	39658	23.1%	62873	5.4%	45222	23.3%	74969	12.5%	33764	3.9%
2018	43649	25.2%	62132	4.8%	49861	27.5%	74081	9.0%	31598	2.8%
年均增长率	50.94%	—	16.76%	—	22.49%	—	19.01%	—	40.42%	—
年均增长百分比	—	2.28%	—	0.08%	—	1.80%	—	-0.52%	—	0.26%

2. 支出方面

1）医疗业务成本

从图1-7可知，2008—2018年各级各类公立医院医疗业务成本都呈持续上涨趋势。从医院级别来看，三级医院的年均增长率为二级医院的2倍，且2018年其医疗业务成本数值为二级医院的8倍。从归属单位来看，市属医院和驻珠医院医疗业务成本的增长速度较快，且其数值分别为区属医院的5倍和7倍。

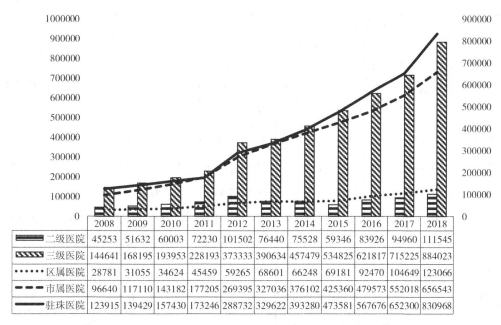

图 1-7 2008—2018 年珠海市公立医院医疗业务成本(单位：千元)

	2008	2009	2010	2011	2012	2013	2014	2015	2016	2017	2018
二级医院	45253	51632	60003	72230	101502	76440	75528	59346	83926	94960	111545
三级医院	144641	168195	193953	228193	373333	390634	457479	534825	621817	715225	884023
区属医院	28781	31055	34624	45459	59265	68601	66248	69181	92470	104649	123066
市属医院	96640	117110	143182	177205	269395	327036	376102	425360	479573	552018	656543
驻珠医院	123915	139429	157430	173246	288732	329622	393280	473581	567676	652300	830968

2) 人员经费

公立医院医务人员薪酬制度改革一直是医改的热点话题，就表 1-12 所显示的数据而言，2008—2018 年珠海市公立医院人员经费逐年增加，且其占总支出的比重也持续提升，可以看出珠海市公立医院支出结构的进一步优化。从医院级别来看，三级医院的人员经费增幅约为二级医院的 2 倍，但在 2018 年其人员经费占总支出的比重较二级医院低 10%。从归属单位来看，市属医院人员经费的年均增长率在三者间最高，且 2018 年其人员经费占总支出的比重也较其他两类公立医院高，尤其是较驻珠医院高出 8.6%。

表 1-12 **2008—2018 年珠海市公立医院人员经费情况**

年份	医院级别				归属单位					
	二级医院		三级医院		区属医院		市属医院		驻珠医院	
	人员经费(千元)	占总支出比重	人员经费(千元)	占总支出比重	人员经费(千元)	占总支出比重	人员经费(千元)	占总支出比重	人员经费(千元)	占总支出比重
2008	27403	33.5%	71974	28.7%	17869	32.2%	46040	35.1%	66067	31.0%
2009	31315	33.7%	111736	45.1%	19208	32.1%	93158	56.7%	74619	31.2%
2010	36131	35.4%	95280	28.8%	22612	34.8%	64615	23.7%	84542	31.9%
2011	41269	36.8%	117397	29.4%	27525	37.5%	89802	33.4%	91526	30.6%

年份	医院级别				归属单位					
	二级医院		三级医院		区属医院		市属医院		驻珠医院	
	人员经费（千元）	占总支出比重	人员经费（千元）	占总支出比重	人员经费（千元）	占总支出比重	人员经费（千元）	占总支出比重	人员经费（千元）	占总支出比重
2012	47043	39.9%	143048	32.2%	32705	46.2%	115145	44.1%	101669	31.1%
2013	40323	43.7%	154140	32.4%	37033	45.6%	144665	42.8%	116363	30.0%
2014	47062	45.1%	190201	33.9%	38987	42.8%	167487	45.6%	154494	31.4%
2015	40253	52.4%	231825	36.3%	42119	48.0%	192192	42.3%	199262	34.6%
2016	51799	48.4%	273801	36.6%	56132	45.8%	215205	46.9%	249729	35.5%
2017	61485	50.9%	357576	40.3%	67034	50.1%	270897	45.8%	334460	39.9%
2018	70977	49.3%	431916	39.6%	77575	47.2%	309687	47.6%	420636	39.0%
年均增长率	9.98%	—	19.63%	—	15.81%	—	21.00%	—	20.34%	—
年均增长百分比	—	1.58%	—	1.09%	—	1.50%	—	1.25%	—	0.80%

3. 负债方面

负债经营有利于扩大医院经营规模，提高其在医疗服务市场上的竞争力，是目前公立医院发展的普遍模式，合理的负债率范围一般在30%~70%。2018年，珠海市公立医院的平均资产负债率为44.1%。其中，三级医院资产负债率显著高于二级医院，驻珠医院资产负债率分别是区属医院和市属医院的4倍和2倍，说明珠海市三级医院和驻珠医院发展迅速，高负债带来了高收益，与此同时，也意味着二者将承受更大的财务风险。相较于2012年，珠海市公立医院资产负债率平均提高了2.93%，二级医院和市属医院的负债有了不同程度的下降，而三级医院和区属医院、驻珠医院的经济压力则并未缓解。

资产收益率是评价公立医院财务业绩的核心指标，体现了医院的营利能力。该指标越高，表明公立医院在增加收入和节约资金使用方面取得的效果越好。从各级各类公立医院的资产收益率可以看出珠海市公立医院运营还有待提高。三级医院和市属医院的资产收益率在2018年为正值，且较2015年均增长了6%以上，说明医院财务经营和管理水平有所提升。相反，二级医院和区属医院、驻珠医院在2018年的资产收益率都为负值，较2015年亦是负增长，发展可能存在障碍。具体数据如表1-13所示。

---

① 资产收益率$=\dfrac{总收入-总支出}{资产总额}\times100\%$。

表 1-13　　　　　**2015—2018 年珠海市公立医院资产负债和收益分析**

类别	资产负债率		资产收益率	
	2018 年	较 2012 年增长的百分率	2018 年	较 2015 年增长的百分率
医院级别				
二级医院	23.91%	−8.47%	−0.33%	−5.55%
三级医院	72.37%	24.61%	0.17%	6.60%
归属单位				
区属医院	23.98%	9.39%	−3.26%	−9.69%
市属医院	42.05%	−20.07%	7.47%	6.94%
驻珠医院	86.41%	37.18%	−1.44%	−3.58%

(三) 医疗服务提供情况

1. 门急诊服务

1) 工作量

表 1-14 显示了 2008—2018 年珠海市公立医院门急诊人次数以及预约诊疗人次数占比。

在门急诊人次数方面，总体呈增长趋势。从医院级别来看，2008—2018 年二级医院的门急诊人次数一直低于三级医院，二者的比值大致在 1∶2~1∶4 区间波动；二级医院的年均增长率也较三级医院缓慢，分别为 0.87% 和 4.14%。这与《国务院办公厅关于城市公立医院综合改革试点的指导意见》(国办发〔2015〕38 号) 要求的改革目标"到 2017 年，城市三级医院普通门诊就诊人次占医疗卫生机构总诊疗人次的比重明显降低"相悖。从归属单位来看，2008—2018 年区属医院、市属医院、驻珠医院门急诊人次数比值约为 2∶4∶4；三者增长均较为迅速，其中区属医院增速最快达 5.81%，驻珠医院次之为 5.25%，市属医院相较缓慢为 4.65%。

在预约诊疗人次数占比方面，总体亦呈增长趋势。从医院级别来看，二级医院的预约诊疗服务起步较三级医院晚，二者分别自 2014 年与 2010 年着手开展预约诊疗服务；二级医院预约诊疗人次数占比与增速也相较三级医院低，2018 年其预约诊疗人次数占比仅为三级医院的 1/2。从归属单位来看，市属医院预约诊疗服务起步最早，早在 2009 年便已取得较好的成效，且其占比在 10 年间持续上升，2018 年达到 64.1%，年均增长率在三者间亦是最高水平；驻珠医院起步也较早，于 2010 年开始探索预约诊疗服务，但其增速相较市属医院缓慢，2018 年的占比为 1/4 左右；区属医院不论是从起步、占比还是增速而言，在三者间都相较落后，2014—2018 年其预约诊疗人次数占比并未实现突破，2018 年仍不到 5%。

表 1-14　　　　　　　　**2008—2018 年珠海市公立医院门急诊服务量**

年份	医院级别				归属单位					
	二级医院		三级医院		区属医院		市属医院		驻珠医院	
	门急诊人次数	预约诊疗人次数占比	门急诊人次数	预约诊疗人次数占比	门急诊人次数	预约诊疗人次数占比	门急诊人次数	预约诊疗人次数占比	门急诊人次数	预约诊疗人次数占比
2008	269392	0.0%	644560	0.0%	184675	0.0%	505133	0.0%	510310	
2009	324547	0.0%	678009	0.0%	212668	0.0%	517790	18.1%	578244	0.0%
2010	358789	0.0%	697153	0.7%	228334	0.0%	545112	23.9%	601784	0.5%
2011	416310	0.0%	762739	5.0%	265206	0.0%	611253	24.3%	665336	7.1%
2012	423355	0.0%	840145	8.8%	209672	0.0%	684469	27.7%	726393	11.7%
2013	235355	0.0%	936925	17.7%	206672	0.0%	771087	33.8%	820182	22.1%
2014	262732	2.5%	966888	19.9%	239550	1.3%	798012	32.8%	850087	25.8%
2015	195366	20.7%	855054	19.1%	226630	1.1%	752371	36.6%	698742	21.0%
2016	250354	15.4%	872319	21.9%	278781	2.1%	758027	47.0%	722435	21.3%
2017	284973	18.5%	902220	26.4%	317060	5.9%	758980	54.2%	775537	21.3%
2018	293661	17.7%	967020	35.0%	324852	4.9%	795900	64.1%	851304	25.9%
年均增长率	0.87%	—	4.14%	—	5.81%	—	4.65%	—	5.25%	—
年均增长百分比	—	1.77%	—	3.50%	—	0.49%	—	6.41%	—	2.59%

2) 合理用药

表 1-15 显示了 2012—2018 年珠海市公立医院门诊抗生素处方占比，总体呈下降趋势。从医院级别来看，尽管 2012—2018 年二级医院的门诊抗生素处方占比都高于三级医院，但其降速较快，年均下降百分比约为三级医院的 2 倍。从归属单位来看，市属医院和驻珠医院的数值一直在 20% 以下，且驻珠医院一直低于 15%，但由于市属医院降速较驻珠医院快，2018 年仅市属医院的数值低于 10%；尽管区属医院门诊抗生素处方占比的降速在三者间是最显著的，但由于其数值在 2012 年高达近 40%，因此 2018 年仍达 20% 以上。

表 1-15　　　　　　　　**2012—2018 年珠海市公立医院门诊抗生素处方占比**

年份	医院级别		归属单位		
	二级医院	三级医院	区属医院	市属医院	驻珠医院
2012	23.79%	15.83%	38.76%	18.29%	14.71%
2013	26.96%	15.13%	33.07%	16.08%	14.49%

续表

年份	医院级别		归属单位		
	二级医院	三级医院	区属医院	市属医院	驻珠医院
2014	17.79%	13.20%	26.57%	15.69%	11.54%
2015	17.42%	13.19%	24.44%	13.54%	12.96%
2016	20.47%	14.64%	20.47%	16.11%	13.66%
2017	18.05%	14.08%	21.05%	10.36%	13.10%
2018	18.61%	13.20%	21.71%	9.30%	12.69%
年均下降百分比	0.86%	0.44%	2.84%	1.50%	0.34%

2. 住院服务

住院服务方面，服务量整体呈快速增长趋势，除二级医院外，各级各类公立医院的服务量均有不同程度的增长。从医院级别来看，二级医院的出院人数下降较快，11 年间降幅达 36.3%；三级医院则增速较快，2018 年相较 2010 年出院人数实现翻倍增长；二级医院和三级医院所承担住院服务量的比值也从 2008 年相距不大的 1∶1.5 下降到 2018 年相去甚远的 1∶6 左右。从归属单位来看，三类公立医院的出院人数均实现较快增长，其中驻珠医院的增速在三者间位居第一，其出院人数在三者间的占比也在 2017 年突破 50%；区属医院的出院人数尽管也实现较大程度的增长，但其在三者间的占比却有略微的下降。具体数据见图 1-8。

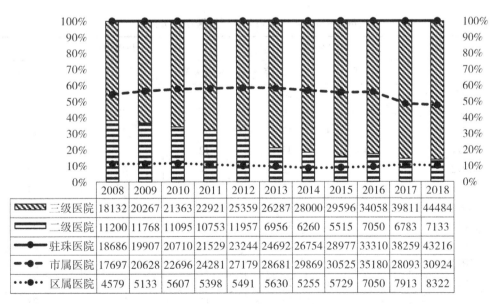

	2008	2009	2010	2011	2012	2013	2014	2015	2016	2017	2018
三级医院	18132	20267	21363	22921	25359	26287	28000	29596	34058	39811	44484
二级医院	11200	11768	11095	10753	11957	6956	6260	5515	7050	6783	7133
驻珠医院	18686	19907	20710	21529	23244	24692	26754	28977	33310	38259	43216
市属医院	17697	20628	22696	24281	27179	28681	29869	30525	35180	28093	30924
区属医院	4579	5133	5607	5398	5491	5630	5255	5729	7050	7913	8322

图 1-8　2008—2018 年珠海市公立医院出院人数

将门急诊数据与出院人次数据进行对比发现，住院人次的增长速度高于门诊，究其原因可能来自以下两方面：一是伴随着疾病谱的改变与医疗保障水平的提高，体现三级医院功能定位的疑难重症患者的数量增加；二是可能存在不合理住院的情况，需要进一步加强监管，防控医保费用进一步增长。

同时，从出院人数中转往基层医疗卫生机构人数来看，成效并不显著。二级医院和区属医院的基层下转人数不升反降，三级医院和市属医院、驻珠医院的基层下转人数虽有一定程度的提升，但远远未跟上出院人数的增长速度。具体数据如表 1-16 所示。

表 1-16　　　　　　2016—2018 年珠海市公立医院基层下转人数

年份	医院级别				归属单位					
	二级医院		三级医院		区属医院		市属医院		驻珠医院	
2016	7050	474	34058	45	7050	474	35180	2	33310	74
2017	6783	163	39811	372	7913	190	28093	0	38259	620
2018	7133	115	44484	353	8322	134	30924	243	43216	345

3. 医疗纠纷

伴随着医疗环境的日益复杂化，医疗纠纷成为社会各界所关注的热点话题。由表 1-17 可见，2008—2018 年医疗纠纷例数呈现波动状态，整体而言，三级医院相较二级医院，市属医院和驻珠医院相较区属医院的医疗纠纷例数更多，这与医院的定位与所开展医疗服务的复杂程度呈正相关关系。

表 1-17　　　　　　2008—2018 年珠海市公立医院医疗纠纷例数

年份	医院级别		归属单位		
	二级医院	三级医院	区属医院	市属医院	驻珠医院
2008	6	24	1	24	21
2009	9	20	3	30	14
2010	9	19	4	21	17
2011	14	45	12	51	31
2012	5	32	8	61	13
2013	6	52	6	68	41
2014	6	48	7	48	48
2015	19	34	19	38	32
2016	20	25	23	9	32
2017	19	21	23	6	29
2018	6	24	1	24	21
平均值	11	32	11	36	28

二、存在的问题

(一)人才队伍建设

人力资源作为医院核心竞争力之一,是医院资源体系中不可或缺的一部分,在医疗市场的竞争中扮演着重要角色。人力资本指的是医院所拥有具有相关技术能力人才的总和,它不仅是指人才数量的多少,更重要的是指人力资源自身素质的高低、能力的高下,高素质与较高技术水平的人力资源,对医院的可持续发展起到至关重要的作用。

整体而言,2008—2018 年珠海市公立医院人才队伍建设取得了一定的成效。一方面人力资源数量实现持续增长,另一方面人员结构得到进一步优化,促进了公立医院的高水平发展。但从数据分析可得,高水平高素质卫生人力资源的流向主要还是大型公立医院,如三级医院、市属医院和驻珠医院,而对于二级医院、区属医院,人才队伍建设还存在一定的问题。尤其是执业(助理)医师、药师(士)、技师(士)、管理人员这四类人员,11 年间,数量没有实现增长,甚至呈现较大程度的负增长。人才队伍的建设应随着医院规模的发展而不断跟进,若规模扩大、服务量增加,而人员队伍却不增反减,则实际落到每个人员头上的任务量将增加,人员工作负担的加重不仅会带来工作倦怠、满意度降低等问题,而且对服务质量也会带来一定的影响。因此,如何提高二级医院和区属医院对优质卫生人才的吸引力,是一个亟待解决的问题。

此外,对于市属医院而言,其医护比有待提高。《国务院办公厅关于印发全国医疗卫生服务体系规划纲要(2015—2020 年)的通知》(国办发〔2015〕14 号)明确规定,到 2020年,全国医疗卫生服务体系医护比要达到 1∶1.25。2018 年市属医院医护比仅为 1∶1.17,距离国家标准尚有一定差距,市属医院还需进一步采取措施优化其医护人员结构。

(二)薪酬制度改革

公立医院薪酬问题自公立医院改革试点以来就成为各方关注的焦点,是扭转现行医疗服务体系不合理激励机制、优化公立医院治理结构的重要方面。人社部等四部门于 2017年印发《关于开展公立医院薪酬制度改革试点工作的指导意见》(人社部发〔2017〕10 号),决定开展公立医院薪酬制度改革试点工作,以建立符合医疗行业特点、体现以知识价值为导向的公立医院薪酬制度。

从数据分析来看,2008—2018 年珠海市公立医院人员经费逐年增加,其占总支出的比重也持续提升,可以看出,珠海市政府在公立医院薪酬制度改革上对医院起到了引导作用。但人员经费的提升一方面源于医院自身发展带来的规模效益,另一方面也只是薪酬制度改革所体现的效果的一小部分,并不能体现改革的真正效果。从相关人员的访谈中可以了解到,珠海市在人事薪酬制度改革方面,目前整体还未达到目标。例如,国家指导意见要求完善岗位绩效工资制,强调推动公立医院编制内外人员同岗同薪同待遇。但实际情况是,考虑到医院的承受能力,在招聘时仍然会按照在编人员、聘用人员两种类别分开签合同,并且两类人员的工资和待遇存在较大差别,主要体现在基本工资和五险一金方面。但是如若公立医院将所有聘用人员转为在编人员，又会由于财政没有相应的补助经费，人员经费支出将会超过其可负担能力范围。因此，对于珠海市而言，公立医院编制制度改革是实施薪酬制度改革的首要突破口。

（三）政府投入机制

2009 年《中共中央国务院关于深化医药卫生体制改革的意见》中明确指出，建立政府主导的多元卫生投入机制，落实公立医院政府补助政策，逐步加大政府投入，形成规范合理的公立医院政府投入机制。近几年出台的一系列有关公立医院的政策文件，也都进一步强调政府对于公立医院的责任。从数据分析可得，2008—2018 年珠海市政府对于公立医院的投入呈持续快速增长，尤其是二级医院和区属医院，政府的财政投入增长迅速，2018年财政补助收入占其总收入比值达到了 1/4，可见政府对其的扶持力度之大。但从定量数据分析和访谈结果来看，政府的投入机制尚存一些问题，主要归结为以下几方面：

一是政府财政支持存在不均衡现象。对市属三级医院投入较大，大大促进了重点学科的发展，培养了大批高尖端人才，形成强大的专业核心竞争力，对专业人才及患者形成强大的虹吸作用。相对而言，对驻珠医院的投入则明显不足，如医院在岗人员编制不足，诸多编外人员工资依靠医疗机构自行消化；且驻珠医院人员保障待遇较市、区属医院低，政策性补偿有限；同时，驻珠医院的设备支出较市、区属医院高，也进一步加重了其经营压力。数据结果显示，驻珠医院资产负债率持续高走，6 年间上升了近 40%，到 2018 年资产负债率高达 86.41%；其资产收益率在 3 年间也持续下降，并且一直呈收不抵支的经营状况。在这一背景下，驻珠医院经济运营压力大，人才引进渠道不畅通，导致其自身培养的人才及部分辖区患者向三级市属医院流动，进一步影响医院的专科发展。

二是取消药品加成后，财政专项补助尚未完全到位。珠海市政府于 2015 年颁布《珠海市公立医院实行药品和医用耗材零差率改革实施方案》和《珠海市人民政府办公室关于印发珠海市市属公立医院改革政府投入政策实施意见的通知》，明确规定"医院因取消药品加成减少的合理收入，将按照调整医疗服务价格补偿 80%，财政专项补助补偿政策性亏损的 10%，此外通过医院精细化管理、减少消耗、减少成本等措施，自行消化 10%"。目前而言，这一"811 模式"尚未平移到位，因此尽管公立医院对医疗服务价格先后进行了二次调整，但还是未能完全弥补缺口。

（四）分级诊疗制度

党的十八大提出合理配置医疗资源，构建分级诊疗服务体系的要求，为医疗卫生服务体系和基本医疗保障制度改革指明了方向，成为新时期深化医改的一项重要内容。2015年国务院办公厅发布了《关于推进分级诊疗制度建设的指导意见》，提出了 2020 年前逐步构建"基层首诊、双向转诊、急慢分治、上下联动"的分级诊疗模式。指导意见明确了各级各类医疗机构诊疗服务功能定位，其中，城市三级医院主要提供急危重症和疑难复杂疾病的诊疗服务，城市二级医院主要接收三级医院转诊的急性病恢复期患者、术后恢复期患者及危重症稳定期患者。指导意见还强调了要重点控制三级综合医院的数量和规模。在分级诊疗制度建设方面，受多种因素的影响，珠海市推进效力并不显著，主要还存在以下几个较为突出的问题：

一是大型城市公立医院规模扩张速度仍未得到有效控制。从数据分析可得，近几年各级各类公立医院医疗收入的增长速度均超过国家公立医院改革要求的目标（控制在10%以内），大型城市公立医院（三级医院、市属医院和驻珠医院）尤甚。不论是从门急诊服务还是住院服务来看，二级医院和区属医院的服务量都远小于大型城市公立医院，尤其是住院服务方面，甚至呈现部分下降趋势。这一结果不仅体现了珠海市患者的主要就医流向，也从侧面反映了珠海市型城市公立医院规模，如建筑面积、设备、床位、人员等的扩张。诚然，大型医院的发展对珠海市高水平医疗卫生服务体系的构建有益，但其扩张速度应在合理控制范围内，且与下级公立医院的发展相均衡，才能构建合理高效的分级诊疗体系。

二是"多头管理"模式影响紧密型医联体的组建。医联体建设是政府助推公立医院改革，实现分级诊疗的重要举措。目前，珠海市共有6家三级医院，仅人民医院、妇幼保健院是由珠海市政府办，其余均由其他财政部门投入，且投入力度大小不一。这种多部门管理的现状，较难实现紧密型医联体的构建。珠海市以政府办三级医院为牵头医院，初步探索紧密型医联体的实现路径。但目前大多数医联体还是以松散型为主，人、财、物及各机构独立法人身份和职能不变，因此医联体的组建对分级诊疗的推动作用并不强。

三是基层不强，加重了公立医院的工作负担。首先，珠海市社区门诊95%以上都是营利性民营机构，不太有可能承担公益性基层首诊的工作；其次，医保政策并未规定"强制性基层首诊"制度，病人的就医自主选择性大；加之由于珠海市成立距今仅30年，绝大多数公立医院都是从小医院发展起来的，因此之前承担的部分公共卫生工作现在还在承担。在这基础上，不论是医疗工作还是公共卫生工作，基层医疗机构所发挥的作用都较为有限，因此加重了城市公立医院的工作负担。这与政府对于区域的医疗卫生规划息息相关，顶层设计将对后续工作的开展带来极大的影响。

（五）医院内部管理

公立医院改革离不开国家政策的顶层设计，同样也要依靠公立医院内部管理体制改革的有效推进。在这方面，珠海市还有需要进一步改进的地方。

一是公立医院内部改革意识欠缺。当谈及公立医院改革，通常政府责任会被放在首位加以强调，导致部分医院过度依赖政府投入，忽视了通过建立现代医院管理制度来实现自身的内部改革和优化。主要表现在行使经营管理权、人事管理权等方面还未充分发挥其作用和潜力。"坐等政府支持，而不奋起改变现状"的思想较严重。事实上，公立医院改革既是机遇也是挑战，扩张经营危机、服务能力不足、人才流失等医院面临的种种问题，除政府因素与医疗行业竞争的影响外，与医院自身的内部管理体制密切相关。外部治理是辅助，内部治理才是根本，沿袭传统内部管理制度而未意识到改革创新的必要性，是珠海市部分医院遭遇发展危机的首要原因。

二是公立医院院长经营管理专业知识较为缺乏。公立医院院长是人力资源的重要组成部分，作为医院管理专家、医院发展的掌舵人，院长的管理观念、管理素质和水平直接影响到医院的生存和发展。面对当前公立医院内外部环境的改变，要保持核心竞争力，作为医院经营发展决策者与执行者的院长，必须注重医院的科学化管理。但目前，不仅是珠海市，从整体上来看，我国公立医院院长的特点均呈现出医疗专业知识与技术过硬，而系统的管理知识和技能相对缺乏，擅长经营管理的职业化院长更是缺乏。

三是公立医院医保控费工作有待加强。控制医疗费用不合理增长是深化医改的重要任务，也是全民医保体系稳健运行的重要基础。但相关数据显示，珠海市公立医院医保控费效果并不显著，尤其体现在住院服务方面。医生的诊疗行为受医院内部管理的约束，也受管理层经营理念的影响。如何采取措施从内部管理的角度出发规范医生诊疗行为，继续优化调整医疗收入结构，值得医院经营管理者思考。

（六）信息互联互通

科学技术是生产力和社会发展的强大动力，每一次科技进步的浪潮都会席卷社会方方面面，带来翻天覆地的新变。近年来，"互联网+""人工智能"等发展迅速，并融入医疗卫生系统的方方面面，为医学的发展与进步带来诸多便利。当前，随着5G的出现，"5G+医疗"进入人们的视线，它在远程医疗、智慧导诊、移动医疗、智慧院区管理、AI辅助医疗等方面的应用备受关注。

据了解，在5G信息化建设方面，驻珠医院配合程度较高，市属医院和区属医院进程较慢。目前，全市所有的公立医院尚未建立起一个统一信息平台，这对于医院间的技术交流、分级诊疗技术平台的搭建都会带来不利影响。抛开5G技术不谈，在国家重视强调的预约诊疗方面，区属医院的脚步较为落后，需要在智慧医疗方面进一步加强建设。此外，不仅医院间、医院内部信息系统亟待建立健全，医院与医保的信息平台也应尽快建立，这不仅有利于加强医保方对医院的实时监管，也有利于医院产生内生动力优化收入结构，控制医疗费用增长。

三、建议与展望

（一）加强人事、绩效、薪酬制度改革

1. 在人事制度方面创新编制管理方式

2018年6月《广东省人民政府关于印发广东省深化公立医院综合改革行动方案的通知》（粤府〔2018〕52号）发布，根据文件精神，珠海市于2018年9月印发《珠海市人民政府关于印发珠海市深化公立医院综合改革行动方案的通知》（珠府〔2018〕81号），规定："创新编制管理方式，合理确定公立医院编制总量或人员总额，逐步探索实行编制备案制、员额制管理。积极推动公立医院实行全员聘用，编制备案制和员额制管理人员均属于事业单位工作人员，执行一体化事业单位人事管理政策，缴纳事业单位养老保险，实现同岗同酬同待遇。"尽管文件已明确指出"编制备案制""一体化事业单位人事管理政策""同岗同酬同待遇"等改革方向，但具体实施细则尚未颁布。人事制度改革不同于医院内部制度改革，是一个系统工程，若仅仅依靠公立医院单方面探索推进，将会受到各项制度限制而无法放开手脚。因此，建议有关部门，如编办、人社部等，联同卫健委一同制定出台相

关实施细则与配套措施，落实编制管理方式创新改革。

2. 在薪酬制度方面深入推进改革

2016年，珠海市政府常务会议审议并通过《珠海市公立医院薪酬制度改革指导意见》，指出："薪酬改革的重点将向临床一线倾斜、向关键岗位倾斜，通过科学的绩效考核进行绩效分配，平衡在编职工与临聘人员的薪酬结构，做到多劳多得、优质优酬，合理拉开差距。"根据国家改革方向与珠海市实际情况，建议公立医院以绩效考评为依托，建立一套完整的人力资源管理机制，包括独立自主的用人招聘制度，能上能下、能进能出的新型人事管理制度，多劳多得、优绩优酬的科学合理的绩效考核制度，医学技能、职业素养、身心健康并重的人才培养模式等。从多角度全方位提高医务人员的积极性，才能成功吸引人才、留住人才、发展人才。

(二)均衡财政投入，落实财政补助

1. 均衡财政对于各级各类公立医院的投入

政府在分配财政资金时，必须在了解区域内所有公立医院发展现状的基础上，统筹规划。对于卫生资源较薄弱的公立医院(如二级医院、区属医院)予以重点扶持，兼顾驻珠医院的发展困境，给予一定的支持。以实现卫生资源公平配置，满足区域内全体居民基本医疗卫生服务需求的目标。为确保财政投入的可负担性和可持续性，同时兼顾供方和需方的利益，建议探索政府和社会资本的新型合作模式。例如，通过政策红利吸引社会资本为医院基础建设融资，采取购买服务的形式引入市场竞争机制等，不仅可以缓解财政压力，还有助于提升服务质量和效率。

2. 医疗服务价格调整与财政补助同步落实

一方面，医院因取消药品加成减少的合理收入中有80%是需要通过调整医疗服务价格来补偿的，因此对于政府而言，在价格调整过程中要起到实时监督作用。既要监督医院是否开展相应的价格调整机制，又要监督审视价格调整幅度是否合理、是否在患者可负担范围内。建议政府建立医疗服务成本监测网络体系，加强对价格调整的持续跟踪，包括对价格政策的反应程度和风险，提高价格决策的科学化。另一方面，政府也要落实好10%的财政补助经费，不拖欠、不扣减，帮助公立医院在价格调整的转型期顺利过渡。

(三)加强院间协同合作，真正实现分级诊疗

在公立医院改革探索期，政府通过组建医联体的形式来推动分级诊疗和双向转诊工作的实施。目前，国内各省市都开展了以"医联体"建设为主要突破口的分级诊疗制度尝试，包括政府主导的医联体内的双向转诊制度，结合医疗保险的强制首诊和转诊机制，以市场引导、私营医疗机构介入提高基层医疗机构活力的模式，以远程医疗为主的"互联网+分级诊疗"模式以及"三明"模式。经过几年的试点运行，上述模式基本都取得了一定的成效，但离实现分级诊疗的目标都还有较长的距离，珠海市也不例外，因此该阶段各级医院间协同合作不到位实属正常，关键在于各级医院和卫生行政部门有积极主动的意识，去共同建立真正意义上的医联体，构建有序的就医环境，加快建设分级诊疗与双向转诊制度。

《国务院办公厅关于城市公立医院综合改革试点的指导意见》（国办发〔2015〕38号）进一步强调完善双向转诊程序，强调重点畅通患者向下转诊渠道。这一方面需要"强基层"，只有基层医疗服务能力提升，才能吸引患者就诊。当然，结合珠海市基层医疗卫生机构以民营为主的现状，政府既要加强区域卫生规划，也要充分利用好民营医疗资源，充分地发挥各类医疗机构的公益性。另一方面，改变公立医院"多头管理"模式，将归属权纳入卫生行政部门统一管理，以提高行政效力对紧密型医联体建设的作用。如若紧密型医联体搭建完成，就可实现卫生资源的纵向整合，既方便群众便捷就医，又能优化资源配置。

此外，分级诊疗平台的构建同样离不开信息技术的支持。除了智慧医疗的建设外，转诊平台的建设也同样重要。如何为病人提供方便快捷的一键预约转诊服务，如何促进化验影像结果在区域内的共认共享，医联体平台内医保如何结算分配等问题，都需要进一步解决。

（四）完善医院内部管理制度建设

1. 要转变医院各级人员对于公立医院改革的认知

一是改变公立医院院长的认知，院长是医院的负责人，其价值偏好与决策直接影响医院的走向。当前医改政策虽然在某些方面对公立医院的发展进行了限制，但其根本目的是为了维持合理的就医秩序，保障公立医院的健康发展，从长远角度来说，是促进公立医院向可持续发展模式转型。作为医院的负责人，院长应积极主动配合医改政策的实施，这既是公立医院公益性的必然要求，也是为医院自身发展考虑。二是改变医务人员的认知，改变其对于原有不合理、不科学收入模式的惯性思维。这不仅需要精神激励帮助其树立正确的价值观，使其更加重视自身的劳务技术价值；同时也需要政府和医院共同给予物质激励，保障改革过程中其收入不受较大幅度波动。

2. 要加强公立医院内部控制制度建设

一是合理组建组织机构，配置权力和职责，通过全面系统的分析，梳理业务流程中各部门的交叉职能，从内部控制结构角度出发，实行执行机构与监督机构相互分离、相互制衡的管理机制。二是加快建立全面的预算管理，以实现对组织内部各部门、科室的各种财务及非财务资源进行分配、考核、控制，以便有效组织和协调各种经济活动，应对公立医院运营困境，完成既定战略目标。

（五）提升公立医院精细化管理水平

精细化管理是一种新管理理念，其基于常规管理，通过数据化、程序化、标准化和信息化管理手段，提高管理工作效率，优化管理流程和方法。当前，精细化管理被政府和学界多次提出，已成为公立医院经营管理的主旋律，常被应用于医院财务管理中。对于珠海市而言，仍需建立健全科学、完善、规范、标准的管理制度，才能根据需要做到成本可控、可查、可优化。

一是加大经济管理人才队伍的建设力度，要求其既能从战略高度进行分析、定位、决策，又能从战术层面制定有效措施。二是健全成本管理制度，将公立医院运行的各个方面的成本归纳到管理制度中，将精细化管理方法、手段等涵盖其中，使成本精细化管理真正落实到每一个环节。三是将精细化管理融入绩效考核。一方面，考核指标体系要针对不同岗位和工种进行设计，而不是简单地用系数来平均化；另一方面，在分配后要及时将结果在同工种的医务人员之间或与组织外部行业水平进行横向对比，反观分配合理性进行动态更新调整。当然，精细化管理的有效实施离不开医院内部信息系统的建设，在当前大数据的医疗背景下，建立健全整个医院内部互联互通的信息系统，并从中提取有效数据进行绩效考核非常有必要。

◎ 参考文献

[1]方鹏骞，闵锐，张凤帆，等.对建设中国特色现代医院管理制度的思考[J].中国医院管理，2018，38(01)：1-4.

[2]王琛.基于核心竞争力的医院人力资源综合评价指标体系的研究[J].人力资源管理，2016(04)：159-160.

[3]刘博，谢宇，赵晓娟，等.公立医院薪酬改革的理论分析及实现路径[J].中国医院管理，2018，38(05)：69-71.

[4]向前，朱宏，吴伟旋.关于我国分级诊疗制度实施路径选择的探讨[J].中国卫生经济，2019，38(01)：16-18.

[5]高军波.探索新医改背景下医院财务精细化管理的几点思考[J].中国管理信息化，2016，19(02)：48-49.

[6]郑大喜.医院负债经营的利弊分析[J].中国卫生质量管理，2003(06)：35-37.

第二章　珠海市基层医疗卫生机构改革与发展情况

　　"保基本、强基层、建机制"是实现新医改总体目标的核心策略，2017年，习总书记在十九大报告中也明确指出要加强基层医疗卫生服务体系建设。在国家顶层设计的引导下，珠海市高度关注基层医疗卫生事业的发展，坚持"以基层为重点，以改革创新为动力，预防为主，中西医并重，将健康融入所有政策，人民共建共享"的卫生与健康工作方针，以建设健康珠海为主线，解决珠海市医疗卫生事业发展中结构性和供需性两大矛盾，继续"强基层"战略，为建设与经济特区发展相匹配的健康特区做出贡献。

　　2016年6月下发的《关于印发推进家庭医师签约服务的指导意见的通知》中提出在200个公立医院综合改革试点城市开展家庭医师签约服务，珠海市积极响应，对分级诊疗工作的展开积极配合，彰显出珠海市对于分级诊疗的重视程度。在《广东省加快推进分级诊疗制度建设实施方案》的指导下，逐步推进珠海市的分级诊疗工作持续推进深化珠海市基层医疗卫生事业的发展。《国务院办公厅关于印发深化医药卫生体制改革 2014年重点工作任务的通知》中制定了分级诊疗办法，综合运用医疗、医保、价格等手段引导患者在基层就医，推动形成基层首诊、分级诊疗、双向转诊的就医秩序。《2015年卫生计生工作要点》制定了开展分级诊疗的指导意见和试点方案，在城市公立医院改革地区开展分级诊疗试点工作，以高血压、糖尿病等慢性病和结核病防治管理为突破口。《关于推进分级诊疗制度建设的指导意见》指出基层首诊、双向转诊、急慢分治、上下联动的分级诊疗模式逐步形成，基本建立符合国情的分级诊疗制度。《2016年卫生计生工作要点》要求70%左右的地市开展分级诊疗试点，综合医改试点省和公立医院改革试点城市要全面推开。此外，《关于推进分级诊疗试点工作的通知》明确提出推进分级诊疗制度，国家卫生计生委和国家中医药管理局确定了4个直辖市、266个地级市作为试点城市开展分级诊疗试点工作，其中就包括珠海市。2018年由珠海市委、市政府、市卫生健康委等机构印发了大量关于基层卫生工作的政策文件。

　　2018年，全市户籍人口人均期望寿命为82.01岁，已超过"健康中国2030"人均期望寿命79.0岁，提前实现人均期望寿命77岁以上的"卫生强省"目标，在珠三角地区处于较高水平；全市婴儿死亡率为1.82‰，全市孕产妇死亡率为3.58/10万，较上一年有所降低，提前达到"两纲"和"卫生强市"提出的目标；2018年全市每千人口执业（助理）医师数和每万人口公共卫生人员数等指标持续位居广东省第一，继续领跑广东省人均卫生资源数。总体而言，2018年医药卫生体制与管理改革逐步深化，居民主要健康指标达到或超过中等发达国家水平，接近发达国家水平，与基层医疗卫生事业持续发展息息相关。

　　本报告所指的基层医疗卫生机构，主要聚焦社区卫生服务中心（站）、乡镇（街道）卫生院和村卫生室。本章节将围绕珠海市基层医疗卫生事业发展的历程与现状展开描述，通过纵向时间对比与横向城市对比，客观评价珠海市基层医疗卫生事业发展所取得的成绩与面临的问题，并根据"抓重点、补短板、强弱项"这一重要方法，对其未来发展提出相应的展望与政策建议。

一、珠海市社会经济发展概况

珠海市，是广东省地级市，是中国最早实行对外开放政策的四个经济特区之一。2008年国务院颁布实施《珠江三角洲地区改革发展规划纲要（2008—2020年）》，并明确珠海为珠江口西岸的核心城市。珠海市地处北纬21°48′~22°27′、东经113°03′~114°19′之间，位于广东省珠江口的西南部，东与香港隔海相望，南与澳门相连，西邻江门市新会区、台山市，北与中山市接壤。设有拱北、九洲港、珠海港、万山、横琴、斗门、湾仔、珠澳跨境工业区等8个国家一类口岸，是珠三角中海洋面积最大、岛屿最多、海岸线最长的城市，素有"百岛之市"之称。

根据珠海市统计局、国家统计局珠海调查队的初步核算，2018年珠海实现生产总值2966亿元，比上年增长8.0%。其中，第一产业增加值50.09亿元，增长1.2%；第二产业增加值1433.82亿元，增长12.6%；第三产业增加值1430.83亿元，增长3.5%。按常住人口计算，全市人均地区生产总值15.94万元，比上年增长6.4%。

从人口方面来看，2018年年末全市常住人口189.11万人，比上年末增加12.57万人。其中，城镇常住人口170.35万人，占总人口比重（常住人口城镇化率）为90.08%，比上年末提高0.71个百分点。2018年年末全市户籍人口156.02万人，全年户籍出生人口26.21万人，出生率16.8%；死亡人口5.77万人，死亡率3.7%；自然增长率13.1%。

从居民生活方面来看，2018年全市居民人均可支配收入48007元，比上年增长9.0%。按常住地分，城镇居民人均可支配收入50713元，比上年增长8.3%；农村居民人均可支配收入26198元，比上年增长11.5%。全市居民人均消费支出35081元，比上年增长6.4%。按常住地分，城镇居民人均消费支出36819元，增长6.0%；农村居民人均消费支出20475元，增长2.2%。全市居民恩格尔系数为30.7%，其中城镇为30.4%，农村为35.5%。

从社会保障方面来看，2018年末参加城镇职工基本养老、基本医疗、失业、工伤和生育保险人数分别为129.54万人、190.07万人、104.69万人、106.56万人和106.77万人，分别比上年末增加7.79万人、14.89万人、6.48万人、6.78万人和6.89万人。珠海市最低工资标准为1720元/月，企业退休人员基本养老金人均上调160元。全年城镇低保对象救助标准为800元，全市享受城镇居民最低生活保障人数为7348万人。

二、珠海市基层医疗卫生机构的发展现状

（一）珠海市基层医疗卫生机构数量及分布情况

2018年，全市基层医疗卫生机构761个，其中：社区卫生服务中心16家，占比

2.1%；社区卫生服务站102家，占比13.4%；卫生院12所，占比1.58%；村卫生室137个，占比18.00%；门诊部129个，占比16.95%；诊所、卫生所、医务室365个，占比47.96%。见表2-1。

表2-1　　　　　　　　**2018年珠海市各类基层医疗卫生机构分布情况**

	社区卫生服务中心	社区卫生服务站	卫生院	门诊部	诊所、卫生所、医务室	村卫生室
数量	16	102	12	129	365	137
占比	2.1%	13.4%	1.58%	16.95%	47.96%	18.00%

近十年，珠海市基层医疗卫生机构总量总体呈上升趋势，十年平均增长了2.22%，其中，社区卫生服务中心数量增长最快，十年平均增长了7.18%；其次是门诊部和诊所、卫生所、医务室的数量，十年平均增长率分别为5.30%、4.37%；社区卫生服务站的数量增长则相对缓慢，十年平均增长率仅为1.37%；与此同时，卫生院的数量下降较为明显，十年平均下降了4.98%，村卫生室十年平均下降了2.64%，数据显示，农村或偏远地区的基层医疗卫生机构处于逐步萎缩状态。见表2-2。

表2-2　　　　　　　**近十年珠海市基层医疗卫生机构数量变化情况**

年份	社区卫生服务中心	社区卫生服务站	卫生院	门诊部	诊所、卫生所、医务室	村卫生室	总数
2008	8	89	20	77	238	179	611
2009	8	88	17	83	247	182	625
2010	13	101	18	83	252	174	641
2011	10	102	17	83	221	159	592
2012	13	105	14	85	217	156	590
2013	14	110	14	89	218	156	601
2014	16	109	12	89	222	151	599
2015	16	105	12	89	241	151	614
2016	17	106	12	93	268	149	645
2017	16	102	12	105	297	140	672
2018	16	102	12	129	365	137	761
平均增长率(%)	7.18%	1.37%	-4.98%	5.30%	4.37%	-2.64%	2.22%

（二）珠海市基层医疗卫生机构的人力资源情况

1. 珠海市基层医疗卫生机构人员数量情况

截至 2018 年，珠海市社区卫生服务中心、卫生院、社区卫生服务站、门诊部，以及诊所、卫生所、医务室的在岗职工人数共 6114 人，卫生技术人员占比 87.16%。在卫生技术人员中，门诊部卫生技术人员所占比例最大，共 1380 人，占比 25.90%，其次是诊所、卫生所、医务室（占比为 23.25%），社区卫生服务站（占比 20.29%），卫生院（占比 15.61%），社区卫生服务中心所占比例最小，为 14.96%。在管理人员中，门诊部所占比例最大，为 46.31%，共 113 人，社区卫生服务中心占比最小，为 7.38%，共 18 人。工勤人员中，门诊部共 146 人，占比为 35.96%，而社区卫生服务站共 25 人，占比 6.16%。见表 2-3。

表 2-3　　　　　　　　**2018 年珠海市基层医疗卫生机构卫生人员数**

	社区卫生服务中心	卫生院	社区卫生服务站	门诊部	诊所、卫生所、医务室	总数（人）
在岗人数 占比（%）	971 （15.88）	980 （16.03）	1149 （18.79）	1678 （27.45）	1336 （21.85）	6114
卫生技术人员 占比（%）	797 （14.96）	832 （15.61）	1081 （20.29）	1380 （25.90）	1239 （23.25）	5329
管理人员 占比（%）	18 （7.38）	51 （20.90）	31 （12.70）	113 （46.31）	31 （12.70）	244
工勤人员 占比（%）	114 （28.08）	67 （16.50）	25 （6.16）	146 （35.96）	54 （13.30）	406

2018 年，珠海市基层医疗卫生机构医师总数为 4815 人，数据显示，近十年珠海市基层医疗卫生机构医师数量总体处于稳步增长态势。见图 2-1。

2012—2018 年，珠海市基层医疗卫生机构医师数量平均增长了 10.64%。其中，诊所、卫生所、医务室的医师数量增速最快，平均增长率达 15.11%，其次为门诊部，平均增长率为 12.33%；社区卫生服务中心（站），平均增长率为 8.76%；卫生院，平均增长率 5.24%。截至 2018 年年底，社区卫生服务中心（站）医师人数增长到了 1698 人，占比最大，为 35.26%，门诊部医师人数 648 人，占比最小，为 13.46%。

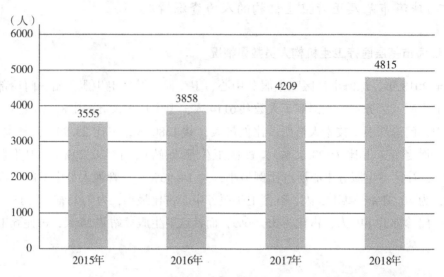

图 2-1　珠海市基层医疗卫生机构 2015—2018 年基层医疗机构医师数量变化情况

表 2-4　　　　　　近十年珠海市基层医疗卫生机构医师数量变化情况

年份	社区卫生服务中心(站)	卫生院	门诊部	诊所、卫生所、医务室	总数(人)
2015	1320	556	853	826	3555
2016	1461	590	950	857	3858
2017	1520	639	1021	1029	4209
2018	1698	648	1209	1260	4815
平均增长率(%)	8.76%	5.24%	12.33%	15.11%	10.64%

注：本表编制人数口径不含村卫生室。

2008—2018 年，各基层医疗卫生机构注册为全科医生的数量也在同步增长，总增长率为 29.90%。其中，近 6 年来，卫生院增长最快，平均增长率为 36.80%；社区卫生服务站增长最慢，平均增长率为 21.78%。近 2 年来，门诊部和诊所、卫生所、医务室注册为全科医生的数量开始增加，到 2018 年，注册全科医生大量分布在社区卫生服务中心(站)，占比为 39.60%，而门诊部和诊所、卫生所、医务室全科医生数量所占比重仍然较小，仅为 2.31% 和 9.54%。数据显示，与社区卫生服务站的注册全科医生数量相比，门诊部和诊所、卫生所、医务室较为匮乏。见表 2-5。

表 2-5　　　　　　　　2008—2018 年珠海基层医疗卫生机构注册全科医生数量

年份	社区卫生服务中心	卫生院	社区卫生服务站	门诊部	诊所、卫生所、医务室	总数（人）
2012	21	9	42	0	0	72
2013	24	7	61	0	0	92
2014	40	7	80	0	0	127
2015	18	1	37	0	0	56
2016	42	31	56	0	0	129
2017	49	57	85	3	17	211
2018	109	59	137	8	33	346
平均增长率（%）	31.58	36.80	21.78	166.67	94.12	29.90

　　2012—2018 年，珠海市基层医疗卫生机构取得全科医生合格证的人数总体呈上升趋势，增长率为 8.18%，其中，社区卫生服务站取得全科医生合格证的增长率最高，为8.67%，社区卫生服务中心则下降了 14.92%。2017—2018 年数据显示，诊所、卫生所、医务室获得全科医生合格证的人数增长明显，上升了 14.29%，门诊部却下降了 21.05%。截至 2018 年，卫生院获得合格证的人数为 39 人，占比最高，为 31.20%；其次是诊所、卫生所、医务室，共 32 人，占比 25.60%。见表 2-6。

表 2-6　　　　　　　2008—2018 年珠海基层医疗卫生机构取得全科医生合格证的人数

年份	社区卫生服务中心	卫生院	社区卫生服务站	门诊部	诊所、卫生所、医务室	总数（人）
2012	29	32	17	0	0	78
2013	37	71	36	0	0	144
2014	39	75	34	0	0	148
2015	38	74	59	0	0	171
2016	47	58	56	0	0	161
2017	45	33	65	19	28	190
2018	11	39	28	15	32	125
平均增长率（%）	-14.92%	3.35%	8.67%	-21.05%	14.29%	8.18%

　　2018 年，珠海市每千人口全科医生数为 0.246 人，与同等规模的城市深圳（0.227人）、青岛（0.182 人）、厦门（0.207 人）相比，人口拥有的全科医生数量相比较高。

2. 珠海市基层医疗卫生技术人员年龄结构

由珠海市卫基层医疗卫生机构卫生人员的年龄构成情况显示，在总计的 413 名卫生人员中，社区卫生服务中心及卫生院、社区卫生服务站、门诊部等 35 岁以下年轻工作人员数占比为 27.12%，35～60 岁的卫生技术人员占多数。卫生技术人员中，乡村医生的老龄化情况较为明显，60 岁以上乡村医生数量占总乡村医生人数的 46.81%，而 34 岁以下的青年乡村医生数量则为 0，数据显示，农村或偏远地区医师老龄化问题较严重。见表 2-7、图 2-2。

表 2-7　　　　2018 年珠海市基层医疗卫生机构执业（助理）医师年龄构成情况（%）

	社区卫生服务中心	卫生院	社区卫生服务站	门诊部	诊所、卫生所、医务室
35 岁以下	27.12	17.29	15.18	21.27	18.67
35（含）～60 岁	61.58	80.97	54.26	57.12	64.04
60 岁（含）以上	11.30	1.73	30.55	21.60	17.30

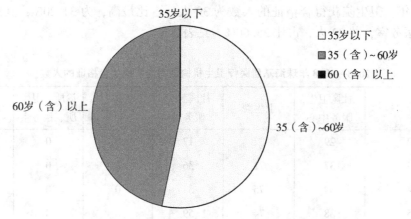

图 2-2　2018 年珠海市乡村医师年龄构成情况

3. 珠海市基层医疗卫生机构医师的学历与职称情况

2018 年，珠海市基层医疗卫生机构中，卫生院和社区卫生服务中心的职业（助理）医师学历相对较高，硕士及以上学历分别占比 2.02% 和 2.26%，大学本科学历占比分别为 63.69% 和 59.32%。在社区卫生服务站、门诊部以及诊所、卫生所、医务室中，医师主要为大专学历，分别占比 44.02%、45.34% 和 41.12%。见表 2-8、图 2-3。

表 2-8 　　　　**2018 年珠海市基层医疗卫生机构执业 (助理) 医师学历构成情况 (%)**

	社区卫生服务中心	卫生院	社区卫生服务站	门诊部	诊所、卫生所、医务室
硕士及以上	2.26	2.02	1.33	5.07	4.40
大学本科	59.32	63.69	25.43	31.42	36.12
大专	26.84	28.24	44.02	45.34	41.12
中专及以下	11.58	6.06	29.22	18.17	18.35

村卫生室的乡村医生学历均为大专及以下。其中，大专学历仅占 12.77%，而中专及以下学历占比高达 87.24%，少数乡村医生甚至未获得初中学历。

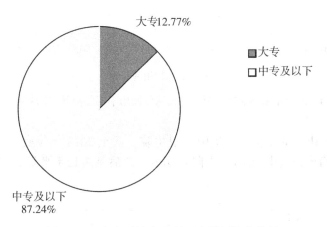

图 2-3　2018 年珠海市乡村医生学历构成情况

(三) 珠海市基层医疗卫生机构的卫生设施状况

1. 基层医疗卫生机构设备

截至 2018 年，在珠海市基层医疗卫生机构中，100 万元以上设备共 16 台，主要集中在基层医疗卫生机构中的卫生院，50 万以上 100 万以下设备共 28 台，主要集中在卫生院，共有 19 台，另一部分有 9 台，集中于社区卫生服务中心(站)。10 万元以下设备共 1210 台，主要集中在社区卫生服务中心(站)和卫生院中。见表 2-9。

表 2-9 　　　　　　**基层医疗卫生机构万元以上设备情况** 　　　　　(单位：台)

机构分类	合计	10 万元以下	10 万~49 万元	50 万~99 万元	100 万元以上
基层医疗卫生机构	1458	1210	204	28	16
社区卫生服务中心(站)	779	668	102	9	0
卫生院	679	542	102	19	16

2. 基层医疗卫生机构床位

2008—2018 年，珠海市基层医疗卫生机构的床位使用率总体呈下降趋势，且均低于 65%，除 2009 年出现增长，其余年份均呈下降趋势，其中 2014 年下降明显，之后趋于平缓。2018 年，病床使用率降至历史新低，仅为 17.33%。如图 2-4 所示。

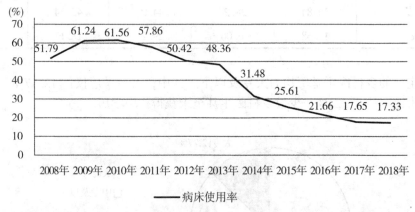

图 2-4　近十年来基层医疗卫生机构床位使用率变化情况(2008—2018 年)

基层医疗卫生机构的床位主要集中在卫生院。截至 2018 年年底，珠海市卫生院开放床位总体呈下降趋势，其中 2016 年下降较明显，之后基本趋于平稳。如图 2-5 所示。

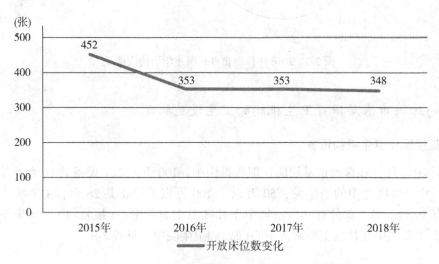

图 2-5　2015—2018 年珠海卫生院开放床位变化情况

三、基层医疗卫生服务提供情况

截至 2018 年年底，全市基层医疗卫生机构总诊疗 8283910 人次，其中：社区卫生服务中心(站)占比 39.60%，卫生院占比 18.96%，村卫生室占比 5.76%，门诊部占比

14.53%，诊所、卫生所、医务室占比 21.15%。

(1)社区卫生服务中心(站)诊疗人次占比略降，家庭卫生服务与健康检查人数增长明显。

2018 年年底，全市已设立社区卫生服务中心(站)118 个，其中：社区卫生服务中心 16 个，社区卫生服务站 102 个。全市卫生技术人员 1878 人，其中：执业(助理)医师 917 人，注册护士 662 人。与上一年相比，社区卫生服务中心(站)数量没有变化，在岗人员增加 143 人，其中，卫生技术人员增加 133 人，同比增长 8%，其中：执业(助理)医师增加 11%，注册护士增加 7%。

但是，社区卫生服务中心(站)卫生技术人员的增加未带来诊疗人次的同步增长，2018 年全市社区卫生服务中心(站)总诊疗人次为 3280433 人次，比上年仅增长 2%，社区卫生服务中心(站)总诊疗人次占基层医疗卫生机构总诊疗人次数的 39.6%，比上年下降了 0.35 个百分点。但是，家庭卫生服务人次数同比增加了 13%，健康检查人数同比增长了 50%(图 2-6)，提示社区卫生服务的工作重心逐渐向公共卫生服务转移。

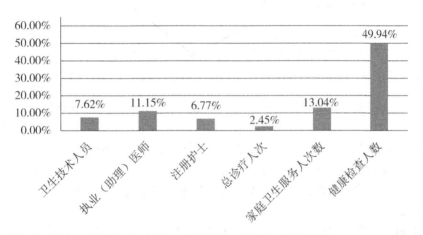

图 2-6　社区卫生服务中心(站)人员和医疗卫生服务增长情况(2017—2018 年)

(2)门诊部和诊所(卫生所、医务室)发展较快，数量、人员、诊疗人次增速明显。

2018 年，全市门诊部和诊所、卫生所医务室的数量分别较上年增加 22.86% 和 22.90%，远高于基层医疗卫生机构数量平均增长率(13%)，全市门诊部和诊所、卫生所医务室的卫生技术人员分别增长 21% 和 22%，远高于全市基层医疗卫生机构卫生技术人员平均增长率(12%)、社区卫生服务中心(站)卫生技术人员增长率(8%)和村卫生室的卫生技术人员增长率 6%。

与此同时，门诊部和诊所(卫生所、医务室)的诊疗人次数较上年增速明显，分别增长 5% 和 9%，高于全市基层医疗卫生机构总诊疗人次平均增长率(3%)、社区卫生服务中心(站)总诊疗人次增长率(2%)、卫生院总诊疗人次增长率(1%)；门诊部和诊所(卫生所、医务室)诊疗人次数占基层卫生机构总诊疗人次数的 35.68%，较上年提高 1.28 个百分点。如图 2-7、图 2-8 所示。

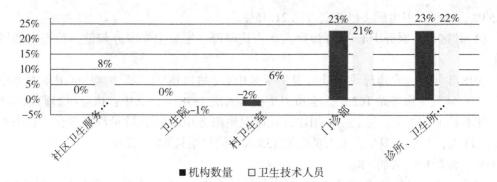

图 2-7　基层医疗卫生机构数量与卫生技术人员增长情况(2018 年)

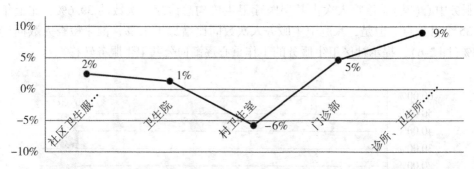

图 2-8　珠海市各类基层医疗卫生机构总诊疗人次增长情况(2018 年)

（3）卫生院的床位数、人员数、住院人数均有一定程度的下降。

2018 年，全市卫生院床位 348 张，卫生人员 980 人，其中：卫生技术人员 832 人。与上一年比较，床位减少 5 张，人员减少 8 人，其中：卫生技术人员减少 7 人，执业（助理）医师数增加 2 人。

与上年相比，全市卫生院总诊疗人次增加了 1.31%，但住院人数减少了 0.70%，病床使用率下降了 1.81%。见表 2-10。

表 2-10　　　　　　　　**2017—2018 年珠海市卫生院医疗服务情况**

指标	2017 年	2018 年	增长率（%）
实有床位数（张）	353	348	−1.42%
卫生人员数（人）	988	980	−0.81%
卫生技术人员（人）	839	832	−0.83%
执业（助理）医师数（人）	340	342	0.59%
总诊疗人次数（人次）	1550601	1570960	1.31%
入院人数（人）	3299	3276	−0.70%
病床使用率（%）	17.65	17.33	−1.81%

（4）村卫生室的数量、总诊疗人次下降，执业（助理）医师人数略有增加。

2018年年底，全市227个行政村共设137个村卫生室。村卫生室人员达423人，其中：执业（助理）医师137人、注册护士166人、乡村医生和卫生员120人。平均每村村卫生室人员3.09人。

与上一年相比，村卫生室数量减少3个，卫生人员增加2.92%，其中：执业（助理）医师和注册护士分别增加8.73%和4.40%，乡村医生和卫生员数下降4.76%。与此同时，村卫生室的总诊疗人次下降了6%。见表2-11。

表2-11　　　　　　**2008—2018年珠海市村卫生室医疗服务情况**

指标　　　　　　　年份	2017	2018	增长率(%)
行政村数(个)	230	227	−1.30%
村卫生室数(个)	140	137	−2.14%
人员总数(人)	411	423	2.92%
执业(助理)医师数(人)	126	137	8.73%
注册护士数(人)	159	166	4.40%
乡村医生和卫生员数(人)	126	120	−4.76%
平均每村村卫生室人员数(人)	2.94	3.09	5.10%
总诊疗人次	506008	476950	−6%

四、基层医疗卫生机构的经济管理状况

（一）基层医疗卫生机构总收入持续增长

近五年，基层医疗卫生机构总收入在不断增加，截至2018年年底，基层医疗卫生机构总收入达到94091.2万元。其中2014—2016年呈现稳定上升趋势，2017年增长速度加快，但到了2018年，上级补助开始减少，总收入增长速度较上一年减慢。如图2-9所示。

2014—2018年各类基层医疗卫生机构收入构成及总收入见表2-12，财政补助收入逐年增加，其中：2018年，上级补助收入减少为7752.6，较2017年的上级补助收入减少了17.8%。医疗收入逐年增加，其他收入中，2017年其他收入较上一年减少了28.2%，2018年有所增加，但较2014年的其他收入减少了17.0%。

基层医疗卫生机构总收入由财政补助、科教项目、上级补助、医疗收入、事业收入及其他收入构成，其中，主要收入来自上级补助和医疗收入，截至2018年，上级补助和医疗收入占总收入的62.1%，上级补助收入占总收入的8.2%，其他收入所占比重最小，为2.1%。如图2-10所示。

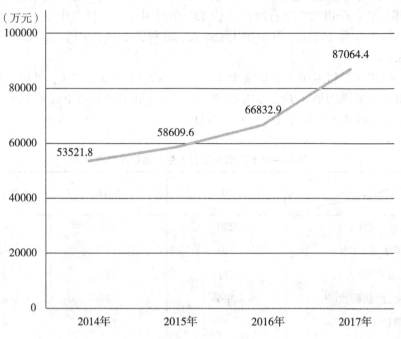

图 2-9 珠海市基层医疗卫生机构收入情况(2014—2018 年)

表 2-12   **2014—2018 年基层医疗卫生机构各类型收入情况**   (单位：万元)

年份	合计	财政补助收入	上级补助收入	医疗收入	其他收入
2014	53521.8	22261.1	2863.0	25985.8	2412.0
2015	58609.6	26256.0	3586.0	26223.4	2544.3
2016	66832.9	30870.4	6285.0	27037.5	2640.0
2017	87064.4	45328.5	9431.3	30408.5	1896.1
2018	94091.2	50669.5	7752.6	33668.3	2000.9

2. 基层医疗卫生机构负债率

2014—2018 年，基层医疗卫生机构总资产均高于总负债，净资产逐年递增，2018 年较 2014 年增长明显，截至 2018 年年底，基层医疗卫生机构净资产 546832 千元，负债率为 47.90%。

在 2014—2018 年间，总资产均高于总负债，净资产均为正数，基层医疗卫生机构总资产与总负债变化情况相似，均持续上升，但 2014—2016 年间变化速率较慢，2016—2018 年间变化速率较大。

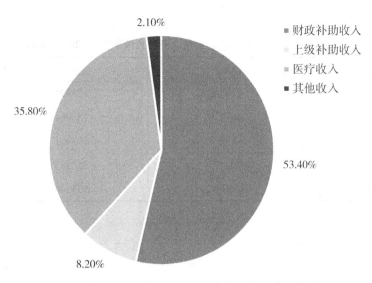

图 2-10 2018 年基层医疗机构各类型收入占比情况

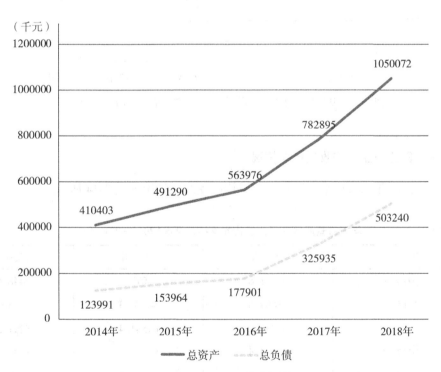

图 2-11 珠海基层医疗卫生机构资产与负债(2014—2018 年)

其中，2014—2018 资产负债率变化情况如图 2-12 所示。五年间，资产负债率呈上升趋势，2015 年仅有较小幅度上升，2016 年基本保持不变，2017 年上升速率加快，2018 年较上一年上升幅度减小，2018 年资产负债率达到 47.90%。

2014—2018 年基层医疗卫生机构总资产、总负债与资产负债率情况见表 2-13。

表 2-13　　　**基层医疗卫生机构总资产、总负债、资产负债率情况 (2014—2018)** (单位：千元)

年份	总资产	总负债	资产负债率
2014	410403	123991	30. 20%
2015	491290	153964	31. 30%
2016	563976	177901	31. 50%
2017	782895	325935	41. 60%
2018	1050072	503240	47. 90%

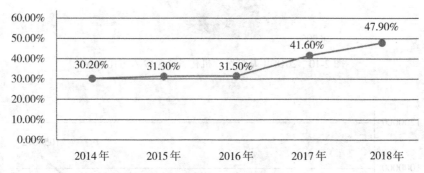

图 2-12　基层医疗卫生机构资产负债率变化情况 (2014—2018 年)

3. 基层医疗卫生机构收支结余情况

2014—2018 年珠海市基层医疗卫生机构收支结余情况如表 2-14 所示。

表 2-14　　　**珠海市基层医疗卫生机构收支结余情况 (2014—2018 年)** 　　(单位：万元)

年份	总收入	总支出	收支结余
2014	53521. 8	51073. 2	2448. 6
2015	58609. 6	54874. 3	3735. 3
2016	66832. 9	61541. 4	5291. 5
2017	87064. 4	82028. 2	5036. 2
2018	94091. 2	92081. 8	2009. 4

　　其中，2014—2018 年收支结余变化情况如图 2-13 所示，2014—2016 年基层医疗卫生机构收支结余呈上升趋势，2017 年呈小幅度下降趋势，2018 年下降速度加快，到 2018 年，收支结余降至 2009. 4 万元。

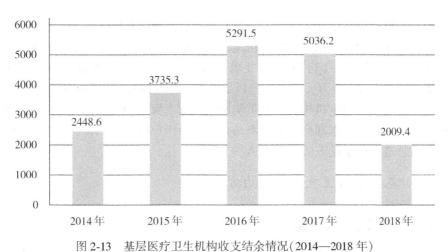

图 2-13　基层医疗卫生机构收支结余情况(2014—2018 年)

五、近十年珠海市基层医疗卫生机构的改革成效

作为国家第二批医改试点城市，珠海市以建立分级诊疗制度和居民健康管理制度为主线，同步推进三项改革：城市公立医院综合改革、深化基层医疗卫生机构综合改革和办医体制改革。研究制定了《珠海市公立医院改革实施方案》等 40 多个政策文件，医改政策顶层设计框架基本搭建完成，医改"三医联动"格局基本形成。

(一)政府卫生投入机制方面

作为珠海市健康守门人的珠海市基层医疗卫生机构，担负着为城乡居民提供安全、有效、便捷、价廉的医疗卫生服务职责，在维护广大人民群众健康方面具有不可替代的作用。近年来，珠海市政府对医疗卫生服务体系的投入不断加大，重点扶持基层医疗卫生和偏远地区的医疗卫生机构建设，取得了较好的成效。

2018 年，珠海市政府预算安排 5.76 亿元，对参加基本医疗保险二档的城乡居民、学生和未成年人，每人每年补贴从 510 元提高到 540 元，重点用于促进公共卫生均等化、补充公立医院运行、补贴农村卫生服务中心等方面，用以建设优质高效医疗卫生服务体系。

近年来，珠海市政府财政资金不断在补卫生短板上下功夫，加大对基层医疗卫生机构的投入。2018 年，珠海各级财政按常住人口每人每年 60 元的标准安排基本公共卫生服务项目经费，市财政拨付农村卫生服务中心运行经费 1461 万元、基本公共卫生服务补助经费 1542 万元。

同时，按照"强基层、促均等、提水平"的要求，珠海市对部分偏远或卫生资源短缺的地区加大卫生投入，进行重点建设。2018 年，市政府对金湾区加大投入，并对全区医疗硬件进行升级，具体包括：扩建三灶卫生院，新建一栋门诊住院综合楼，将开设儿科、外科、妇产科等科室，设置床位 200 张，同时加大力度支持广东省人民医院珠海医院(金湾中心医院)建设重点专科，省医珠海医院的专家门诊由开科运营时的 13 个增加到 19 个，新增营养科、中医科等 6 个专家门诊。与此同时，省医珠海医院还建立了全方位解决心血管高危人群健康问题的救治模式，以及快速反应急危重症学科体系，有效补齐了金湾医疗短板。与此同时，按照"三年行动计划"要求，2018 年珠海市财政安排"提升西部及海岛公共卫生水平专项资金"8000 万元，以促进西部及海岛地区医疗卫生事业发展。资金主要用于增加西部及海岛医疗卫生机构技术人员奖励性绩效工资、西部及海岛地区信息化建设补助、全科医生培训经费、东部到西部及海岛挂职人员岗位补贴、西部医技人员到三级医院进修培训补贴、遵义医学院五院补助共六项支出。

(二)提升基层医疗卫生服务能力方面

1. 大力进行全科医生队伍建设

加大珠海市基层全科医生人才培养，提升他们的诊疗水平，更好地服务居民健康，是目前珠海市基层医疗卫生机构改革的重点工作之一。目前，珠海市也在全面完成乡村医疗卫生机构标准化建设基础上，开始着力推动乡村医疗卫生机构服务提质增效，促使基层医疗卫生机构的标准化建设。同时，拓宽基层全科医生培养范围，基层医疗卫生机构的在编在岗人员可通过转岗培训纳入全科医生培养范围，全面落实工资待遇向基层全科医生倾斜政策，确保基层医疗卫生机构全科医生整体工资水平比其他专科相同职称医生高 15%。健全全科医生继续教育制度，建立上级医院与基层医疗卫生机构双向交流机制，支持西部及海岛全科医生在主城区医院进修。2016—2018 年先后安排 8 批、261 人次赴相应接收单位开展培训。建立与辖区居民相对稳定的契约式服务关系，推进分级诊疗，实现门诊统筹，确保全科医生团队与居民服务协议的落实。目前，该市共有基层全科医生 357 名，全部乡镇卫生院均配备全科医生。

珠海市主要从两个方面加强基层医疗卫生机构的人才队伍建设：一是为加大全科医生培养，相继出台了《珠海市全科医师规范化培训及转岗培训管理办法》《珠海市医疗卫生"强基层、促均等、提水平"三年行动计划（2016—2018 年）》等文件，截至 2018 年年底，珠海市已培养全科医生 584 人，达到每万人拥有 2~3 名全科医生的目标；二是提升基层医疗机构人员服务能力。继续安排基层人员到三级医院进修。目前已派出 228 名基层人员到三级医院进修。进修培训人员完成 4 个月的进修学习，提高了临床诊疗能力和职业道德素质。加大基层培训督导力度。充分发挥市级各指导机构作用，定期对基层工作开展情况进行监测评估和专题培训；建立完善家庭医生滚雪球培训制度，培训覆盖全市所有家庭医生团队，并定期派出基层人员到省级培训基地参与培训。目前，已建立市级培训基地 4 个、区级培训基地 14 个、培养一级学员 18 个、二级学员 122 个、三级学员 897 个。

2. 进一步推进医联体建设

2017 年 4 月出台的《国务院关于推进医疗联合体建设和发展的指导意见》中进一步明确，医联体建设，是深化医改的重要步骤和制度创新，有利于调整优化医疗资源结构布局，促进医疗卫生工作重心下移和资源下沉，提升基层服务能力，有利于医疗资源的上下贯通，提升医疗服务体系整体效能，更好实施分级诊疗和满足群众健康需求。珠海市在

2017年随即发布了《珠海市区域健康服务联合体实施意见》,进一步促进珠海市基层医疗卫生机构间的交流合作与部分资源共享,实现同级不同机构以及上下级医院之间实现更多的交流,产生更多的合作,共同为珠海市居民的身体健康保驾护航。

2019年,珠海市金湾区通过印发《珠海市金湾区区域健康服务联合体建设实施方案》等文件,依托广东省人民医院珠海医院(下称"省医珠海医院")的龙头带动作用,基本搭建起区域紧密型医疗联合体,推动省医珠海医院与三灶镇、红旗镇卫生院、各村(居)卫生服务站,通过信息互联互通建立紧密型医疗联合体,初步形成"小病在基层社区卫生服务中心、大病及危重疾病到大医院"的分级医疗体制。

3. 进一步推行分级诊疗制度

珠海市在《广东省加快推进分级诊疗制度建设实施方案》的指导下,逐步推进珠海市的分级诊疗工作,2016年5月1日,珠海市率先实施了高血压和糖尿病的分级诊疗工作,"两病"分级诊疗工作正式在珠海基层医疗卫生机构与上级医院范围内开展,由上级医院的专科医生、基层医疗单位的全科医生和护师组成的三师团队在社区为"两病"患者搭建了医疗卫生保健平台,目前,省医珠海医院每天都有专家到三灶镇、红旗镇卫生院坐诊,切实推动优质医疗资源下沉基层,解决珠海市当地社区居民看病难的问题,随着分级诊疗工作的不断推进,珠海市将逐渐扩大分级诊疗病种范围,最大范围的解决居民看病难问题。

2015—2018年基层医疗卫生机构的转诊人次情况如表2-15所示,上级医院向下转诊人次数除2016年外逐年增加,但基层医疗卫生机构向上级医院转诊的情况却有所不同,其中2016年较2015年有所增加,2017转诊人次增多,2018年却出现了减少的情况。

转诊人次数直接体现出了上下级医院的协调情况,机构间的合作转诊有利于患者的合理治疗以及医疗资源的合理配置。步入21世纪,信息网络建设速度急速加快,建立更加健全的医疗信息网络达到机构间的合作,对于转诊的效果能够明显提升,2018年的减少情况也说明了一年来对于基层医疗卫生机构之间的合作有所减弱。但上下级医院之间的转诊也存在许多障碍,2017年向下转诊的人数减少,2018年增加的转诊人次数量也不明显,提示需要加强上下级医院之间的合作。

表2-15 **珠海市基层医疗卫生机构预约、转诊人次(2015—2018年)**

年份	预约诊疗人次数	上级医院向下转诊人次数	向上级医院转诊人次数
2015	0	3210	7077
2016	0	15253	11459
2017	0	7403	14895
2018	0	8146	14330

(三)基层医疗卫生机构管理机制方面的改革

在人事制度方面,依据珠海市基层医疗机构承担的工作任务,结合服务人口、服务半径及辖区自然、经济和社会条件情况及发展需求，由编制部门核定所需要的人员编制。镇卫生院编制按照《广东省乡镇卫生院机构编制标准》（粤机编办〔2011〕36号）和《广东省城市社区卫生服务机构编制标准》（粤机编办〔2011〕37号）规定，实行总量控制，统筹调剂。在基层医疗卫生机构实行人员聘用制度和岗位管理制度，建立竞争上岗、全员聘用、能上能下、能进能出的用人机制；基层医疗卫生机构的负责人，由区人事部门会同相关部门公开选拔、择优聘任，并实行任期目标责任制；基层医疗卫生机构其他工作人员根据编制部门核定的编制标准和岗位设置方案，在区人事部门和区卫生部门指导下，组织实行分类聘用，竞聘上岗，择优录取，合同管理，同时对未聘人员采取多种方式妥善安置。

在药品和医用耗材管理方面，珠海市出台了《珠海市公立医院实行药品和医用耗材零差率改革实施方案》，顺利实施"零差率"改革，同时开展药品和医用耗材配送改革，推进药品采购制度改革和完善基本药物制度，政府办基层医疗卫生机构实现基本药物制度全覆盖。

六、存在的问题

珠海市紧跟国家政策，医药卫生事业的改革与发展成果显著，但关于基层卫生医疗机构还存在着总资源数量不足、质量不高、分布不均匀及卫生服务体系不完善等问题。目前，随着珠海城市建设的加快，医疗资源越来越集中于二级医院及以上的机构，使得珠海市基层医疗卫生机构在人、财、物等资源依然存在一定差距，医疗卫生资源呈现出倒金字塔形，在一定程度上阻碍了分级诊疗等制度的实施，不利于医疗卫生服务体系的进一步完善。

（一）医保引导分级诊疗的政策作用不充分

在健康中国建设的时代背景下，推进分级诊疗体系建设，必须根据居民的医疗需求行为，采取适当的政策干预，引导居民前往基层医疗机构就医。医疗保险政策能够对医疗需求行为起到调节和促进作用，报销比例越高的医疗机构，越能够吸引居民就医。收入对医疗需求行为具有明显的分化作用，由于基层医疗机构的服务质量偏低，收入提高以后，居民很可能放弃医疗保险的报销政策，自付费用前往高质量的医院就诊。为了推进分级诊疗体系建设，必须充分发挥医疗保险政策的市场调节作用，引导优质医疗资源下沉。

近十年，珠海市的医疗保障水平不断提高。2019年，珠海市基本医疗保险参保人数达197.8万人，同比增加7.2万人，增长3.78%。从目前的情况来看，虽然珠海市医疗保障局在保障高血压糖尿病用药、完善家庭病床制度、推进智慧医保建设等方面取得了一定的成绩，但是，医保制度引导分级诊疗的政策作用并不充分，而医联体的建设相对落后是主要原因之一。目前珠海市的医联体主要是松散型医联体，主要的合作也只是技术上的合作，尚未触及财务、人事等资源的整合，因此各级医院与基层医疗卫生机构尚存在一定的竞争性，在这种情况下，医保仍然以项目支付为主，难以实施医联体的预付制，医保制度也难充分发挥杠杆作用，引导医疗资源的合理配置以及患者在医联体内部的分级诊疗，从而达到有效控制医疗费用的目的。

(二)基层医疗卫生服务能力有待提高

目前,珠海市基层医疗卫生机构的全科医学科的执业医师和助理医师总数呈上升趋势,虽然基层医务人员的绝对数量在增加,但执业医师占比在下降。一方面,这说明珠海市基层从事医疗服务的医务人员大幅度增加,而全科医生却没能够同步增长;另一方面,反映出珠海市基层医疗卫生机构全科医生培养有着非常大的提升空间,需要加大培训力度,进一步优化队伍结构,在增加全科医生数量的同时,做好现有医务人员的综合培训,目前,全科医生的规范化培训是在二、三级医疗机构完成的,但大部分医院缺乏具有全科理念的师资参与培训,仍然以培训专科医生的方式培训全科医生,使得全科医生规范化培训后回到基层后仍不能完全胜任基层医疗卫生机构的需求。

(三)双向转诊制度实施仍需进一步规范

珠海市一直在积极实施国家双向转诊制度,也建立了大量的医联体,促进基层医疗机构的能力建设。但是,在实施过程中,依然还存在一些问题。一是,目前珠海建立的医联体主要是松散型医联体,部分基层医疗机构与多家医院建立了医联体关系,在上转患者的过程中,存在部分医院抢占市场的行为。二是,医院向下转诊困难,珠海市基层医疗卫生机构与各公立医院的用药目录差别较大,基层医疗卫生机构的药品常常不能满足患者的需要,导致患者不愿到基层就诊。同时,珠海市基层医疗卫生机构由于患者减少,将原有的床位减少或者撤销,新设置的社区卫生服务机构无床位编制,康复期患者只能继续挤占公立医院的医疗资源。三是,珠海市各级医疗机构都在进行信息化建设,但由于没有统一的建设标准和有效的行政干预,目前尚未做到信息的互联互通,患者医疗信息数据不能在医院与基层医疗机构之间流动,增加了就医成本。

(四)基层绩效考核制度有待优化

2011年,珠海市启动基层医疗卫生机构综合改革,各区对政府举办的镇卫生院和城市社区卫生服务机构全部定为一类事业单位,按照市政府《关于印发珠海市建立健全基层医疗卫生机构补偿机制实施办法的通知》要求,落实基层医务人员的工资待遇。珠海市人均基本公共卫生服务项目补助标准在45元基础上逐年递增5元,2018年已达到60元。

目前,珠海市各区已分别建立了基层医疗卫生服务机构绩效考核机制。珠海市卫生健康局每年组织对区级卫生行政部门开展社区卫生服务工作情况进行年度考核。绩效考核结果将直接影响政府下一年度的财政补助,也是审核社区卫生服务机构资质的重要依据。但由于基层医疗卫生机构人员的收入待遇低于公立医院人员,造成部分医生虽然接受过全科医生培训,仍然不愿意到基层工作。基层医疗卫生机构虽然实行向一线医务人员倾斜的内部分配政策,但绩效工资总额有限,且没有建立有效的动态调整机制,导致当前基层医疗卫生机构出现人才引进困难、留不住的尴尬局面。另外,目前的基层卫生机构的考核制度,仍未充分发挥对医药卫生体制改革措施的引导作用,仍需按照国家医药卫生体制改革的要求,结合珠海市的实际情况,科学设计珠海市卫生发展规划,明确各类基层卫生机构的角色和功能,在此背景下设计基层卫生机构的绩效考核体系,充分发挥基层医疗卫生机构在分级诊疗制度、医联体等组织中的作用。

七、建议与展望

"强基层"是保障分级诊疗制度实施的关键，发挥基层医疗卫生机构的网底作用，提高基层医疗卫生机构的服务能力，调动基层医疗卫生机构医务人员的积极性，才能建立基层首诊、有序转诊、急慢分治、上下联动的有序就医格局。结合上述对分级诊疗下基层医疗卫生机构的功能定位、发展现状及存在的问题，提出建议。

(一)改革医保支付制度促进基层医疗卫生机构发展

建议全面推进支付方式改革，充分发挥医保主动购买服务的作用，促进医疗服务供给侧改革，规范诊疗行为，引导医疗资源合理配置。主要包括：

(1)积极将符合条件的社区卫生服务机构纳入医保定点范围。相对于国内其他地区，珠海市的民营社区卫生服务机构占比相对较高，医保制度应积极将符合条件的社区卫生服务机构纳入医保定点范围，并明确规定参保人员必须选择1~2家社区或基层医疗机构作为就诊医疗机构。

(2)实行医保差别化报销政策。适当提高基层医疗卫生机构医保报销比例，合理引导就医流向。目前基层医疗机构与三级医院医保报销比例已拉开10多个百分点，对符合规定的转诊住院患者连续计算起付线。大部分地区阶梯式设置不同级别医疗机构和跨统筹地区医疗机构就诊的起付标准和报销比例，并向基层医疗机构倾斜。

(3)普遍开展居民医保门诊统筹。主要支付在基层医疗机构发生的医保目录内药品费用和一般诊疗费，鼓励对门诊费用实行按人头付费，促进医疗机构和医生主动控制费用，并做好健康管理。

(4)探索对紧密县域医共体等分工协作模式实行医保总额付费。合理引导双向转诊，发挥基层医疗卫生机构和全科医生在医疗服务和医保控费方面的守门人作用。

(二)构建基层医疗卫生机构复合功能的服务平台

一方面，巩固基层医疗卫生机构的网底功能，加强软件和硬件的设施建设。加强全科医生业务能力培训，开展针对性和实用性的继续教育，强化涵盖全科诊疗能力的相关培训，提升全科医生服务团队专业素质和人际沟通能力，建立基层医疗卫生机构与公立医院的远程医疗会诊系统，实现远程检验、影像及心电图等检查结果传输功能，实现基层医疗卫生机构之间，以及基层医疗卫生机构与上级医院之间线上与线下的沟通。另一方面，应根据具体情况，出台关于构建复合功能线上平台的相关政策，鼓励基层医疗卫生机构搭建平台，利用节假日房屋空置时间，以收取管理费用的形式提供给专科医生有偿使用。同时，对现有的基层医疗卫生服务机构进行调整，建立以居家为主的医养结合服务体系，将基层医疗卫生机构发展成为集基本医疗卫生服务、基本公共卫生服务、医养结合等为一体的综合服务平台。

（三）建立上下联动机制

基层医疗卫生机构应根据自身情况和地理位置与区域内公立医院签订双向转诊协议，协议双方应明确转诊流程以及双方责任义务，保持双向转诊通道顺畅有效，确保医疗服务的连续性及医疗安全。同时，利用医联体，优化医疗资源，将资源纵向整合，推动区域内公立医院对基层医疗卫生机构的技术输出和人才流动，延伸其服务半径，扩大影响力。

一定区域内公立医院定期下派专家到基层医疗卫生机构开展业务指导和培训，定期接收全科医生及团队成员进行有针对性的轮岗进修，提升基层医疗卫生机构的医疗服务能力水平，实现优质医疗资源的共享。公立医院为基层医疗卫生机构预留号源，建立住院绿色通道，转诊患者实行优先预约专家门诊、优先安排实验室检查、优先安排住院等服务。建议以慢性病为切入点，探索急慢分治的管理体系。将高血压、糖尿病、冠心病、脑卒中、慢性支气管炎等慢性病作为突破口，建立"急性发作进医院，稳定康复在基层"的慢性病患者管理体系，摸索急慢分治和有序转诊制度的建立。区域内专科医生和基层医护人员组建慢性病诊疗协作组，建立转诊标准，理顺患者转诊流程。

（四）整合区域信息系统

为基层首诊、转诊提供技术支撑，建设区域医疗信息化平台，实现医疗机构、检验机构、疾病控制机构及医保经办机构间的信息共享，借助信息平台，共享专科医师资源和检查资源，提高服务的协调性、连续性。探索"互联网+"在全科医疗服务中的应用。推动App、移动互联、新一代移动通信技术等新技术、新工具与全科医疗服务相结合，搭建全科医生服务供需双方共同参与的专属平台，为开展预约服务、健康教育、信息咨询和互动交流提供便利。

利用便携式居家穿戴设备、智能化的信息技术和物联网等手段，不断拓展全科医生服务内涵，提高服务效能，以便及时获取患者的健康状况。

（五）提升基层医务人员综合素质

立足当前实际，着力完善基层医务人员培训制度，整合培训资源，科学制定培训内容，切实提高培训的针对性和实效性。一是完善乡村医生培训制度，卫生主管部门要定期举办乡村医生培训班。二是有选择性地组织乡镇卫生院医生到县医院进行脱产进修，切实提高基层医务人员诊疗水平。三是大力培养全科医生。组织乡镇卫技人员到医学院校进行全科医生转岗培训和骨干培训。实施住院医师规范化培训制度，对拟从事临床工作的医学毕业生分别进行全科方向和专科方向的培养，尽快实现基层医疗卫生机构全科医生全覆盖。

加强基层医疗机构医务人才建设，是逐步缩小城乡居民基本公共卫生服务差距、促进卫生服务均等化的根本途径，与医学院校和医疗机构建立对口协作关系，对愿意投身基层医疗事业的优秀青年，实行定岗、定向培训，充实和更新基层医院的人才队伍。

（六）优化基层医疗卫生机构的绩效考核和分配制度

坚持各尽所能、风险分担、按劳取酬的原则，政府办的基层医疗卫生机构要建立以服务质量和服务数量为核心、以岗位责任为基础的绩效综合考核和激励制度，按岗定酬、按工作业绩取酬的内部分配激励机制，实施绩效工资制度。实施绩效工资后，其专业技术人员的平均工资水平不低于公益类事业单位工作人员平均工资水平。

对于基层医疗卫生机构人员的任用，应采取人员聘用制和岗位管理制，建立能进能出的人力资源管理制度，逐步全面实现绩效工资制，根据基层医疗卫生机构人员的诊疗成绩，建立以服务质量和服务数量为核心、以岗位责任与绩效为基础的考核激励制度。未来，基层卫生人才总量应基本能够适应当地人民群众医疗卫生服务需求，基层医疗卫生机构的卫生人才素质显著提高，卫生人才配置结构优化。

◎ 参考文献

[1] 陈宗贵. 分级诊疗模式下珠海市基层医疗卫生机构的建设研究——基于社区卫生服务中心的调查[D]. 兰州大学，2017.

[2] 方洁. 分级诊疗改革背景下的医联体薪酬管理研究[J]. 现代医院管理，2018，16（6）：69-72.

[3] 王红磊. 基层医疗卫生机构补偿机制研究[J]. 行政事业资产与财务，2016（34）：38-39.

[4] 杜艳香. 基层医疗卫生机构补偿机制研究[J]. 经贸实践，2015（7）：270-271.

[5] 张岩，何金科，刘彦丽，等. 推进基层医疗卫生机构改革的研究和探索[J]. 经济研究参考，2013（40）：42-43.

[6] 金枫. 基本药物制度下基层医疗机构补偿机制研究[D]. 江苏大学，2014.

[7] 韩景新，刘薇，付玉环. 人力资源视角下基层医疗机构服务能力现状及问题研究[J]. 时代报告，2019（18）：174-176.

[8] 郑蕾. 分级诊疗制度建设的影响因素剖析及建议[J]. 中国卫生经济，2019，38（9）：12-15.

[9] 李永宁，李晓楠，康健，等. 全科医师规范化培训与教学改革[J]. 医学教育研究与实践，2017，25（3）：349-351.

[10] 中华人民共和国国务院办公厅. 国务院办公厅印发《关于改革完善全科医生培养与使用激励机制的意见》[J]. 中国实用乡村医生杂志，2018，25（3）：1.

[11] 中华人民共和国国家卫生和计划生育委员会.《国务院办公厅关于改革完善全科医生培养与使用激励机制的意见》政策解读[J]. 中国实用乡村医生杂志，2018，25（3）：2-4.

[12] 罗琼. 基层全科医生人才培养探究[J]. 现代职业教育，2019（17）：54-55.

第三章 珠海市民营医院改革与发展情况

民营医院是指国有公立医院以外的一切医院。从所有制的角度来说，目前普遍定义为，民营医院是用民间资本(含外资)依法建立的自主经营、自负盈亏的所有医疗服务机构，在外延上包括私立医院、股份制医院、股份合作制医院、中外合资医院以及其他形式的社会办医院。作为公立医院的有益补充，民营医院是珠海市医疗卫生系统重要的组成部分，对珠海市医疗卫生事业的发展具有重要的推动作用。

2017年1月国务院印发的《"十三五"卫生与健康规划》中提出，放宽社会力量举办医院的服务领域要求，支持社会力量以多种形式参与健康服务。2017年5月国务院办公厅发布的《关于支持社会力量提供多层次多样化医疗服务的意见》中提出，到2020年打造一批有较强服务竞争力的社会办医机构，逐步形成多层次多样化医疗服务格局。这些相关法律法规的出台，给社会力量办医院提供了政策支持。2018年中国卫生健康统计年鉴提供的统计数字表明，截至2017年12月底，我国民营医院发展到1.88万家，而截至2015年12月底，我国民营医院已有1.45万家，超过公立医院数量；相较于2010年全国7068家民营医院的统计数据增长165.41%。

习近平总书记在全国卫生与健康大会上强调，要坚持正确处理政府和市场关系，在基本医疗卫生服务领域政府要有所为，在非基本医疗卫生服务领域市场要有活力。本章节在这一会议精神的指导下，基于广东省卫生健康统计信息网络直报系统下的数据，以及本研究课题组现场调研资料，回顾珠海市十年来的改革发展情况，展望珠海市民营医院未来的健康发展方向。

一、珠海市民营医院的改革与发展现状

（一）2008—2018年珠海市民营医院基本情况

1. 珠海市民营医院的数量与结构

截至2018年年底，珠海市民营医院共计32家，占医院总数(45家)的71%。如图3-1所示，2008—2018年期间，珠海市医院总数呈现缓慢增长趋势，2018年年末总数比2008年增长了95.65%。同期，民营医院呈现蓬勃发展趋势，2018年年末比2008年增长了113.33%，民营医院数量占医院总数的比例已远超公立医院。数据显示，单从机构数量上看，珠海市落实国家控制公立医院规模、鼓励民营医院发展的政策初具成效。

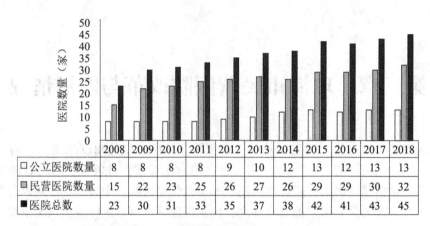

图 3-1　珠海市各类医院数量比较(2008—2018 年)

	2008	2009	2010	2011	2012	2013	2014	2015	2016	2017	2018
公立医院数量	8	8	8	8	9	10	12	13	12	13	13
民营医院数量	15	22	23	25	26	27	26	29	29	30	32
医院总数	23	30	31	33	35	37	38	42	41	43	45

　　但是，虽然民营医院数量占医院总数的比例一直领先公立医院，2018 年年末甚至高达 71%，但是民营医院的床位数(2014 张)仅为医院总床位数(8849 张)的 23% 左右，且大部分民营医院的规模都比较小。如图 3-2 所示，2018 年珠海市 80% 以上的民营医院为 100 张床位以下规模的医院，没有一家民营医院的规模达到 500 张床位以上。民营医院以专科医院为主，约占总数的 65.63%，综合医院仅占 31.25%，详见图 3-3。

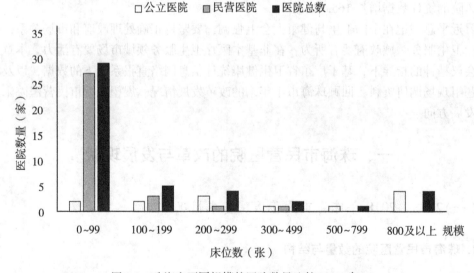

图 3-2　珠海市不同规模的医院数量比较(2018 年)

2. 珠海市民营医院的等级分布情况

　　虽然目前珠海市共有民营医院 32 家，占比超过医院总数的一半，但是民营医院的整体医疗水平不高，等级差距明显。从图 3-4 可以看出，珠海市民营医院中仅有 1 家一级医

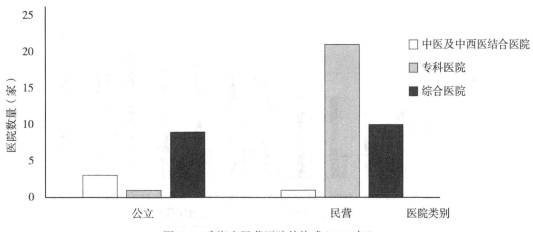

图 3-3　珠海市民营医院的构成(2018 年)

院，其余均为未定级医院，没有二级、三级医院，与公立医院差距悬殊。这表示在以后的工作中，政府在鼓励民营医院发展的时候，不仅要注重数量，也需要兼顾质量。

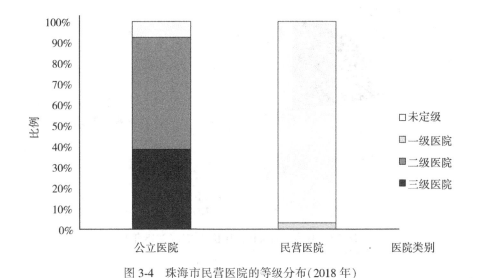

图 3-4　珠海市民营医院的等级分布(2018 年)

3. 珠海市民营医院的床位规模

如图 3-5 所示，2008—2018 年，珠海市民营医院床位数的增长趋势极缓慢，由 2008 年的 956 张增长到 2018 年的 2014 张。同期医院总床位数以较快速度增长，由 2008 年的 4250 张增长到 2018 年的 8849 张。并且在此时间段内，民营医院床位数占医院总床位数的比例一直未超过 30%，公立医院床位数从始至终占据绝对优势；如图 3-6 所示，2018 年公立医院床位数占 77%，民营医院床位数所占比例为 23%，仍有较大市场发展空间。

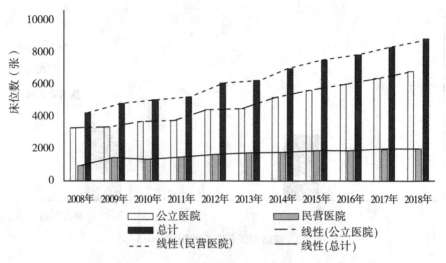

图 3-5 珠海市各类医院床位数(2008—2018 年)

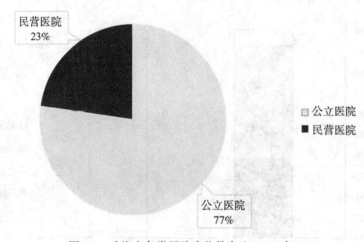

图 3-6 珠海市各类医院床位数占比(2018 年)

4. 珠海市民营医院的人才配置情况

截至 2018 年末,珠海市民营医院的卫生人员数(2264 人)占医院卫生人员总量(13298 人)的 17.03%,仅是公立医院卫生人员数的 1/4。其中,民营医院卫生技术人员数(1526 人)占医院卫生技术人员总数(10850 人)的 14.06%。如图 3-7 所示,目前珠海市民营医院各类卫生人员在医院卫生人员总量中都占比较低,除工勤技能人员外,其他的如执业(助理)医师、注册护士、药师(士)等卫生人员,其占比均低于相应人员类别总量的 20%。

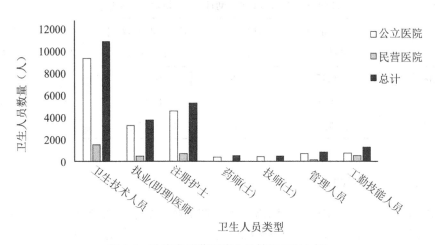

图 3-7　珠海市民营医院人员情况（2018 年）

由图 3-8 可知，珠海市民营医院卫生技术人员在 2008—2018 年间呈现持续增长趋势。其中，注册护士的平均增长速度最快，年均增长率保持在 10% 以上，其他卫技人员平均增长速度最慢，2018 年的年均增长率低至 4.50%。但是，十年间，各类卫生技术人员的年均增长率呈下降趋势，表明增长势头有所缓和。

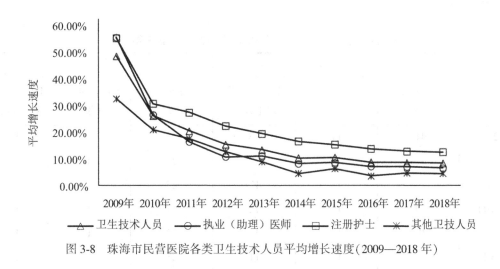

图 3-8　珠海市民营医院各类卫生技术人员平均增长速度（2009—2018 年）

对于医院来说，卫生人力资源是最重要的资源，而医生又是卫生人力资源中最关键的人才资源。如表 3-1 所示，2018 年珠海市民营医院共有执业（助理）医师 490 人，仅占医院医师总数的 13.11%，其中，注册为全科医学专业的人数为 2 人，仅占这 13.11% 中的0.41%；注册多地点执业的医师数为 58 人，占民营医院医师数量的 11.84%，远高于公立医院注册多地点执业的医师数。

表 3-1 　　　　　　珠海市民营医院执业 (助理) 医生情况 (2018 年)

医院类型	执业 (助理) 医师数量 (人)	注册为全科医学专业的人数		注册多地点执业的医师数	
		数量 (人)	占比 (%)	数量 (人)	占比 (%)
公立医院	3247	8	0.25	19	0.59
民营医院	490	2	0.41	58	11.84
合计	3737	10	0.27	77	2.06

5. 珠海市民营医院的设备条件

根据广东省卫生健康统计信息网络直报系统数据资料，截至 2018 年，珠海市民营医院万元以上设备台数共有 781 台，占医院万元以上设备总台数的 6.50%，其中，50 万 ~99 万元设备台数 33 台，占所有医院 50 万 ~99 万元设备总台数的 8.35%，100 万元及以上设备 21 台，占所有医院 100 万元以上设备总台数的 5.07%。表 3-2 所示即为 2008—2018 年珠海市各类医院平均拥有设备台数的情况，10 年间，民营医院平均每医院拥有的万元以上设备数量变化不大，仅从 2008 年的每医院 22 台增长为 2018 年的 25 台，而公立医院由 2008 年的每医院 441 台增长为 2018 年的 864 台，在每医院拥有的 50 万元以上的设备台数上，民营医院的劣势更为明显。这表示政府在支持公立医院发展的同时，也应当适当关注民营医院的设备条件。

表 3-2 　　　　　珠海市各类医院设备条件比较 (每医院平均设备台数)

年份	公立医院			民营医院		
	万元以上设备	50 万 ~99 万元设备	100 万元及以上设备	万元以上设备	50 万 ~99 万元设备	100 万元及以上设备
2008	441	17	13	22	2	1
2009	488	18	13	22	1	0
2010	499	18	12	25	1	1
2011	500	17	12	25	1	1
2012	495	19	11	22	1	1
2013	457	16	11	23	1	1
2014	482	18	14	25	2	1
2015	518	19	15	26	2	1
2016	549	19	18	26	1	1
2017	692	22	22	20	1	1
2018	864	28	30	25	1	1

（二）2008—2018 年珠海市民营医院医疗服务利用情况

1. 珠海市民营医院的服务规模

（1）民营医院诊疗人次数。由表 3-3 及图 3-9 可知，2008—2018 年珠海市民营医院的诊疗人次一直保持在 5%~20% 的年均增长速度，除了 2018 年，2017 年及之前的年均增长速度均快于公立医院的诊疗人次数年均增长速度。民营医院诊疗人次数占医院总诊疗人次数的比例从 2008 年的 9.16% 增长到 2017 年的 10.51%，2018 年下降为 7.23%。总体而言，公立医院的诊疗人次始终维持在 85% 以上，二者之间差距悬殊。

表 3-3　　　　　　珠海市民营医院诊疗人次情况（2008—2018 年）

年份	公立医院		民营医院		总计（人次）
	数量（人次）	占比（%）	数量（人次）	占比（%）	
2008	3426542	90.84	345664	9.16	3772206
2009	3724242	89.87	419701	10.13	4143943
2010	3913048	87.56	555710	12.44	4468758
2011	4375115	87.07	649619	12.93	5024734
2012	4995052	86.96	749037	13.04	5744089
2013	5413693	86.82	822083	13.18	6235776
2014	6227702	88.49	810341	11.51	7038043
2015	5783019	87.42	832128	12.58	6615147
2016	6161871	88.86	772582	11.14	6934453
2017	6609968	89.49	776153	10.51	7386121
2018	7076522	92.77	551724	7.23	7628246

（2）民营医院入院人次数。与诊疗人次数的情况一致，民营医院入院人次数在 2008—2018 年间保持一定的增速，但是所占比例一直较低，截至 2018 年末，民营医院入院人次数仅占总量的 5.99%，见表 3-4 及图 3-10。

表 3-4　　　　　　珠海市民营医院入院人次情况（2008—2018 年）

年份	公立医院		民营医院		总计（人次）
	数量（人次）	占比（%）	数量（人次）	占比（%）	
2008	100705	88.72	12809	11.28	113514
2009	111415	89.17	13528	10.83	124943
2010	119049	87.81	16530	12.19	135579

续表

年份	公立医院		民营医院		总计
	数量(人次)	占比(%)	数量(人次)	占比(%)	(人次)
2011	124291	88.21	16606	11.79	140897
2012	140614	88.29	18642	11.71	159256
2013	148759	87.38	21489	12.62	170248
2014	166326	87.59	23564	12.41	189890
2015	182876	88.42	23940	11.58	206816
2016	213375	90.61	22100	9.39	235475
2017	248585	92.96	18822	7.04	267407
2018	278444	94.01	17756	5.99	296200

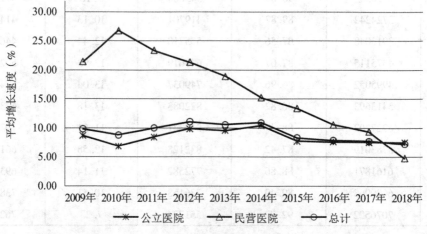

图 3-9　珠海市民营医院诊疗人次数平均增长速度(2008—2018 年)

2. 珠海市民营医院的服务利用情况

表 3-5 数据显示，2018 年，珠海市民营医院实际开放总床日数为 723511 日，比 2008 年(325840 日)增加了 122.04%，实际占用总床日数为 390161 日，比 2008 年(181434 日)增加了 115.04%，病床使用率为 53.93%，比 2008 年(55.68%)降低了 1.76 个百分点，病床周转次数为 8.8 次，比 2008 年降低了 5.33 次，平均住院日为 17.3 天，较 2008 年多出了 9.09 天。2018 年医生人均每日担负诊疗人次为 4.5，比 2008 年降低了 15.96 个百分比，医生人均每日担负床日 2018 年为 2.2 日，2008 年为 1.9 日，2018 较 2008 年增加了 0.3 日，增幅为 13.23%。

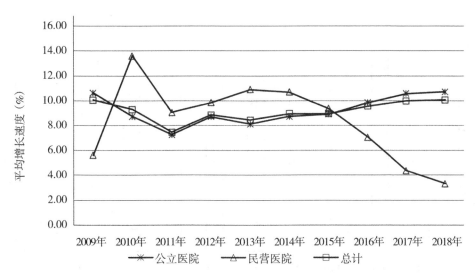

图 3-10 珠海市民营医院入院人次数平均增长速度(2008—2018 年)

表 3-5 珠海市民营医院服务利用情况(2008 年与 2018 年)

项目		实际开放总床日数(日)	实际占用总床日数(日)	病床使用率(%)	病床周转次数(次)	平均住院日(日)	医生人均每日担负诊疗人次(人次)	医生人均每日担负住院床日(日)
2008 年	公立医院	1210835	973392	80.39	30.3	9.6	9.7	1.9
	民营医院	325840	181434	55.68	14.2	8.2	5.3	1.9
2018 年	公立医院	2437522	2205950	90.50	41.6	7.9	8.7	1.9
	民营医院	723511	390161	53.93	8.8	17.3	4.5	2.2
2018 年较 2008 年增幅(%)	公立医院	101.31	126.63	12.58	37.29	-17.99	-10.38	-1.66
	民营医院	122.04	115.04	-3.15	-37.67	110.26	-15.96	13.23

(三)2008—2018 年珠海市民营医院收入与支出状况

1. 珠海市民营医院的收入情况

2008—2018 年间,珠海市民营医院的收入中,占绝大部分的始终是其他收入,包括医疗收入、门诊收入、检查收入等。药品收入在逐年降低,药占比由 2008 年的 19.01%降为 2018 年的 9.32%,这说明在医改政策中的降低药占比措施起了一定作用。值得一提的是,2014—2018 年,民营医院的收入结构中多出了财政补助收入这一项,在 2018 年达到1796 千元,虽然所占比例很低,但民营医院的财政补助收入从无到有,表明国家对民营医院的态度有了重大转变,并且逐年重视。如图 3-11 所示。

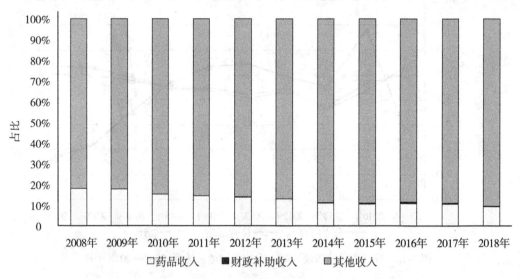

图 3-11　珠海市民营医院收入情况(2008—2018 年)

2. 珠海市民营医院的支出情况

对 2008—2018 年珠海市民营医院的支出情况分析(见表 3-6)，可以发现，管理费用与人员经费在总费用中所占的比例均呈现上升趋势，管理费用由 2008 年的没有到 2018 年的 93294 千元，占比提升到 20.22%，人员经费由 2008 年的 26812 千元增长到 2018 年的 196913 千元，占比由 2008 年的 23.47% 提升到 2018 年的 42.67%，二者的占比均高于公立医院相应支出类别占比。这提示民营医院对于人才方面的投入较公立医院更大。从奖金的角度出发，2018 年公立医院的奖金占人员经费的比例(22.85%)超过民营医院(3.14%) 19.71 个百分点，说明公立医院更倾向于采取奖金的方式激励员工。

表 3-6　　　　　　　　　　　珠海市民营医院支出情况(2008—2018 年)

时间	项目	总费用/支出	管理费用 金额(千元)	管理费用 占比(%)	总费用中：人员经费 金额(千元)	总费用中：人员经费 占比(%)	人员经费中：奖金 金额(千元)	人员经费中：奖金 占比(%)
2008 年	公立医院	1257252	20941	1.67	372059	29.59	—	—
	民营医院	114231	—	—	26812	23.47	—	—
2009 年	公立医院	1455534	25365	1.74	541746	37.22	—	—
	民营医院	132286	—	—	35519	26.85	—	—
2010 年	公立医院	1663182	31444	1.89	492694	29.62	—	—
	民营医院	186855	—	—	48133	25.76	—	—

续表

时间	项目	总费用/支出	管理费用		总费用中：人员经费		人员经费中：奖金	
			金额（千元）	占比（%）	金额（千元）	占比（%）	金额（千元）	占比（%）
2011年	公立医院	1937721	45107	2.33	599033	30.91	—	—
	民营医院	170787	—	—	65213	38.18	—	—
2012年	公立医院	2204418	313436	14.22	748557	33.96	89639	11.97
	民营医院	240155	66293	27.60	71746	29.87	1024	1.43
2013年	公立医院	2670284	380988	14.27	894783	33.51	147789	16.52
	民营医院	273863	59186	21.61	87751	32.04	777	0.89
2014年	公立医院	3237149	441145	13.63	1161541	35.88	150390	12.95
	民营医院	283552	52255	18.43	96651	34.09	2504	2.59
2015年	公立医院	3809486	533160	14.00	1427643	37.48	166809	11.68
	民营医院	338821	71658	21.15	118393	34.94	3008	2.54
2016年	公立医院	4637853	608267	13.12	1731598	37.34	216381	12.50
	民营医院	339066	72062	21.25	126592	37.34	3470	2.74
2017年	公立医院	5704348	801651	14.05	2295324	40.24	353201	15.39
	民营医院	395776	90727	22.92	163481	41.31	5664	3.46
2018年	公立医院	6849424	932048	13.61	2787691	40.70	636956	22.85
	民营医院	461508	93294	20.22	196913	42.67	6180	3.14

（四）2008—2018年珠海市民营医院资产状况

总体来看，民营医院的投资规模普遍较小，与公立医院差距明显，2018年较2008年的增幅也较小。如表3-7所示，2018年珠海市民营医院负债金额高达512593千元，资产负债率达79.11%。而资产收益率一直保持较低的水平，2018年仅1.70%，而公立医院在2008—2018年间多次出现负资产收益率现象。

表3-7 **珠海市民营医院资产状况（2008—2018年）**

时间	项目	总资产（千元）	流动负债（千元）	非流动负债(千元)	资产负债率(%)	资产收益率(%)
2008年	公立医院	2771944	—	—	0.00	0.56
	民营医院	602444	—	—	0.00	0.92

续表

时间	项目	总资产 （千元）	流动负债 （千元）	非流动负 债（千元）	资产负债 率（%）	资产收益 率（%）
2009 年	公立医院	2988110	—	—	0.00	0.68
	民营医院	697025	—	—	0.00	-0.13
2010 年	公立医院	3386297	—	—	0.00	0.33
	民营医院	347872	—	—	0.00	-1.90
2011 年	公立医院	3528724	—	—	0.00	-1.27
	民营医院	336161	—	—	0.00	14.23
2012 年	公立医院	3336091	1107356	557605	49.91	-0.61
	民营医院	324218	97900	0	30.20	4.62
2013 年	公立医院	3638167	1435398	820430	62.00	-3.37
	民营医院	314652	121853	0	38.73	5.22
2014 年	公立医院	4284941	1852471	942002	65.22	-4.12
	民营医院	337140	133855	2500	40.44	9.51
2015 年	公立医院	4862882	1975962	1240020	66.13	-3.84
	民营医院	378237	160786	11995	45.68	6.16
2016 年	公立医院	5531605	1767008	1532099	59.64	-1.09
	民营医院	386118	168385	18679	48.45	6.23
2017 年	公立医院	5970435	1851135	1246142	51.88	-0.31
	民营医院	454235	252237	48638	66.24	4.21
2018 年	公立医院	7183220	2866873	1695393	63.51	2.26
	民营医院	647927	447207	65386	79.11	1.70
2018 年较 2008 年增 幅（%）	公立医院	159.14	—	—	63.51	1.71
	民营医院	7.55	—	—	79.11	0.78

（五）2008—2018 年珠海市民营医院医疗纠纷情况

由表 3-8 可知，2008—2018 年，珠海市医院共计发生过 232 例医疗纠纷，其中，民营医院有 137 例，占比为 59.05%，较公立医院的比例高。2008—2018 年，公立医院的医疗纠纷例数占比由 50.00% 降为 31.71%，而民营医院的比例由 50.00% 增加到 68.29%，这提示民营医院需要进一步重视医患沟通，加强行业自律。

表 3-8 　　　　　　　珠海市民营医院医疗纠纷情况（2008—2018 年）

年份	公立医院		民营医院		总计
	例数（例）	占比（%）	例数（例）	占比（%）	
2008	—	—	—	—	—
2009	7	50.00	7	50.00	14
2010	7	41.18	10	58.82	17
2011	7	38.89	11	61.11	18
2012	7	43.75	9	56.25	16
2013	7	35.00	13	65.00	20
2014	11	55.00	9	45.00	20
2015	12	57.14	9	42.86	21
2016	11	39.29	17	60.71	28
2017	13	35.14	24	64.86	37
2018	13	31.71	28	68.29	41
总计	95	40.95	137	59.05	232

（六）2018 年珠海市民营医院落实医改措施情况

根据表 3-9 可知，2018 年珠海市民营机构中有 29 家是医保定点机构，比例达到 90% 以上，其中 28 家与医保经办机构直接结算，但是仅 6 家民营医院参与医联体，占 18.75%。而所有的公立医院都是医保定点机构并且与医保经办机构直接结算，其中 11 家公立医院参与了医联体，占比高达 84.62%。

在参与医联体的 11 家公立医院与 6 家民营医院中，大多数医院选择了医疗共同体这种形式，最少的是城市医疗集团，见表 3-10。

表 3-9 　　　　　　　珠海市民营医院落实医改措施情况（2018 年）

项目	是否医保定点医疗机构		是否与医保经办机构直接结算		是否参与医联体	
	数量（家）	占比（%）	数量（家）	占比（%）	数量（家）	占比（%）
公立医院	13	100.00	13	100.00	11	84.62
民营医院	29	90.63	28	87.50	6	18.75
总计	42	93.33	41	91.11	17	37.78

表 3-10 　　　　　　　　　　珠海市各类医院参与医联体形式

性质	医　　院	医疗共同体	城市医疗集团	跨区域专科联盟	远程医疗协作网
民营	珠海微创外科医院	✓			
	珠海禅城医院		✓	✓	✓
	珠海仁和骨伤医院			✓	✓
	珠海九龙医院	✓	✓		
	珠海港安妇产医院	✓			
	珠海博雅医院	✓			
公立	遵义医学院第五附属(珠海)医院		✓		
	珠海市中西医结合医院	✓		✓	✓
	珠海市香洲区人民医院				✓
	珠海市香洲区第二人民医院			✓	
	珠海市人民医院高栏港医院	✓			✓
	珠海市人民医院	✓	✓	✓	✓
	珠海市斗门区侨立中医院	✓		✓	✓
	珠海高新技术产业开发区人民医院				✓
	中山大学附属第五医院	✓		✓	
	广东省中医院珠海医院	✓		✓	
	广东省人民医院珠海医院	✓			

二、存在的问题

　　自 2009 年新医改以来，在各级政府鼓励社会办医的政策推动下，珠海市民营医院发展较快，在数量上占到了全市的半壁江山，也在市场竞争中具备了一定的优势，如珠海上衡医院、珠海九龙医院以及珠海广安手足外科医院等都已经形成了一定的规模。但从整体来看，目前珠海市民营医院的市场份额占比还较低，品牌还远没有形成，影响力和知名度尚需要时间的验证，大部分民营医院的规模均比较小、实力较弱，在改革与发展过程中仍面临诸多问题与困境。

(一)外部环境

　　公共物品理论认为，医疗卫生服务属于准公共产品，应当由政府和市场共同供给。但是在实际运行过程中，民营医院却并没有与政府所办的公立医院抗衡的力量，这与其所面临的社会外部环境恶劣息息相关。

1. 卫生人力资源流动受到束缚

对民营医院的发展而言，人力资源是最关键的一环，但是珠海市各类卫生技术人才主要集中在公立医院。珠海市政府响应国家新一轮医药卫生体制改革，推行试点医生多点执业政策，但是并没有产生实质上的成效，2018 年珠海市医院执业（助理）医师中注册多点执业的人数仅 77 人，占总人数的 2.06%。我们认为，成效微弱的原因有两点：一是现行的人事制度约束，目前大多数优质人才都集中在体制内的公立医院，医师多点执业与原单位的工资、福利待遇、人事管理关系和社会保障关系难以理顺；二是医师多点执业必须经过第一执业地点单位批准，多点执业医师所在的医院必然会存在顾虑，目前民营医院有意愿聘请的医师多数为副高职称以上的专家，这些专家在本单位属于骨干力量，医院一旦允许本院专家多点执业，这就意味着本院工作保障存在风险。事业单位的人事制度为体制内人员带来了利益的同时，也为其带来了束缚，使其大部分仍无法正常流动，从而使民营医院无法获得必要的优秀人才，因而很难做大做强。从现实情况来看，目前珠海市民营医院主要靠高薪返聘大型公立综合医院退休的高职称人才，这给医院本身带来了很大的经济压力。

2. 政策落实有限，差别待遇明显

近年来，国家及省市一级政府都接连出台了一系列鼓励社会办医的政策文件，起到了一定程度上的作用，但从总体上来看，各级政府在对待社会办医的问题上仍十分谨慎，鼓励性政策也多为宏观政策，缺乏具体有效的操作性细则，与公立医院之间差别待遇明显。例如，民营医院仍有部分医院不能参与医保，即使成为了基本医保定点机构，也有部分民营医院不能与医保经办机构直接结算，参与医联体的民营医院比例也远远低于公立医院。又如，等级评审、职称评定、大型设备购置、建设用地等方面的优惠政策，并无实质进展。

在税收方面，尽管国家现在对民营医院给予了多方面的税收优惠政策，但是这些政策基本上都是针对民营非营利性医院的，而由于民营非营利性医院资产所有权方面问题，大多数民营医院注册为营利性医院，实际上享受不到这些税收优惠。而 2018 年珠海市公立医院的政府财政补助收入已高达 1032490 千元，占到总收入的 14.72%，且没有税收负担。相比之下，民营医院既没有财政补助，还要承担税收，并且绝大多数民营医院为了具有竞争性，收费低于公立医院，很多民营医院面临着无利可图甚至亏损的局面。因此，税收在一定程度上影响了民营医院发展的动力和机会，更有甚者，受生存欲望和利益驱使，有些医院违规经营，使患者成为真正的受害者和最终买单人。

3. 监管乏力

国务院办公厅印发的《关于促进社会办医加快发展的若干政策措施》中指出，要进一步放宽社会办医准入关卡，要清理规范医院设立审批，明确并向社会公布举办医院审批程序、审批主体和审批时限。也就是说，当前社会医疗市场，在放宽举办社会办医的同时，还要加强监管。但是目前珠海市对民营医院的监督管理还存在一些问题，归纳起来，主要

有以下四个方面：

（1）缺乏明确的民营医院监管法律法规及相关政策。一方面，医疗市场的放开，有利于民营医院迅速发展。但另一方面，民营医院配套的相关政策和法律法规滞后于现行的卫生管理形势，现有的相关政策和法规基本上都是针对公立医院的。这就给卫生行政部门对民营医院实行有效监督带来了很大障碍，给执法人员在实际工作中带来了困扰。

（2）监管体制不完善，联合执法监督检查有待加强。民营医院的监管单位除卫生行政部门外，还包括工商、药监、税务、医保、环保、消防、公安等多个部门，各个部门在民营医院的监管中都具有一定的发言权，难以形成监管合力。事实上，单靠这种模式的监管造成了民营医院监督管理中存在大量疲于应付的现象，因此很难达到令人满意的效果。由于卫生监督体制不顺、权责不清，导致了权力的异化和执法效能的低下。此外，不同的政府部门对民营医院的监管往往侧重某一方面，缺乏整体的评估，而且，相比于庞大数量的医疗服务机构，现有监管队伍力量非常薄弱。

（3）政府监管力度不强，且在管理上重审批、轻监督。目前政府对民营医院的管理存在重审批、轻监督的现象，表现在两个方面：一是监管力度不够，监督过程除了准入审批和常规的项目之外，缺乏有效的过程评价及监督。二是监管手段单一，缺乏有力的监管手段。很多民营医院在短期利益诱导下，利用法律空缺，提供虚假医疗信息，蒙骗百姓钱财。另外，由于民营医院普遍规模小、数量大，再加上我国整体的倒三角形行政资源配置，使得基层人员资金配置不足、工作量大，进一步导致了监管力度不够和监管缺位。

（4）社会督机制不健全。由于缺乏社会监督机制，目前一些民营医院往往采取自我消化的办法来对待税收、宣传投入等支出，采取损害医疗质量的低成本措施，如为了降低药品成本，通过不正规渠道购买不安全的医疗用品和耗材，严重威胁到患者的健康利益和生命安全。然而，民营医院提供医疗卫生服务，关系着人们的切身利益，理应发挥政府、社会和个人等多方的作用对其进行监管，但由于现有的民营医院监管中缺乏社会监督机制，群众对民营医院的违规行为没有畅通的举报、投诉等监督渠道，不能有效发挥应有的社会监督作用，在一定程度上放纵了部分民营医院的违法、违规行为。

4. 社会偏见

偏见是所有社会的普遍现象，在世界上任何一个社会都存在，只是在受歧视的团体和所被允许的歧视程度上各有不同。对特定团体成员的敌对和负面态度，只因对方属于那个团体。它包括认知要素、情感要素和行为要素。由于"民营医院"的标签化，在专业的同一个领域，也享受不到相同的待遇，在全市医疗卫生服务体系中处于弱势地位。受传统观念影响，大众认为医疗卫生服务属于公共产品，应当由政府提供，只有政府办的公立医院才能体现公正与诚信。医疗服务及产品不应该自由竞争，认为民营医院就是为了营利赚钱，收费一定比公立医院高，或者认为民营医院的技术质量不可靠。再加上长期以来一些民营医院以虚假广告、过度医疗、暴力营销等非法手段经营医院，加剧了社会公众对民营医院偏见。

（二）机构自身

珠海市民营医院发展飞速，但是与公立医院相比，仍然处于弱势地位，这除了与以上所述的政策制约、监管缺乏、社会偏见等不利的外部因素有关以外，也与民营医院自身的诸多问题，如规模较小、诚信危机、人才不足等息息相关。

1. 规模普遍较小，以专科为主，硬件条件差

虽然珠海市民营医院数量增长快，但规模普遍较小，超过80%的医院床位数都低于100张。引入社会资本，没有政府资助，又有资金回笼需求，所以往往注重短期效益，使得民营医院在诊疗科目上，更愿意选择医疗美容、口腔科、中医骨伤等投资回报快的科目，建立专科医院，2018年珠海市超过60%以上的民营医院为专科医院。然而这些科目由于技术含量相对较低，投资规模小，容易复制，所以竞争性不强。

通过数据分析可以发现，截至2018年，珠海市民营医院中没有一家是三级医院，大部分民营医院都是处于未予评定级别的状态。而公立医院中50%左右均为三级医院，这说明民营医院的医疗技术水平与公立医院相差甚远。

2017年7月，珠海市人民政府印发《珠海市卫生与健康"十三五"规划》中指出，到2018年，社会办医院床位占医院床位总数的比重应超过30%，到2020年的标准也为30%。数据显示，截至2018年，珠海市民营医院床位数量占医院总床位数的比例为23%，与当年预期标准还有一定的差距，若要在2020年达到30%，还需进一步努力。

从医院的诊疗人次及入院人次来看，珠海市民营医院所能占到的比例只能保持在10%，服务规模很小。此外，民营医院在资产及设备条件方面也远远劣于公立医院，无法与之抗衡，也就无法形成自由竞争局面。

2. 缺乏行业自律机制

在民营医院数量不断增长的同时，民营医院之间的竞争也日趋激烈。尽管多数社会资本投资者都声称，治病救人是公益事业，回报社会，但少数投资者在投资时只追逐利益，忽视医疗的公益性。部分民营医院投资者只顾眼前利益，缺乏医疗道德，"无病说有病、小病说大病、小手术变大手术"等行为既坑害了患者，也损害了民营医院在整个行业的名誉。另外，有部分民营医院简单利用管理企业的经验来经营医院，在广告中频繁出现夸大宣传、虚假宣传的情况。数据统计，2018年珠海市民营医院所发生的医疗纠纷例数占到了68%，其医疗纠纷发生的最重要原因之一就是民营医院的虚假宣传，患者的心理预期与最终治疗效果差异过大。这种行为不仅会导致医院失去患者信任，也会失去同行专家和政府等方面的支持，使民营医院面临诚信危机。

民营医院频遭诚信危机，但相关的行业自律机制并不完善。本研究课题组发现，珠海市民营医院由民协组织管理，但是民协并未发挥其应有的作用，尚未建立民营医院的行业自律机制。

3. 人才队伍不稳定，家族化经营趋势

当前，虽然国家政策扶持和导向都比较倾向于民营医院的发展和壮大，但民营医院的人力资源队伍还是呈现出梯队建设断层、科研创新投入不足、高层次技术人员缺乏、人员流动性大等突出问题。在中高级业务技术人才的构成上，大部分来源依靠公立医院的离退休医生、公立医院的停薪留职人员，医院自我培养的中高级技术人才匮乏。本研究课题组通过座谈了解到，珠海市民营医院没有医学院校作为后备人才支撑，没有稳定的人才源。更严重的是，还有部分未获得执业资格的人员在从事诊疗服务，因此民营医院出现较多的医疗纠纷事故也就不足为奇了。

从管理层人才来讲，大部分民营医院的管理者还缺乏现代医院管理理念和运作经验，在管理的制度化、科学化、规范化方面明显不足。一些民营医院的管理层最初形成是因为个人关系较好、性格兴趣相投，从而一起创业办医院，由于在经营中容易产生矛盾，影响医院的稳定和发展。还有部分民营医院的管理人员均为家庭成员或家族成员，非亲属关系的人不用，在医院管理中，呈家族化趋势，管理手段相对落后。家族式管理、裙带关系是科学管理的障碍，导致战略决策不具有前瞻性，不是通过在工作中系统分析集体管理集体决策，往往是武断决策和随意改变经营模式。

三、建议与展望

多年来，珠海市一直在不同程度上尝试多元化办医的改革，试图来解决全市医疗资源总量不足、公立医院垄断市场等难题。但是，通过数据分析来看，珠海市民营医院的发展并不可观，尚未形成真正的多元化、多层次办医格局。珠海市如何在接下来的医改工作中使民营医院真正做大做强，发挥"鲶鱼效应"，需要从政府与民营医院自身两个方面出发，推动民营医院发展。

(一)政府层面

1. 加强政策的顶层设计，明确民营医院在卫生服务体系中的定位

目前珠海市民营医院发展仍面临诸多政策障碍，其中包括多点执业问题、税负问题等，这些问题单靠地方政府部门很难解决，必须从国家层面开始自上而下地突破，对民营医院的改革与发展多支持、少干预。

(1)要明确民营医院在卫生服务体系中的定位。公立医院享受政府财政补助，而政府财政收入来源于人民，因此公立医院有责任承担更多公益性，在基本医疗卫生服务过程中发挥更多作用。非公立医院定位应立足于公立医院所不应该承担的卫生服务方面，如非基本医疗卫生服务、高端医疗服务，这将使公立医院将更多的医疗资源用于保基本方面，一定程度上可缓解公立医院人满为患的局面。

(2)要保障对民营医院的政策支持，将其与医药卫生体制改革紧密联系在一起。首先

要明确民营医院法律地位，从法律层面保障其健康的生存和发展。比如医保定点、科研立项、职称评定、技术准入等方面在相关法律法规中要明确细化民营医院和公立医院享有同等法律地位。其次是在政策执行过程中，要保证下级政府能够将政策落地，合理监管，规范民营医院的准入与经营，形成有序竞争的医疗服务市场，充分发挥市场的活力，利用社会资源解决"看病难、看病贵"的问题。最后要将民营医院的发展与医改紧密结合起来，充分利用"市场"这只无形的手进行资源配置，鼓励和支持民营医院进入医联体，取消对医保定点的政策限制，鼓励公立医院与民营医院开展多种形式交流合作，从整体上提高珠海市医疗服务质量，促进珠海市医疗体系的健康、和谐、可持续发展。

2. 顺应国家宏观经济社会改革形势，提高民营医院发展所需生产要素的流动自由度

（1）卫生人力资源的流动。医疗市场的角逐归根结底是人才的竞争。珠海市为推动医疗资源的流动，试点推行了医师多点执业政策，但情况并不乐观。建议卫生行政部门在卫生人才发展总体规划中涵盖民营医院所需要的人才，细化民营医院在高层次人才引进、全科医生培养和住院医师规范化培训等方面的具体办法。建立执业医师社会化培养、使用、档案保存、社会保障、职称晋升、科研项目参与机制，使医生作为社会资源，能自主择业，并形成较为宽松、自由的流动机制。截至目前，北京市已彻底打通了民营医院职称评审的通道，破解了民营医院医务人员职称评定之困。昆明市规定医生多点执业不需要得到所在执业的公立医院批准，只需到主管卫生部门备案，这一做法也值得借鉴。

（2）资本流动。这主要是指要进一步放宽境外资本举办医院的限制，遵循民营医院发展的规律，降低中外合资合作民营医院和外资医院的投资额度限制，或采取综合医院、专科医院分类管理的模式，分别设置合理的额度要求，不能苛求民营医院一开始就做到"大而全""大而精"。

（3）土地资源的流动。建议卫生行政部门充分考虑民营医院的用地需求，在城镇土地利用总体规划和年度用地规划中为民营医院建院留出空间。非营利性的民营医院可以依照划拨土地、协议出让或租赁的方式得到土地使用权，与公立医院享受相同的土地使用政策；通过协议出让等方式取得土地的营利性民营医院，他们的工商注册类型是有限公司，而非事业单位，因此土地、房产有偿使用，并且可以抵押融资，应在国家政策层面给予明确。此外，建议创新制定鼓励优秀民营医院连锁经营新政，在同一医疗集团扩建、新设院区、分院或医院时，在营业执照办理方面给予绿色通道，准许继承原医院的各项医疗资质、荣誉和优惠政策。

3. 加强监管与正面宣传，重塑民营医院形象

（1）建立健全民营医院监管相关法律、法规体系。完善的法律体系是实现政府对民营医院行业监管的基本制度保障。目前我国对于民营医院缺乏完整的法律体系框架进行监管，单纯依靠目前的行政命令手段无法保证对民营医院监管到位。因此，如何建立健全民营医院监督管理的相关法律法规，并以此完善对民营医院的监管体系，成为民营医院监管工作中亟待解决的重大问题。

(2)加强政府监管并在管理上审批与监督并重。目前政府对民营医院的监管手段主要包括准入和医疗服务的结果监督，常常是其发生医疗事故有投诉时才去管，缺乏有效的、持续性的过程管理。政府相关部门需要坚持以病人为中心，以质量为核心，注重过程管理。此外，应该加强政府对民营医院的监管力度，审批与监督并重，建立健全民营医院准入、医院运行和医疗产出等各方面的监督评价体系，力争建立全行业监管的长效机制。

(3)对民营医院应当定级分类管理。对于民营医院，应当秉持辩证的观点来对待。可建立民营医院诚信执业量化分级考核制度，将民营医院的管理方式、经营策略、医疗水平、医护团队、服务模式等信息公布于众，让患者通过自己就医的体会为民营医院各项服务打分，再由卫生监督机构进行量化分级评定，确定诚信等级，让患者可以自由选择规范的医院就医，政府也可以对不同等级的民营医院给予不同的管理方式。

(二)机构层面

1. 明确差异化的市场定位，形成专科品牌特色

由于珠海市不同区域经济社会发展水平和卫生事业发展状况不一，民营医院在投资建设时，应根据当地医疗卫生服务的实际需求和现有的医疗资源(区域社会经济和卫生事业发展实际情况)，因地制宜，选择不同的发展方向。在公立医院数量较多、社会资本实力较强的区域，民营医院的市场定位应以"提供高端医疗服务和特色专科的服务"为主，并且注重服务质量的提升，尤其是就诊流程的优化和就诊环境的改善等方面，同时也应注重发展商业保险。在公立医院不够丰富但民营医院有数量已经较多的区域，投资建设民营医院时应重点考虑地理位置上的合理分布，避免恶性竞争。对于在公立医院发展较为薄弱的区域，如一些医疗覆盖盲区、郊区、乡镇，则应考虑举办非营利性民营医院，以满足人们基本医疗需求，大力引导社会办医发展，促使公立医院和民营医院协同发展，激活当地医疗服务市场。

本研究课题组在对医务人员以及相关专家的访谈中了解到，多数较小规模的民营医院由于出资少，缺乏品牌服务意识，短期营利性较为严重，较多小规模的民营医院并不能形成真正的医疗资源，而较大规模以及专科特色明显的医院，则可与公立医院形成差异化的市场定位，既形成了自己独特的市场占有率，又能满足不同人群的医疗需求，也在另一方面缓解了基本医疗卫生服务。民营医院要掌握医疗服务的规律，抛弃一切急功近利的想法，明确自身的功能定位和发展方向，保证各医疗机构获得可持续发展能力和综合竞争能力。同时，要追求经济效益与社会效益之间的平衡，不能片面强调经济效益而忽视社会效益。民营医院要不断提高自身医疗服务水平，从而改变部分民营医院因违法行为产生的整体行业的不良口碑，引导患者及普通大众信任并积极选择民营医院。例如厦门眼科中心，致力于眼科的专科特色发展，投入巨资引进先进设备与技术，制定严格质量控制体系，做强做精眼科的专项技术。目前，该中心飞秒近视手术、飞秒白内障手术、飞秒角膜移植

术、圆锥角膜术、显微斜视手术等技术处于全国领先水平。

与公立医院相比，良好的就医秩序与服务态度也是民营医院相较于公立医院的比较优势。民营医院要充分认识到这一点，注重提高服务质量，不断提高医务人员的服务意识，优化诊疗流程，提供优质服务，采取一系列惠民、便民的措施以及提供舒适良好的诊疗环境来吸引患者就医。

2. 提高医疗质量，打造诚信品牌

随着"生物-心理-社会医学"模式的转变，医疗质量被定义为以医疗工作为中心的医学服务质量，它强调的是医疗服务与生活服务的统一。民营医院之所以成为"质量差、虚假广告、过度医疗"的代名词，归根到底是因为民营医院无法提供可靠的医疗质量。优质的医疗服务质量，不仅可以吸引更多的患者来就医、消费医疗服务，还可以吸引更多的医学人才来就职，从而提高民营医院的社会口碑。因此，民营医院要在提高依法执业认识同时，落实医疗安全责任制度，健全医疗考核制度，加强医疗质量监控、环节质控和终末质控等。医院要高度重视内部医疗质量控制，尤其是要以患者安全为首位，因为要在医疗服务市场的竞争中得以生存和发展，服务质量是成败的关键。在同质化竞争非常激烈的专科医院群体中，品牌优势无疑就是最终在竞争中取胜的法宝。

由于卫生医疗服务市场比较特殊，与其他产品不同，医院的品牌不仅仅是依靠广告宣传来获得的，而是与患者的信赖感、社会的美誉度息息相关。因此，民营医院应当加强品牌管理，将品牌视作生命，在坚持提供优良医疗服务的同时，努力满足患者的需求，同时也要通过挖掘自身潜力，降低医疗成本，从而降低医疗价格，让患者切实得到实惠，争取做到"同质价更优，同价质更高"，真正让医院的品牌形象树立在患者心中。北京凤凰医疗集团的经验值得借鉴，该集团成立了品牌管理部门，每年从总收入中按比例提取品牌宣传费，用于品牌宣传推广与社会公益性事业，短短数年时间，就在北京市门头沟区树立了良好的品牌形象，在收获经济利益的同时，也收获了社会和患者的赞扬，形成了自己在该地区独特的核心竞争力。

3. 注重人才引进与培养，提升核心竞争力

人才是发展第一要务，当今人才竞争激烈，人才储备和人才总量是赢得发展的至关重要因素。尤其是在医疗服务领域，人力资源是决定医院成败的关键，对于民营医院更是如此。对于珠海市民营医院来说，人力资源尤其是高端人才的不足，是制约民营医院做大做强的根本性因素，因此要以首要职能战略的高度来关注这个问题。

（1）"引进来"。通过各种激励措施与营销手段，吸引更多的优秀医疗技术人才加入团队。高层次人才在某个专业领域或亚专业领域具有全国或区域性的学术权威性，他们可提升医院专科技术水平，迅速展示医院特色优势，扩大医院的在专业领域的影响力和专业号召力。引进有发展潜力的中青年医务人员，可以形成高端人才梯队，使得专业优势薪火相传，保持专业的持续优势。

（2）"带起来"。通过引进的高层次人才，采取"传、帮、带"形式，培训和带领全体人员专业技术水平提升，推动医院整体技术水平的提升。

（3）"走出去"。民营医院要放远眼光，制订医院人才培养的规划，通过与公立医院"结对子"，实行技术帮扶。有计划地将现有人员送出去学习。进修培养是重要的人才培养手段，不仅能够快速提升进修医师的专业技术水平，而且能够开拓其临床思路与眼界，学习不同大型医院有效管理知识，学成后返回医院即能迅速开展临床医疗服务活动。

（4）"科学管起来"。对人才管理及诊疗服务方式，医院可以进行大胆地改革。改变过去一个医生一个分科，一个患者由好几个科室来诊疗的模式。转变为以患者为中心，进行院内医疗服务及资源的水平整合。建立多种疾病的医疗中心，实行团队式的全方位医疗照护。对各医疗中心及各专业人才管理，可以学习美国的医师费制度，让人才成为医院的"股份参与者"，不再是单纯意义上的员工。

通过以上几种方式，可以建设老、中、青三代人才梯队，并获得足够的人才资源，使民营医院有充足的发展后劲。

◎ 参考文献

[1]黄灵肖，方鹏骞.我国民营医院行业监管的现状分析与思考[J].中国医疗管理科学，2015，5(04)：15-18.

[2][美]埃略特·阿伦森，等.社会心理学[M].侯玉波，朱颖，译.北京：机械工业出版社，2014..

[3]李镜波.从东华医院的实践看民营医院在医疗机构改革中的作用[J].现代医院，2002(04)：33-34.

[4]刘昉，徐智，赵秀竹，等.民营医院监管现状的思考与对策[J].中国卫生监督杂志，2018，25(03)：335-339.

[5]陈绍福.凤凰医院集团的成功之路[J].中国医院管理，2001(01)：16-18.

第四章　珠海市公共卫生服务改革与发展情况

1977 年，世界卫生组织提出了"2000 年人人健康"的全球卫生战略计划。1978 年，世界卫生组织和联合国儿童基金会在《阿拉木图宣言》中提出初级卫生保健策略。在我国，基本公共卫生服务是指，政府部门出资由疾病预防控制机构、城市社区卫生服务中心、乡镇卫生院等城乡基本医疗卫生机构向全体居民提供的服务，是公益性的公共卫生干预措施，主要起疾病预防控制作用，以改善、保护和促进全民健康，是人人平均享有的公共卫生干预措施，是提高人群健康水平的重要手段。中国政府在 2009 年启动了新一轮医药卫生体制改革，促进基本公共卫生服务逐步均等化成为深化一改五项重点工作之一。

国家公共卫生部门根据群众的实际健康需求，结合我国国情确定了基本公共卫生服务项目，由政府购买，基层医疗机构免费向居民提供，致力于解决公共卫生问题。2009 年 7 月出台了《关于促进基本公共卫生服务逐步均等化》意见，制定基本公共卫生服务项目，逐步在全国统一建立居民健康档案，并实施规范管理。定期为 65 岁以上老年人做健康检查，为 3 岁以下婴幼儿做生长发育检查，为孕产妇做产前检查和产后访视，为高血压、糖尿病、精神疾病、艾滋病、结核病等人群提供防治指导服务。2011 年，服务项目扩充为 10 类 41 项，增加了卫生监督协管项目。2013 年，服务项目扩充为 11 类 45 项，增加了中医药健康管理。2016 年，服务项目扩充为 12 类 46 项。2018 年，增加免费提供避孕药具和健康素养促进两个项目。随着中国经济的发展，项目的内涵还将不断变化发展。

为推进健康中国建设，提高人民健康水平，中共中央、国务院于 2016 年颁布了《"健康中国 2030"规划纲要》，明确指出，优化健康服务，强化覆盖全民的公共卫生服务。实施国家基本公共卫生服务项目仍然是未来一段时间甚至是相当长时期内国家卫生与健康的工作重点。

珠海市一直将提高人民群众健康水平，增强人民健康保障，推进卫生强市和建设健康珠海作为发展目标，把人民健康放在优先发展的战略地位，努力全方位、全周期保障人民健康，并根据《中共珠海市委、珠海市人民政府关于建设卫生强市的决定》《中共珠海市委、珠海市人民政府关于建设卫生强市的决定》，制定《珠海市卫生与健康"十三五"规划》，其主要任务是：强化预防为主，防治重大疾病；建设健康城市，推动促进健康工作；着力公平可及，关注重点人群；强化基础建设，打造卫生高地；实施综合监管，保障服务质量；强化资源配置，完善服务体系等。到 2020 年，全面建成健康城市和卫生强市，医疗卫生整体实力有所提高，覆盖城乡的基本医疗服务进一步完善，人民主要健康指标达到发达国家水平。

国家基本公共卫生服务主要由基础医疗卫生机构承担，疾病预防控制中心、妇幼保健院、城市社区卫生服务中心、乡镇卫生院等负责具体实施。本章节以珠海市疾病预防控制中心、珠海市疾病预防控制西部中心、珠海市慢性病防治中心和斗门区慢性病防治站为例，通过基线调查资料、函调资料和现场调查资料，包括对各机构相关负责人进行访谈所得资料，了解珠海市公共卫生服务情况，对结果进行分析，并据此提出有针对性的改进措施。

一、疾病预防控制中心公共卫生服务现状

(一)疾病预防控制中心基本信息

珠海市疾病预防控制中心和珠海市疾病预防控制西部中心均属于国有资产，其中珠海市疾病预防控制中心位于香洲区成立于 2002 年香洲，基础设施达到建设标准并且为全科医生实践基地；珠海市疾病预防控制西部中心是在整合原珠海市斗门区、金湾区疾病预防控制中心的基础上，于 2008 年成立的卫生事业单位。由于西部中心发展起步较晚，基础设施建设尚不完善。

(二)人员配置情况

1. 疾病预防控制中心人员配置情况

珠海市疾病预防控制中心人员配置上总体呈上升趋势。截至 2018 年，编制人数为 136 人，根据中央编办、财政部、国家卫生计生委联合印发的《疾病预防控制中心机构编制标准指导意见》(中央编办发〔2014〕2 号)，疾病预防控制中心人员编制原则上按省、自治区、直辖市常住人口万分之 1.75 的比例核定，即珠海市疾控中心编制数至少为 330 人①，未达到国家标准。

截至 2018 年，珠海市疾病预防控制中心专业技术人员为 147 人，其中卫生技术人员为 135 人。根据《疾病预防控制中心机构编制标准指导意见》(中央编办发〔2014〕2 号)，疾病预防控制中心应配备保证工作必需的相关专业技术人员，专业技术人员不得低于编制总额的 85%，其中卫生技术人员不得低于 70%，即珠海市疾控中心技术人员不得低于 115 人，其中卫生技术人员不得低于 95 人，已达到国家标准。专业技术人员比例的不断提高，说明珠海市疾病预防控制机构的人员的专业素质正在不断提高。

2018 年管理人员比例低于 1%，2016 年最低，工勤人员比例在 2012 年呈较高比例，而后则一直呈下降趋势。2012—2018 年离退休人员呈先上升后急剧下降的趋势，在 2015 年达到最大值 63 人后急剧下降，提示在 2015 年前人才结构不合理，人才出现断层。具体见表 4-1。

---

① 根据广东省 2018 年统计年鉴，珠海市常住人口数为 189.11 万人，计算方法：189.11 万 × 1.75‰。

表 4-1　　　　　　　疾病预防控制中心人员配置情况（2012—2018 年）　　　（单位：人）

| 年份 | 编制人数 | 在编人数 | 在岗职工数 | | | | 离退休人员 |
			卫生技术人员	其他技术人员	管理人员	工勤技能人员	
2012	118	—	109	13	7	13	41
2013	136	121	162	24	12	11	56
2014	136	125	134	14	9	0	61
2015	136	122	145	12	4	—	63
2016	136	126	152	5	3	0	3
2017	136	131	139	10	9	0	5
2018	136	128	135	12	8	0	6

（1）执业医师具体人员配置情况。珠海市疾病预防控制中心执业医师具体分为四种类别：临床类别、中药类别、口腔类别和公共卫生类别。疾病防控中心执业医师的人数总体上呈上升趋势，2016 年达到最大值，为 87 人，2017—2018 年出现略微现将趋势。其中，临床类别 2012—2018 年呈略微下降趋势，2013 年和 2016 年达到最大值，为 13 人，2017 年后呈下降趋势，2017 年和 2018 年达到最小值，为 8 人。中药类别和口腔类别执业医师 2012—2018 年均存在岗位空缺。公共卫生类别总体上呈上升趋势，在 2016 年达到最大值，为 74 人，2017—2018 年呈下降趋势。执业医师人员配置总体看来较好呈上升趋势，但是执业医师的类型单一，以公共卫生类别为主，占比高达 80% 以上，中药类别和口腔类别的执业医师极为缺乏。见表 4-2。

表 4-2　　　　珠海市疾病预防控制中心执业医师配置情况（2012—2018 年）　　　（单位：人）

年份	执业医师	其中临床类别	中药类别	口腔类别	公共卫生类别
2012	55	10	0	0	45
2013	82	13	—	—	69
2014	70	10	0	0	60
2015	76	11	0	0	65
2016	87	13	0	0	74
2017	78	8	0	0	70
2018	74	8	0	0	66

（2）年内人员培训情况。珠海市疾病预防控制中心年内人员培训情况较差，2012—2018 年未参与政府举办岗位培训；2012—2018 年未接受继续医学教育；2012—2018 年仅有 1 人进修半年以上。珠海市疾病预防控制中心对人员培训的意识不足，缺乏对基本人员

工作技能培养学习的意识。见表4-3。

表4-3　　　　　珠海市疾病预防控制中心人员培训情况（2012—2018年）　　　　（单位：人）

年份	政府举办岗位培训	接受继续医学教育人数	进修半年以上人数
2012	0	—	1
2013	0	—	0
2014	0	—	0
2015	—	—	0
2016	0	—	0
2017	0	—	0
2018	0	—	0

2. 疾病预防控制西部中心人员配置情况

2012年，疾病预防控制中心编制人数为36人，在岗职工数为71人，卫生技术人员为56人（79%），其他技术人员为4人（6%），工勤技能人员为11人（15%），无管理人员和离退休人员。人员培训情况也较差，2012年无人参加岗位培训与进修。疾病预防控制西部中心由于发展起步较晚，与疾病预防控制中心相比较人员配置情况较差，编制人数、在岗职工数和其他技术人员等都与中心相差较远，仅为中心人员配置数量30%不到，缺乏人员培训意识。见图4-1。

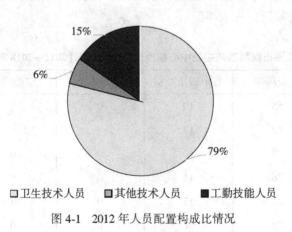

图4-1　2012年人员配置构成比情况

（三）房屋建筑面积及基本建设

1. 疾病预防控制中心房屋建筑面积及基本建设

截至2018年，珠海市年末常住人口为189.11万人，珠海市疾病预防控制中心房屋建筑面积 29533 平方米。根据《疾病预防控制中心建设标准》（建标 127—2009），市级且服务人口大于 100 万人的疾病预防控制机构建筑面积应在 3500～4700 平方米，重点城市可根据其服务内容或疾病预防控制能力按统计最高标准规划建设。珠海市疾病预防控制中心房屋建筑面积已达到国家标准，见表 4-4。

表 4-4　　　珠海市疾病预防控制中心房屋建筑面积变化（2012—2012 年）

年份	房屋建筑面积（平方米）	其中业务用房面积（平方米）	年末租房面积（平方米）	本年房屋竣工面积（平方米）
2012	5500	5500	0	0
2013	5500	5500	0	0
2014	29533	29533	0	24178
2015	29963	39963	—	—
2016	29963	29963	0	0
2017	29963	29963	0	0
2018	29963	29963	0	0

2. 疾病预防控制西部中心房屋建筑面积及基本建设

截至 2018 年，珠海市疾病预防控制西部中心房屋建筑面积为 22963 平方米，业务用房面积为 5770 平方米。根据《疾病预防控制中心建设标准》（建标 127—2009），县级疾病控制机构最高房屋建筑面积标准为 4100～6150 平方米，其中业务用房面积占房屋建筑面积的 23%～25%，疾病预防控制西部中心的房屋建筑面积高于国家标准，业务用房面积也达到国家标准，见表 4-5。

表 4-5　　　珠海市疾病预防控制西部中心房屋建筑面积变化（2008—2012 年）

年份	房屋建筑面积（平方米）	其中业务用房面积（平方米）
2008	—	—
2009	—	—
2010	—	—
2011	—	—
2012	22963	5770

（四）设备配置情况

1. 疾病预防控制中心设备配置情况

疾病预防控制中心万元以上设备总价值、万元设备台数以及各价格档次的设备总体上呈上升趋势。2016 年，疾病预防控制中心万元以上设备总价值达到最大值，为 8244 万元，其中 10 万~49 万元设备和 100 万元以上的设备台数也达到最大值，分别为 93 台和 17 台。万元以上设备台数在 2012—2017 年呈逐年上升趋势，在 2017 年达到最大值 615 台后，2018 年出现较大的波动，下降为 483 台。55 万~99 万元以上设备台数逐年上升的趋势，发展趋势较为稳定。总体看来，疾病预防控制中心设备配置较好，对基础设备投入较大，良好的设备配置可以保证疾病预防控制中心服务能力的提升。见表 4-6。

表 4-6　　　　　　　疾病预防控制中心设备配置情况（2012—2018 年）

年份	万元以上设备总价值(万元)	数量（台）	10 万~49 万元设备（台）	50 万~99 万元设备（台）	100 万元及以上设备（台）
2012	3403	239	30	17	5
2013	4856	312	36	20	5
2014	4920	309	43	20	5
2015	5525	398	58	19	10
2016	8244	603	93	25	17
2017	7251	615	70	25	14
2018	7219	483	73	27	15

2. 疾病预防控制西部中心设备配置

2012 年，疾病预防控制西部中心万元以上设备总价值为 737 万元，其中万元以上的设备数量最多为 75 台；10 万~49 万元的设备为 13 台，50 万~99 万元设备仅为 2 台，没有 100 万元及以上的设备。设备等基础设施与中心相比较为落后，万元以上设备总价值仅为疾病预防控制中心同年的 20% 左右。见表 4-7。

表 4-7　　　　　　　疾病预防控制西部中心设备配置（2008—2012 年）

年份	万元以上设备总价值(万元)	数量（台）	10 万~49 万元设备（台）	50 万~99 万元设备（台）	100 万元及以上设备（台）
2008	—	—	—	—	—
2009	—	—	—	—	—
2010	—	—	—	—	—
2011	—	—	—	—	—
2012	737	75	13	2	0

（五）收入与支出情况

1. 疾病预防控制中心收入与支出状况

疾病预防控制中心收入与支出总体上呈上升趋势，收入与支出变化趋势总体一致，2017 年达到最大值后，2018 年出现略微下降趋势。2012 年疾病预防控制中心总收入为12173 千元，总支出为 39494 千元，同年总支出高达总收入的 2 倍以上。从 2013 年开始，总收入与总支出基本持平，其中 2015 年、2018 年总收入略高于总支出。见图 4-2。

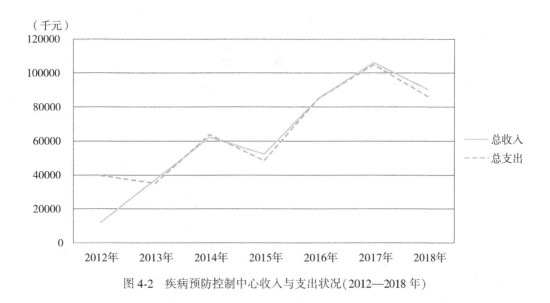

图 4-2　疾病预防控制中心收入与支出状况（2012—2018 年）

（1）疾病预防控制中心收入具体情况。疾病预防控制中心总收入具体分为财政补助收入、上级补助收入和事业收入。疾病预防控制中心财政补助收入高达总收入的 90%，占总收入的主体部分；上级财政补助收入最少。2008—2018 年财政补助收入总体呈上升趋势，其中 2017 年财政补助收入达到最大值为 105787 千元，2018 年呈略微下降趋势。2012年上级财政补助收入为 99 千元，2013—2018 年均未有上级财政补助收入。2013—2016 年事业收入呈逐年上升趋势，并在 2016 年达到最大值为 16037 千元，在 2017—2018 年急速下降为 0 千元。见图 4-3。

（2）疾病防控中心支出具体情况。疾病预防控制中心总支出分为事业支出和人员支出两大部分，其中，2013 年事业支出最少，为 6758 千元，2018 年事业支出仍持续增加，高达 85879 千元。2012—2015 年人员支出较为稳定，基本维持在 20000 千元左右。2016 年人员支出最多，达到 45823 千元，2017—2018 年人员支出明显减少，维持在 35000 千元以下。见图 4-4。

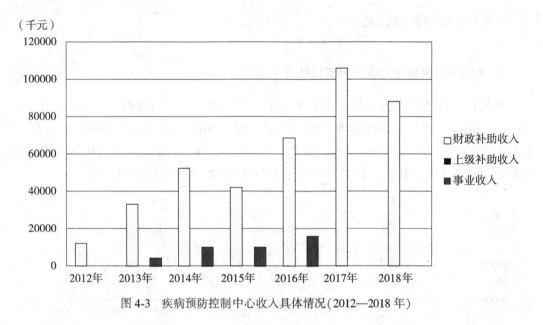

图 4-3　疾病预防控制中心收入具体情况（2012—2018 年）

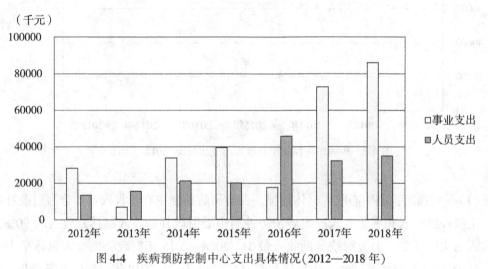

图 4-4　疾病预防控制中心支出具体情况（2012—2018 年）

2. 疾病预防控制西部中心收入与支出情况

2008—2011 年均未收到疾病预防控制西部中心收入与支出数据。2012 年疾病预防控制西部中心总收入为 16986 千元，其中，财政补助收入高达总收入的 93%，为总收入的主体部分，上级补助收入为 277 千元，事业收入为 14428 千元。2012 年总支出为 14428 千元，其中事业支出占其主体部分为 14248 千元，人员支出为 6661 千元。见表 4-8。

表 4-8　　　　　疾病预防控制西部中心收入与支出情况（2008—2012 年）

年份	总收入（千元）			总支出（千元）	
	财政补助收入	上级补助收入	事业收入	事业支出	人员支出
2008	—	—	—	—	—
2009	—	—	—	—	—
2010	—	—	—	—	—
2011	—	—	—	—	—
2012	15759	277	44	14248	6661

（六）资产与负债情况

1. 疾病预防控制中心资产与负债状况

资产负债表是管理者了解和分析机构资产负债情况、实行资产负债管理、监督和评价机构绩效的重要信息来源。

（1）资产负债水平与趋势。2012—2018 年疾病预防控制中心资产负债率总体呈现先上涨后下降的趋势，2014—2015 年资产负债率较高，达 30%。资产负债率是衡量机构负债水平及风险程度的重要标志。一般来说，疾控机构属于公益性事业单位，不以营利为目的，其资产负债率不应太高。2018 年疾病预防控制中心资产负债率仅为 7%，说明疾控机构能提供的资金业务活动能力较强。见表 4-9。

表 4-9　　　　　疾病预防控制中心资产与负债状况（2012—2018 年）

年份	总资产（千元）	负债（千元）	资产负债率（%）
2012	68849	4294	6
2013	85400	7360	9
2014	33371	11211	34
2015	29023	10024	35
2016	20448	3987	19
2017	17708	1609	9
2018	28640	1993	7

（2）固定资产与流动资产水平与趋势。疾控机构的资产分为固定资产和流动资产两种。疾控机构各项职能的开展，离不开固定资产的基础保障。疾控机构的固定资产主要分为房屋及建筑、专用设备、一般设备、其他固定资产、无形资产。流动资产指的是资金、经费，大多用于材料、药品的采购。

2012—2013 年疾病预防控制中心固定资产呈上升趋势，2013 年固定资产总值达到最大值为 70082 千元，2014 年固定资产总值急剧下降，2014—2017 年固定资产总值呈缓慢下降趋势，直至 2018 年固定资产总值逐渐上升。结合总资产水平与趋势来看，固定资产总值增长水平与趋势与其趋于一致。2012—2013 年疾病预防控制中心流动资产呈上升趋势，2013 年流动资产达到最大值为 15318 千元，2013—2017 年流动资产总值呈逐年下降趋势，2017 年流动资产总值达到最小值为 4495 千元，2018 年流动资产有略微上升趋势。见图 4-5。

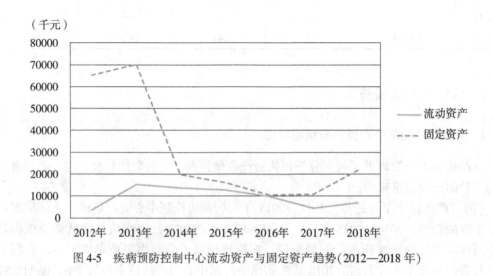

图 4-5　疾病预防控制中心流动资产与固定资产趋势(2012—2018 年)

2. 疾病预防控制西部中心资产与负债情况

2008—2011 年均未收到疾病预防控制西部中心资产与负债数据。2012 年疾病预防控制西部中心总资产为 10602 千元，其中，流动资产为 4320 千元；固定资产为 6282 千元。2012 年负债与资产为 10602 千元，其中，负债为 271 千元，净资产为 10331 千元，资产负债率仅为 2.5%，说明疾病预防控制西部中心资金能力较强。见表 4-10。

表 4-10　　　　　　　　　**2012 年疾病预防控制西部中心资产与负债情况**

资产与负债情况	金额(千元)
总资产：	10602
流动资产	4320
固定资产	6282
负债与净资产：	10602
负债	271
净资产	10331
资产负债率	2.5%

二、慢性病防治公共卫生服务现状

(一)慢性病防治机构基本信息

1. 珠海市慢性病防治中心基本信息

珠海市慢性病防治中心位于香洲区,成立于1979年,属于国有资产,为非营利性医疗机构。直至2018年,该慢性病防治中心在落实医改措施情况中已完成基础设施建设标准;建立标准化电子病历、管理信息系统、医学影像(PACS)、实验室检验等信息系统建设;开展卫生监督协管服务;基本医保定点机构任务等任务。药房总数为3个,其中,门诊药房2个,住院药房1个,无中药房。120急救网络覆盖医院。具有住院医师规范化培训基地(含全国临床培养基地),全科医生实践基地,母婴保健技术服务执业许可证。开展互联网诊疗服务和参与医联体等多项指标任务尚未完成。

2. 珠海市斗门区慢性病防治站基本信息

珠海市斗门区慢性病防治站位于斗门区成立于1976年,属于国有资产,为非营利性医疗机构。截至2015年,该慢性病防治站在落实医改措施情况中已完成基础设施建设达标,成为医保定点机构,与医保经办机构直接结算,标准化电子病历、管理信息系统、实验室检验等信息系统建设等任务。药房数量为1个,其中门诊药房数量为1个,无住院药房和中药房。

(二)人员配置情况

1. 珠海市慢性病防治中心人员配置情况

珠海市慢性病防治中心编制人数、在编人数、在岗职工数、卫生技术人员、执业医师、注册护士、其他技术人员和管理技术人员总体呈上升趋势,年度间均无较大波动,人员配置情况一般。执业助理医师2011—2017年呈逐年上升趋势,其中,在2017年达到最大值,为6人,但在2018年急剧下降为1人,人员配置波动较大。工勤技能人员2008—2012年均未设岗,2013年工勤技能人员为3人,2014—2018年工勤技能岗位仍存在空白。珠海市慢性病防治中心在人员配置方面,对专业技术岗位较为重视,注重专业技术人员的引进;管理岗位虽然每年呈上升趋势,但是管理人员相对较少;工勤技能人员数量严重不足。见表4-11。

(1)执业医师具体人员配置情况。珠海市慢性病防治中心执业医师人数从2008—2018年呈逐年上升趋势,在执业医师具体的人员配置情况中,临床类别占其主体部分;中药类别执业医师在2008—2012年趋于稳定,2013—2018年迅速增加;公共卫生类别2012年后增长速度也加快,但口腔类别执业医师仍然缺乏。见表4-12。

表4-11　　　　　珠海市慢性病防治中心人员配置情况（2008—2018年）

年份	编制人数（人）	在编人数（人）	在岗职工数				离退休人员（人）
			卫生技术人员（人）	其他技术人员（人）	管理人员（人）	工勤技能人员（人）	
2008	28	—	45	4	2	—	17
2009	28	—	66	5	2	—	18
2010	28	—	69	5	—	—	19
2011	28	—	69	6	2	0	22
2012	28	—	76	7	1	—	0
2013	65	50	158	10	7	3	41
2014	65	50	147	13	8	0	0
2015	65	50	158	16	7	—	40
2016	96	96	174	21	7	—	40
2017	96	96	229	28	7	0	45
2018	135	135	251	36	8	0	49

表4-12　　　　珠海市疾病预防控制中心执业医师配置情况（2008—2018年）

年份	执业医师（人）	临床类别（人）	中药类别（人）	口腔类别（人）	公共卫生类别（人）
2008	19	—	1	—	—
2009	22	—	1	—	—
2010	20	—	—	—	—
2011	17	—	1	—	—
2012	16	14	1	—	1
2013	42	31	5	—	6
2014	41	30	8	—	3
2015	46	32	8	0	6
2016	50	33	8	—	9
2017	64	40	9	0	15
2018	71	42	11	0	18

（2）年内人员培训情况。珠海市慢性病防治中心2009—2014年参加政府岗位培训人数总体呈下降趋势。以2014年为分界，2009—2014年呈逐年上升趋势，2014—2018年呈

急剧下降趋势。其中，2014 年参加政府举办岗位培训人数最多，为 143 人，2018 年参与政府举办岗位培训人数最少，仅为 1 人。接受继续医学教育人数呈逐年上升趋势，2018 年接受继续医学教育的人数是 2012 年人数的 6 倍；2009—2017 年进修半年以上人数呈上升趋势，2018 年进修半年以上人数为 0。总体来说，珠海市慢性病防治中心，人员培训情况一般，尤其是参加政府举办岗位培训情况较差，必须注重人员的技术加强和培养。见表 4-13。

表 4-13　　　　　珠海市慢性病防治中心人员培训情况（2008—2018 年）

年份	政府举办岗位培训	接受继续医学教育人数	进修半年以上人数
2008	—	—	—
2009	10	—	1
2010	18	—	1
2011	25	—	0
2012	37	45	—
2013	55	78	—
2014	143	144	1
2015	19	207	3
2016	11	215	3
2017	11	215	3
2018	1	237	0

2. 斗门区慢性病防治站人员配置情况

斗门区慢性病防治站在岗职工数、工勤技能人员和离退休人员呈逐年上升趋势。斗门区慢性病防治站编制人数在 2008—2015 年保持稳定，为 25 人；在编人数 2014 年略微减少后趋于稳定；卫生技术人员人数 2008—2014 年呈逐年上升趋势，2015 年略微减少；执业医师人数在 2008—2013 年呈逐年上升趋势，2014 年后呈下降趋势；其他技术人员数量在 2011 年趋于稳定后呈急剧下降趋势；管理人员数量不稳定，增加减少幅度较大。总体看来，斗门区慢性病防治站人员配置数量较为稳定。见表 4-14。

表 4-14　　　　　斗门区慢性病防治中心人员配置情况（2008—2015 年）

年份	编制人数（人）	在编人数（人）	在岗职工数				
			卫生技术人员（人）	其他技术人员（人）	管理人员（人）	工勤技能人员（人）	离退休人员（人）
2008	25	—	15		4	2	9
2009	25	—	24	5	6	1	9

年份	编制人数（人）	在编人数（人）	在岗职工数				离退休人员（人）
			卫生技术人员（人）	其他技术人员（人）	管理人员（人）	工勤技能人员（人）	
2010	25	—	29	9	3	3	11
2011	25	—	30	9	1	3	13
2012	25	—	31	7	5	5	13
2013	25	16	32	3	3	5	12
2014	25	15	32	2	3	4	13
2015	25	15	30	3	2	5	13

（1）执业医生具体人员配置情况。斗门区慢性病防治站执业医师人数 2008—2013 年呈逐年上升趋势，2014 年后人数略微减少。临床类别人数占执业医师的主体部分，2012—2013 年呈上升趋势，2013—2015 年呈持续下降趋势；中药类别人数 2008 年最多，为 3 人，2008—2015 年趋于稳定为 1 人；口腔类别和公共卫生类别执业医师岗位自 2008 年以来一直存在空缺。见表 4-15。

表 4-15   斗门区慢性病防治站执业医师配置情况（2008—2012 年）

年份	执业医师（人）	临床类别（人）	中药类别（人）	口腔类别（人）	公共卫生类别（人）
2008	7	—	3	—	—
2009	7	—	—	—	—
2010	8	—	—	—	—
2011	9	—	1	—	—
2012	12	10	1	—	—
2013	15	13	1	—	—
2014	14	12	1	—	0
2015	13	11	1	0	0

（2）年内人员培训情况。斗门区慢性病防治站 2009—2015 年内参与政府举办岗位培训的人数呈逐年下降趋势；接受继续医学教育人数自 2012 年开始也呈逐年下降趋势；进修半年以上人数自 2008—2015 年来仅为 1 人。总体看来，斗门区慢性病防治站不注重对人员的培训教育，培训意识较差。见表 4-16。

表 4-16　　　　　　斗门区慢性病防治站人员培训情况（2008—2015 年）

年份	政府举办岗位培训人数（人）	接受继续医学教育人数（人）	进修半年以上人数（人）
2008	—	—	—
2009	62	—	—
2010	55	—	—
2011	55	—	1
2012	55	42	0
2013	24	43	0
2014	42	42	0
2015	21	41	0

（三）床位数配置情况

1. 珠海市慢性病防治中心床位数

珠海市慢性病防治中心 2008—2016 年均未设有床位数，2017 年开设床位后编制床位 120 张，实有床位 120 张，实际开放总床日数为 8520 日，实际占用总床日数为 1025 日，出院者占用床日数为 529 日；2018 年编制床位数和实有床位数未增加，实际开放总床日数增加为 43680 日，实际占用总床日数增加为 7310 日，出院者占用床日数增加为 6392日。见表 4-17。

表 4-17　　　　　珠海市慢性病防治中心床位具体数（2017—2018 年）

年份	编制床位（张）	实有床位（张）	实际开放总床日数（日）	实际占用总床日数（日）	出院者占用床日数（日）
2017	120	120	8520	1025	529
2018	120	120	43680	7310	6392

2. 斗门区慢性病防治站床位数

斗门区慢性病防治站 2008—2015 年均未设有床位数，在床位数基础设施方面较差。

（四）房屋面积及基本建设

1. 珠海市慢性病防治中心房屋及基本建设情况

珠海市慢性病防治中心房屋及基本建设方面发展较好，其房屋建筑面积、业务用房面积、固定资产等方面都呈逐年上升趋势，对房屋及基本建设较为重视。

  截至 2018 年，珠海市慢性病防治中心房屋建筑面积为 5999 平方米，其中业务用房面积为 5012 平方米，业务用房中危房面积为 1757 平方米，年末租房面积为 1690 平方米，其中业务用房面积为 1500 平方米。房屋建筑面积、年末租房面积不断增加以及危房面积，提示慢性病防治中心基础设施亟待加强。见表 4-18、表 4-19。

表 4-18   慢性病防治中心房屋建筑面积（2007—2018 年）

年份	房屋建筑面积 （平方米）	其中业务用房面积 （平方米）	业务用房中危房面积 （平方米）
2007	2492	1664	—
2008	2492	1664	—
2009	2492	1664	—
2010	2492	1664	—
2011	2492	1664	—
2012	2508	1564	—
2013	4553	3539	—
2014	5999	5012	—
2015	5999	5012	1757
2016	5999	5012	1757
2017	5999	5012	1757
2018	5999	5012	1757

表 4-19   慢性病防治中心房屋租房面积及基本建设（2007—2018 年）

年份	年末租房 （平方米）	其中业务用房面积 （平方米）	本年房屋租金 （万元）	本年新增固定 资产（万元）
2007	—	—	—	—
2008	—	—	—	—
2009	—	—	—	—
2010	—	—	—	—
2011	360	360	31	—
2012	360	360	31	—
2013	360	360	31	—
2014	685	360	36	567
2015	1690	1500	40	700
2016	1690	1500	40	700
2017	1690	1500	40	700
2018	1690	1500	149	831

2. 斗门区慢性病防治站房屋及基本建设情况

斗门区慢性病防治站房屋及基本建设情况一般，2008—2015 年房屋建筑面积和业务用房面积一直保持在 955 平方米。2008—2015 年业务用房面积中未出现危房面积。2008—2015 年未租房使用，因此无年末租房面积、业务用房面积和房屋租金。本年新增固定资产呈逐年上升趋势，2015 年新增固定资产达到最大值为 189 万元。见表 4-20。

表 4-20　斗门区慢性病防治站房屋及基本建设情况（2008—2015 年）

年份	房屋建筑面积（平方米）	其中业务用房面积（平方米）	本年新增固定资产(万元)
2007	955	955	0
2008	955	955	4
2009	955	955	2
2010	955	955	0
2011	955	955	0
2012	955	955	14
2013	955	955	42
2014	955	955	189
2015	955	955	0

（五）设备配置情况

1. 珠海市慢性病防治中心设备配置情况

珠海市慢性病防治中心设备配置情况较好，其中，2012 年万元以上设备总价值最低为 286 万元，2016 年有略微下降趋势，2017 年万元以上设备总价值达到最大值为 5283 万元，2018 年又有略微下降。万元以上设备台数在 2008—2014 年呈逐年上升趋势，在 2015 年略微下降，在 2017 年达到最大值为 342 台，在 2018 年又有略微下降趋势。10 万~49 万元和 50 万~99 万元设备台数均在 2015 年略微下降，后呈上升趋势，并在 2017 年达到最大值，分别为 82 台和 11 台后，在 2018 年略微下降。100 万元以上设备的价值和数量在 2016 年下降后呈上升趋势。总体看来，珠海市慢性病防治中心对基础设备的投入逐年增加，对设备等基础设施较为重视，基础设施水平不断提高完善。见表 4-21。

表 4-21　珠海市慢性病防治中心设备配置情（2008—2018 年）

年份	万元以上设备总价值(万元)	数量（台）	10 万~49 万元设备(台)	50 万~99 万元设备(台)	100 万元及以上设备(台)
2008	415	37	—	—	—
2009	541	41	12	2	—

续表

年份	万元以上设备总价值(万元)	数量(台)	10万~49万元设备(台)	50万~99万元设备(台)	100万元及以上设备(台)
2010	551	43	12	2	—
2011	698	42	12	2	1
2012	286	48	15	—	1
2013	1711	103	29	3	3
2014	2186	124	35	4	4
2015	2339	115	33	2	7
2016	1070	123	37	2	6
2017	5283	342	82	11	10
2018	4706	238	66	10	11

2. 斗门区慢性病防治站设备配置情况

斗门区慢性病防治中心设备配置情况较差,2008—2013年万元以上设备总价值为92万元,万元以上设备台数仅为3台,10万~59万元的设备台数仅为3台,50万元以上和100万元以上的设备均无引进。直至2014年,开始加大对设备的引进,万元以上设备总价值增加至146万元,万元以上设备台数增加至14台,10万~49万元的设备也增加至4台。2015年由于不断对设备进行引入,万元以上设备总价值达到最大值为391万元;万元以上设备总台数由14台增加至18台,但10万~49万元设备仍未增加,50万~99万元设备均无引进,100万元以上设备仅为1台。斗门区慢性病防治站可能由于设备配置意识缺乏、缺乏财政补助等,致使设备等基础设施较为落后。见表4-22。

表4-22　　　　斗门区慢性病防治站设备配置情况(2008—2015年)

年份	万元以上设备总价值(万元)	数量(台)	10万~49万元设备(台)	50万~99万元设备(台)	100万元及以上设备
2008	92	3	—	—	—
2009	92	3	3	—	—
2010	92	3	3	0	0
2011	92	3	3	0	0
2012	92	3	3	0	0
2013	92	3	3	0	0
2014	146	14	4	0	0
2015	391	18	4	0	1

（六）收入与支出情况

1. 珠海市慢性病防治中心收入与支出情况

珠海市慢性病防治中心 2008—2018 年收入与支出总体呈上升趋势，收入和支出变化趋势总体一致。其中，2008—2012 年总收入略高于总支出，2012—2015 年总收入与总支出基本持平，2015—2017 年总收入略低于总支出，2017 年总收入又略高于总支出。总收入总体上呈逐年上升趋势，在 2017 年有略微下降趋势，2018 年达到最大值，为 122451 千元。珠海市慢性病防治中心总收入增长速度较快，2008—2018 年总收入增长近 7 倍。总支出也呈持续上升趋势，并在 2018 年达到最大值，为 122560 千元，2008—2012 年总支出增长近 7 倍。见图 4-6。

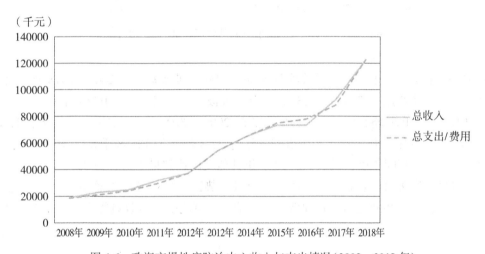

图 4-6　珠海市慢性病防治中心收入与支出情况（2008—2018 年）

（1）珠海市慢性病防治中心收入具体情况。珠海市慢性病防治中心收入具体分为四类，分别为医疗收入、财政补助收入、科教项目收入和其他收入，其中，医疗收入占总收入高达 80%，为收入主体部分；其他收入占总收入比重最小。医疗收入在 2008—2012 年呈持续上升趋势，2018 年达到最大值，为 77693 千元，增长近 5 倍。财政补助收入在 2008—2018 年总体呈持续上升趋势，在 2016 年出现略微下降后，又呈持续上升趋势，在 2018 年达到最大值，为 44224 千元，在 2008—2012 年财政补助收入增长近 21 倍。其他收入总体波动较大，在 2014 年达到最小值，为 58 千元。在 2017 年达到最大值，为 12701 千元。2008—2012 年暂无科教项目收入。见图 4-7。

（2）珠海市慢性病防治中心总支出具体情况。珠海市慢性病防治中心支出具体分为医疗业务成本、财政项目补助支出、科教项目支出、管理费用和其他支出，其中，医疗业务成本占总支出的主体部分。医疗业务成本在 2008—2012 年呈逐年上升趋势，2018 年达到最大值，为 122560 千元。财政项目补助支持总体上呈上升趋势，在 2008—2014 年呈持续上升趋势，在 2016 年呈略微下降趋势后，2018 年财政项目补助支出急剧上升达到最大

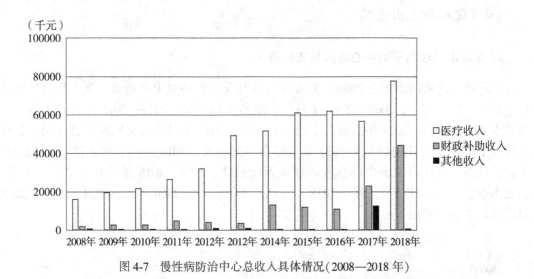

图 4-7　慢性病防治中心总收入具体情况(2008—2018 年)

值，为 31661 千元。总体看来，财政项目补助支出年度波动较大。2008—2018 年暂无科教项目支出。管理费用在 2009—2013 年呈现较大波动，在 2013—2017 年呈逐年上升趋势，在 2018 年又出现略微下降。其他支出在 2008—2018 年呈急剧下降趋势，其中，2008—2011 年呈逐年上升趋势，并在 2011 年达到最大值，为 12558 千元。2012—2018 年总体呈上升趋势，其间年度波动较大，2017 年其他支出达到最小值，为 85 千元。

珠海市慢性病防治中心总支出总体上呈上升趋势，医疗业务成本总体上呈上升趋势，较为稳定，财政项目补助支出、管理费用和其他支出可能受政府政策等影响年度波动幅度较大。见图 4-8。

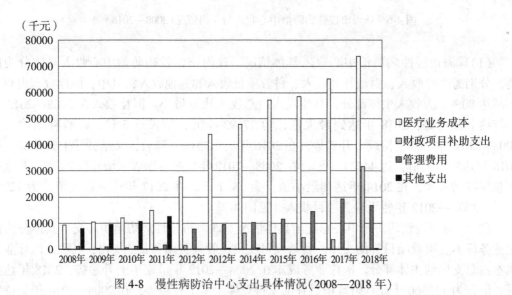

图 4-8　慢性病防治中心支出具体情况(2008—2018 年)

2. 斗门区慢性病防治站收入与支出情况

斗门区慢性病防治站 2008—2015 年收入与支出总体呈上升趋势，收入与支出变化趋势总体一致。其中，2008—2011 年总收入略高于总支出，2011—2018 年总收入与总支出基本持平。斗门区慢性病防治站总收入与总支出增长速度较慢，2008—2018 年总收入和总支出增长 3 倍不到。见图 4-9。

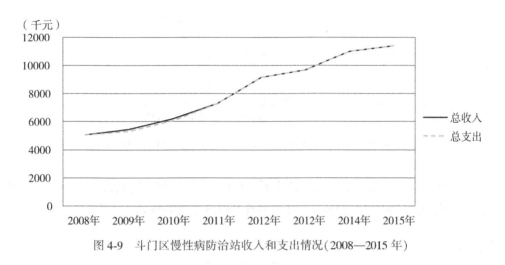

图 4-9　斗门区慢性病防治站收入和支出情况（2008—2015 年）

（1）斗门区慢性病防治站收入具体情况：斗门区慢性病防治站收入具体分为四类，分别为医疗收入、财政补助收入、科教项目收入和其他收入，其中，医疗收入占总收入高达80%，为收入主体部分；其他收入占总收入比例最少。2008—2015 年，医疗收入和财政收入总体上呈上升趋势；无科教项目收入；其他收入总体上呈下降趋势。

医疗收入在 2008—2014 年呈逐年上升趋势，在 2014 年达到最大值，为 9076 千元，2015 年医疗收入略微下降。财政补助收入在 2008—2015 总体呈上升趋势，在 2009 年略微下降后达到最小值，为 722 千元，2010 年后呈逐年上升趋势。其他收入在 2008 年达到最大值，为 571 千元，在 2008—2015 年呈持续下降趋势，并在 2013 年和 2014 年达到最小值，为 3 千元。见图 4-10。

（2）斗门区慢性病防治站支出具体情况。斗门区慢性病防治站支出具体分为医疗业务成本、财政项目补助支出、科教项目支出、管理费用和其他支出，其中，医疗业务成本占总支出的主体部分。2008—2015 年医疗业务成本呈逐年上升趋势，并在 2015 年达到最大值，为 8786 千元。2008—2015 年财政项目补助支出总体上呈上升趋势，在 2008—2013 年呈逐年上升趋势，并在 2013 年达到最大值，为 1520 千元，2014 年和 2015 年财政项目补助支出出现略微下降趋势。2008—2015 年均无科教项目支出。2008—2015 年管理费用总体上呈上升趋势，在 2013 年出现略微下降趋势，2013 年后保持持续上升趋势，并在 2015 年达到最大值，为 1169 千元。2008—2015 年其他支出年度波动较大，其中，在 2008—2011 年总体上呈上升趋势，并在 2011 年达到最大值，为 2542 千元，2012—2015 年其他支出费用从最大值直接极速下降为 0 千元。见图 4-11。

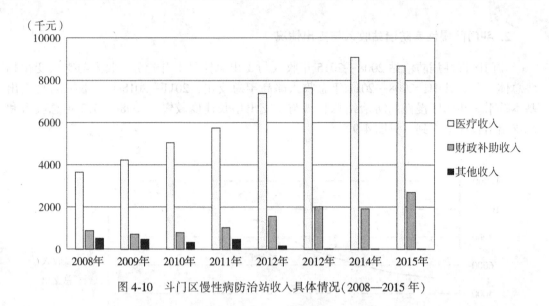

图 4-10　斗门区慢性病防治站收入具体情况(2008—2015 年)

斗门区慢性病防治站支出情况具体来看，医疗成本、财政项目补助支出和管理费用总体上呈上升趋势；其他支出可能受政府政策或其他因素等影响极速下降。

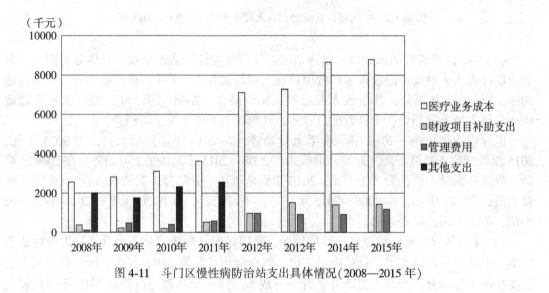

图 4-11　斗门区慢性病防治站支出具体情况(2008—2015 年)

(七) 资产与负债情况

1. 珠海市慢性病防治中心资产与负债情况

珠海市慢性病防治中心 2008—2018 年总资产和资产与负债呈现先上升后下降而后上升的趋势，其中，2008—2011 年呈持续上升趋势，2012 年总资产大幅度减少，2012—

2018 年又呈持续上升的趋势。流动资产在 2008—2018 年总体出现持续上升的趋势，其中，2008—2014 年呈逐年上升趋势，2015 年略有下降，而后 2015—2018 年呈上升趋势。非流动资产在 2012—2018 年呈上升趋势，其中，在 2016 年略有下降，在 2017 年和 2018 年出现大幅度增加。固定资产占非流动资产的主要构成部分，其中，2008—2011 年呈持续上升趋势，2012 年出现大幅度下降达到最小值，为 4767 千元，2012 年后呈持续上升趋势。在建工程为非流动资产的一部分，2013 年在建资产为 683 千元，2014—2018 年均无在建资产。流动负债在 2012—2015 年呈逐年上升趋势，在 2016 年略有下降，2017—2018 年出现大幅度提升。净资产 2008—2011 年呈持续上升趋势，2012 年呈大幅度下降趋势，2012—2018 年净资产又出现大幅度提升。总体看来，流动负债比率较小，总体财务状况良好。见表 4-23、表 4-24。

表 4-23　　　　　　　珠海市慢性病防治中心资产情况（2008—2018 年）　　　　（单位：千元）

年份	总资产	流动资产	非流动资产	其中：固定资产	在建工程
2008	15528	4195	—	11333	—
2009	18400	5327	—	13073	—
2010	20326	7332	—	12994	—
2011	22591	7897	—	14694	—
2012	14354	9587	4767	4767	—
2013	20643	9963	10680	9997	683
2014	23260	10516	12744	12744	0
2015	26010	8471	17539	17539	0
2016	24214	8886	15328	15328	—
2017	49087	18416	30671	30671	0
2018	59149	28515	30634	30634	0

表 4-24　　　　　珠海市慢性病防治中心负债与净资产情况（2008—2018 年）　　（单位：千元）

年份	负债与净资产	流动负债	非流动负债	净资产
2008	15528	—	—	15047
2009	18400	—	—	17409
2010	20326	—	—	18458
2011	22591	—	—	20503
2012	14354	3254	—	11100
2013	20643	8431	—	12212
2014	23260	8955	0	14305

年份	负债与净资产	流动负债	非流动负债	净资产
2015	26010	10299	0	15711
2016	24214	9702	—	14512
2017	49087	15448	0	33639
2018	59149	23653	0	35496

2. 斗门区慢性病防治站资产与负债情况

2008—2015 年总资产和负债与净资产总体呈上升趋势，其中，2014 年出现略微下降，在 2014—2015 年有大幅度提升。流动资产在 2008—2015 年呈逐年上升趋势，其中，固定资产在 2008—2015 年也呈逐年上升趋势；2008—2015 年均无在建工程。2008—2015 年流动负债与净资产呈持续上升趋势，其中，2015 年均出现大幅度提升。见表 4-25、表 4-26。

表 4-25　　　　　　斗门区慢性病防治站资产情况（2008—2015 年）　　　（单位：千元）

年份	总资产	流动资产	非流动资产	其中固定资产
2008	3374	747	—	2627
2009	3491	825	—	2666
2010	3499	815	—	2684
2011	4035	1336	—	2699
2012	4249	1510	2739	2739
2013	4629	2308	2321	2321
2014	4438	1746	2692	2692
2015	7448	3406	4042	4042

表 4-26　　　　斗门区慢性病防治站负债与净资产情况（2008—2015 年）　　（单位：千元）

年份	负债与净资产	流动负债	非流动负债	净资产
2008	3374	—	—	2869
2009	3491	—	—	3031
2010	3499	—	—	3257
2011	4035	—	—	3291
2012	4249	913	0	3336
2013	4629	802	0	3827
2014	4438	730	0	3708
2015	7448	1159	0	6289

(八) 医疗服务情况

1. 珠海市慢性病防治中心医疗服务情况

珠海市慢性病防治中心在总诊疗人次数方面，2016—2018 年总诊疗人次数呈逐年下降趋势，在 2016 年总诊疗人次数达到最大值，为 305269 人次。其中，总诊疗人次数均为门诊人次数，无急诊人次数。2016—2018 年预约诊疗人次数总体上呈上升趋势，说明珠海市慢性病防治中心将信息化手段运用到医疗服务中，预约诊疗服务对于方便群众就医、提高医疗服务水平具有重大意义。健康检查人次数在 2015—2018 年呈逐年上升趋势，说明珠海市居民健康意识有所提升。入院人数和出院人数在 2016—2018 年呈逐年上升趋势，并在 2018 年达到最大值，分别为 219 人和 103 人。门诊处方总数在 2015—2018 年呈持续下降趋势，其中，使用抗生素出药方在 2015—2018 年同样呈下降趋势，中药处方数总体呈上升趋势，在 2016 年达到最大值后，呈略微下降趋势。药物不良反应报告例数在 2016—2018 年仅为 9 例。珠海市慢性病防治中心在 2016—2018 年均无医疗纠纷。见表 4-27。

表 4-27　　　　　珠海市慢性病防治中心医疗服务情况 (2016—2018 年)

指 标 名 称	2016 年	2017 年	2018 年
总诊疗人次	305269	220535	217338
其中：门诊人次数（人次）	305269	220535	217338
预约诊疗人次数（人次）	13560	14577	16832
观察室留观病例数（例）	—	0	0
健康检查人次数（人次）	74702	91682	117415
入院人数（人次）	0	37	219
出院人数（人）	0	18	103
门诊处方总数	251564	241796	238290
其中：使用抗生素处方数（张）	35294	578	472
中医处方数（张）	10888	8465	8263
药物不良反应报告数（个）	9	0	0
医院纠纷例数（例）	—	0	0

2. 斗门区慢性病防治站医疗服务情况

斗门区慢性病防治站在总医疗人次数方面，2008—2015 年总体上呈上升趋势，其中，2008—2013 年呈逐年上升趋势，2013—2015 年呈略微下降趋势。总诊疗人次数均为门诊人次数，无急诊人次数。2013—2015 年均无预约诊疗人次数，说明斗门区慢性病医疗服务情况较差，没有将信息化服务手段运用到医疗服务中，医疗服务信息化水平亟待提升。

门诊处方总数在 2013—2015 年呈逐年上升趋势，其中，使用抗生素处方药总体上也呈上升趋势，2012—2015 年均无中药处方数。医院纠纷例数仅在 2013 年出现 2 例。2013—2015 年斗门区慢性病防治站的观察室留观病例数、健康检查人次数、入院人数、出院人数药物不良反应报告例数均为零。见表 4-28。

表 4-28　　　　　斗门区慢性病防治站医疗服务情况（20013—2015 年）

指 标 名 称	2013 年	2014 年	2015 年
总诊疗人次	63661	66207	60683
其中：门诊人次数（人次）	63661	66207	60683
预约诊疗人次数（人次）	0	0	0
观察室留观病例数（例）	0	0	0
健康检查人次数（人次）	0	0	0
入院人数（人）	0	0	0
出院人数（人）	0	0	0
门诊处方总数	63661	180040	166686
其中：使用抗生素处方数（张）	23607	30161	60683
中医处方数（张）	0	0	0
药物不良反应报告数（个）	0	0	0
医院纠纷例数（例）	2	0	0

（九）基本公共卫生服务情况[1]

截至 2017 年，基本公共卫生服务主要有居民健康档案管理、健康教育、预防接种、0~6 岁儿童健康管理、孕产妇健康管理、老年人健康管理、高血压、糖尿病、重大精神疾、传染病、突发公共卫生事件、结核病、卫生监督协管和中药健康管理等 14 个项目，珠海市慢性病防治中心 2008—2015 年和 2018 年基本公共卫生服务数据缺失，本节基本公共卫生服务情况描述以 2016 年和 2017 年为主。

截至 2017 年，珠海市年末服务（常住）人口数为 43605 人，相比 2016 年增加了 43605 人，环比增长速度为 2.7%。居民健康档案累计建档 1162231 人，相比 2016 年增加了 10710 人，其中，规范化电子档案建档人数为 1005733 人，增加了 188779 人，占居民健康档案人次的 87%，电子建档率有显著提升。2017 年年末 65 岁以上老人健康管理人数为 7661 人，相较于 2016 年减少了 10851 人。

在慢性病患者管理方面，2017 年年末高血压患者累计健康管理人数为 67661 人，增

---

[1]　本书不包括斗门区慢性病防治站，以及 2008—2015 年和 2018 年慢性病防治中心基本公共卫生服务情况数据。

加了 10851 人。糖尿病患者健康管理人数为 26187 人，增加了 9640 人，环比增长速度为
58%。严重精神障碍管理人数为 5718 人，增加了 1144 人。肺结核患者健康管理人数为
1328 人，增加了 156 人。总体看来，高血压、糖尿病、严重精神病和肺结核患者健康管
理人数均有所上升，珠海市慢性病防治中心较重视患者管理。

2017 年，珠海市慢性病防治中心传染病和公共卫生事件报告例数、卫生监督协管巡
查次数和中医药健康管理人数均为零，慢性病防治中心对这些基本公共服务项目的提供较
为忽视。见表 4-29。

表 4-29　　　珠海市慢性病防治中心基本公共卫生服务情况（2016—2017 年）

指标名称	2016 年	2017 年
年末服务（常住）人口数（人）	1590400	1634005
其中：0~6 岁儿童数（人）	—	0
65 岁及以上人口数（人）	111328	143792
年末居民健康档案累计建档人数（人）	1151521	1162231
其中：规范化电子建档人数（人）	816954	1005733
年内公众健康咨询活动总受益人数（人）		
年内健康知识讲座总受益人数（人）		
年内 0~6 岁儿童预防接种人次数（人）		
年末 0~6 岁儿童健康管理人数（人）		
年末孕产妇早孕建册人数（人）		
年末 65 岁以上老人健康管理人数（人）	78512	67661
年末高血压患者累计管理人数（人）	45762	64834
年末糖尿病患者累计管理人数（人）	16547	26187
年末严重精神障碍管理人数（人）	4574	5718
年末肺结核患者健康管理人数（人）	1172	1328
年内传染病和突发公共卫生事件报告例数（例）	—	0
卫生监督协管巡查次数（次）		0
年末中医药健康管理人数（人）	—	0

三、存在的问题

公共卫生服务是我国居民享有平等健康权力的基本体现，是我国卫生改革的重要举措之
一。当前我国公共卫生事业的发展相对滞后，现有的公共卫生服务不能完全适应现代社会的
发展要求，结合珠海市公共卫生服务现状，总结目前公共卫生服务存在的主要问题如下：

(一)卫生机构人力资源配置不足，且缺乏人才培训

随着卫生机构的不断改革与发展，人民群众的服务需求不断提高，卫生机构岗位编制远远不能适应需要。根据中央编办、财政部、国家卫生计生委联合印发的《疾病预防控制中心机构编制标准指导意见》，珠海市疾控中心编制数至少为330人。而截至2018年，疾病预防控制中心编制人数为136人，与国家标准相差甚远。本书项目组调研结果显示，珠海市疾控中心业务越来越多，专业人员短缺，专业人员配置还远远不够，慢性病防治中心的新项目发展必须不断引进专业技术人员，调增公共卫生岗位数，以保障人才需要。

除此之外，珠海市疾病预防控制中心、疾病预防西部控制中心、慢性病防治中心和斗门区慢性病防治站都不太重视对卫生技术人员的培养和培训，数据显示，珠海市疾病预防控制中心2008—2018年无人参加政府举办岗位培训和接受继续医学教育，仅有1人进修半年以上；疾病预防西部控制中心2008—2015年也均无人参加政府举办岗位培训和接受继续医学教育。人力资源不足和缺乏专业培训已成为影响公共卫生服务的重要因素。

(二)财政资金短缺、信息建设滞后

基本公共卫生服务人均财政补助逐年提升，各级政府财政都面临着巨大的压力，面临财政资金短缺的问题，财政资金短缺体现在硬件和软件上。目前，珠海市在硬件和软件方面投入都不足。在硬件设施方面，斗门区慢性病防治站和疾病预防西部控制中心都存在房屋建筑较小、设备配置较差等问题，房屋建筑面积的增加和设备采购，都大大增加了财政资金压力。在软件设施方面，主要体现在对人的投入，主要是人才引进和人员的绩效工资支出。调查数据显示，疾病预防控制中心2017—2018年人员支出明显减少。为了留住卫生技术人才，必须要提供较高的薪资待遇，这大大增加了财政资金压力。

公共卫生服务项目涉及14个项目，需要信息平台作为支撑，建设信息共享平台有助于流动人口公共服务的管理。当下国家政府财政资金补助只有项目服务经费，对于信息平台建设的相关经费则没有提供，致使信息资源无法共享，相关公共服务项目开展受阻。

(三)医务人员激励机制仍需完善

从2009年新医改开始基本公共卫生服务项目提供以来，到2018年，公共卫生服务项目已增加至14项，基本公共卫生服务项目的提高为城乡居民提供健康保障的同时也增加了公共卫生人员的工作内容和工作负担。缺乏相应的激励和惩罚机制，会致使公共卫生工作人员缺乏工作积极性和主动性，从而被动应付工作。与此同时缺乏相应的薪酬激励机制也会导致公共卫生人才的流失。虽然近年来珠海市公共卫生服务机构实行了绩效考核，对员工各方面进行系统考核，但考核流于形式，指标不符合工作实际。职工职称晋升难度大，名额受人事部门限制，晋升渠道不畅通，工作积极性严重受挫。

(四)机构设置不合理，职能交叉

本书项目组调研显示，珠海市疾病防控中心和慢性病防控中心均存在机构设置不合理和职能交叉的问题。在机构设置方面，市级机构和区级机构设置不合理，珠海市疾病防控

中心机构改革后取消了区级疾控机构，区级疾控服务均由市级疾病防控中心承担，同时提供人力资源和财政方面的支持。在职能规划方面，疾病防控中心和慢性病防治中心职能交叉，疾病预防控制中心承担营养健康教育和食品营养工作，慢性病防控中心承担与其相关的营养工作。但是，疾病预防控制中心并没有相关职能和政府文件支持。机构设置不合理和职能交叉致使卫生服务机构工作量大幅增加，存在互相推诿扯皮现象，公共卫生服务效率低下。因此，机构设置不合理和职能交叉也成为影响公共卫生服务的一个重要因素。

四、建议与展望

(一)强化公共卫生人才队伍建设

公共卫生人员是落实国家公共卫生服务的主力军，是影响公共卫生服务数量和质量的重要因素。提高公共卫生服务能力和水平，必须加强公共卫生人才队伍建设。

1. 尽快将公共卫生人才明确列为新一轮国家人才战略重点建设队伍

根据公共卫生事业中长期发展需要，对疾病预防、卫生监督、精神卫生、健康教育等部门所需专业技术与管理人才的培养、使用和能力提升做出系统安排，建成公共卫生人才高地，打造一支素质优良、结构合理、数量充足、作风严实的公共卫生服务服务，改变公共卫生领域专业人才短缺的被动局面。

2. 转换公共卫生人才培养模式，着力培养复合性、兼容型、实践型人才

首先，重构公共卫生人才培养体系，优化课程设置，增设心理学、法学、伦理学、政策科学、信息科学等相关知识教育，强化学生的人文素养和责任意识。其次，推动公共卫生与其他学科的交叉融合，不仅要与临床医学等交叉融合，共同培养有处方权的公共卫生医师，促进医防结合，还应于公共管理、国家安全等学科交叉融合，联合培养有效维护公众健康安全和应对突发公共卫生事件的应急管理人才。最后，完善高校、公共卫生机构、医疗机构之间的人才培养协同机制，提高基本公共卫生服务能力。

(二)加强资金投入，进行专项资金管理

任何服务项目的有效运行首先取决于资源的投入程度，不管是对卫生机构硬件设施(如基础设施设备等)的投入，还是对软件方面(如人力资源等)的投入，都需要大量的财政资金。基本公共卫生服务项目的持续增加与实施使卫生机构的工作量和任务急剧增加，尽管各级财政持续增加经费投入，但仍然不能满足实际财政需求。因此，在制定财政资金分配等相关政策时，要结合实际情况，提高资源配置以及使用效率。

(三)优化绩效考核，提高工作规范性和积极性

1. 提高对绩效考核的认识

绩效考核工作不仅仅是机构领导的事情，而是需要获得单位内部每个员工的支持和理

解，并发挥每个员工的积极性，这就要求在绩效考核的整个过程中，都要对员工进行培训。因此，在绩效考核实施前，必须对所有的员工进行充分的培训，培训内容包括考核的意义、内容、方法以及需要达到的目标等，使所有员工主动、自觉接受绩效考核，真正发挥绩效考核的作用。同时，要把培训意识贯穿于整个考核过程。

2. 进一步优化绩效考核的内容与指标

推行绩效考核工作，必须建立完善以服务质量为核心、以履行职能和岗位绩效为基础的考核和激励制度，是提高机构工作规范化程度、提高工作人员积极性的有效措施。要在区域、机构、科室、项目及岗位这五个层次对工作进行全方位的考核，建立工作考核理论体系。

通过规定的考核指标，使绩效考核工作逐层落实，最后以综合量化评分来确定评价机构履行公共职能的条件、能力、过程与结果。因此，必须制定符合本单位实际情况、能全面而准确地评价职工的考核内容。制定标准时，应深入基层，与各科室负责人和各岗位负责人共同设计，真正让每个员工都参与进来，把每个指标落实到每个具体岗位、具体责任人，以确保考核工作正常、有效运行。考核标准制定后，在考核过程中，还要及时进行修订，以更好地适应考核工作，也有利于绩效办与责任人达成共识，减少运行阻力。

3. 考核成果与激励挂钩

绩效考核要真正发挥作用，应建立与绩效考核结果挂钩的激励机制，促进职工的积极性、主动性和创造性。例如，考核结果可以作为评先树优、职称晋升、聘任的依据；作为获得培训和发展的指标；作为工作调动、职务升迁的理由；作为绩效工资发放的依据。

(四)推动公共卫生服务电子化信息管理

利用网络信息技术加强公共卫生服务信息化平台建设，创新基本公共卫生服务模式是现阶段公共卫生服务的重要目标。充分利用互联网信息技术，为群众提供更方便快捷的公共卫生服务，更有效地管理居民健康。

在执行公共卫生服务的过程中，借鉴信息化管理经验，如在居民健康档案信息系统中，增加服务对象的照片信息，有利于身份核对；在开展儿童计划免疫、慢病随访等环节，提供短信、微信公众号平台预约或智能提醒服务，使医生工作从原来的被动转化为主动，提高居民满意度和对医疗机构的信任感，以利于提高项目执行效率；在进行健康宣传和传染病预防的过程中，可以依据疾病的季节发病特征或患者实际的疾病现状，通过短信、电话、网络回访的形式，进行个性化的健康教育知识普及；提供个人健康信息账号，使服务对象能自主上网查看健康档案、体检结果和康复建议等。同时，还可以将公共卫生信息系统与医院信息系统相结合，提供网上就诊预约、化验结果信息共享、双向转诊等服务。

通过提高居民对基本公共卫生服务的认识和了解，真正实现基本公共卫生服务项目及其相关知识为人所知、为人所用。

（五）进一步加强宣传，提高基本公共卫生服务普及度

居民对基本公共服务的参与度和配合度同样也会影响其质量和效果。各级政府要通过各种各样的渠道，如新闻媒体、宣传单、健康讲座、公益义诊等形式，加强对基本公共卫生服务的宣传，提高群众知晓率，引导居民主动参与了解。通过提高居民对基本公共卫生服务的认识和了解，真正实现基本公共卫生服务项目及其相关知识为人所知、为人所用。

◎ 参考文献

[1]汪志豪，杨金侠，陈馨，等．国家基本公共卫生服务项目实施效果评价[J]．中国卫生经济，2018，37（10）：63-66．

[2]耿书培，浦雪，曾志辉，等．国家基本公共卫生服务实施效果及影响因素研究[J]．中国全科医学，2018，21（1）：18-23．

[3]闫淑莲．基层基本公共卫生服务现状及对策研究[J]．临床医药文献杂志，2019，6（9）：175．

[4]童心玥．国家基本公共卫生服务项目绩效评价研究——以湖北省为例[D]．华中科技大学，2018．

[5]李俏．Y市基本公共卫生服务项目绩效评价问题研究[D]．山东大学，2016．

[6]董晓欣，张鹏飞，李鹏程，等．宁波市基本公共卫生服务项目实施状况及优化路径[J]．中国社会医学杂志，2019，36（1）：87-90．

[7]朱晓丽．基本公共卫生服务均等化的实施进展和研究对策[D]．北京协和医院，2011．

[8]刘亚囡．中国基本公共卫生服务政策与实证研究——以山东为例[D]．山东大学，2013．

[9]刘子言，肖月，赵琨，等．国家基本公共卫生服务项目实施进展与成效[J]．中国公共卫生，2019，35（6）：657-664．

[10]汪志豪，陈馨，李晓宁，等．国家基本公共卫生服务项目人才队伍现状分析[J]．中国公共卫生，2019，35（6）：670-672．

[11]张敏，王长义，戴舒红，等．深圳市基本公共卫生服务工作中存在的问题及建议[J]．中国初级卫生保健，2019，33（5）：10-12．

[12]徐培兰，胡冰稚，孙虹，等．2013—2015年新疆维吾尔自治区基本公共卫生服务项目实施现状分析[J]．中国妇幼保健，2017，32（9）：1837-1840．

[13]秦江梅．国家基本公共卫生服务项目进展[J]．中国公共卫生，2017，33（9）：1289-1297．

[14]何祥光，农圣．我国基本公共卫生服务的信息特性与管理建议[J]．中国卫生事业管理，2018，364（10）：790-793．

[15]安莹．关于促进黑龙江省基本公共卫生服务均等化的几点建议[J]．黑龙江医学，2016，40：59．

第五章 基于病案数据的珠海市医院 医疗质量与安全评价

医疗质量与安全是医疗服务的核心内容和永恒主题，关系着患者的健康权能否得到保证，医改目标能否实现，医疗卫生事业能否持续健康发展，关系着社会是否和谐稳定，国家能否实现长治久安。在医药卫生体制改革中，医疗质量与安全管理一直都是各级卫生管理部门的重要课题，我国不仅建立了各类相关政策法规、考评制度和系列医疗质量指标体系，还通过医疗机构评审与评价、大型公立医院巡查、进一步改善医疗服务行动计划等多种活动促进医疗质量安全管理的持续改进。

本章通过广东省卫生健康数据直报系统中珠海市及其各行政区上报的 2013—2018 年以来住院病案数据，分析各级医院的医疗质量与安全指标的变化趋势，以衡量其地区医疗服务能力、质量水平以及差异性，并从中发现问题和发掘改进空间。

本章分析的卫生机构数据包括该三个行政区的全部等次(一到三级)、全部经济类型(公立和民营)、全部主办单位类型(政府、社会、个人)医院，不包括基层医疗卫生机构(社区卫生服务中心/站、乡镇卫生院以下卫生机构)、专业公共卫生机构和其他卫生机构。

本章介绍的分析指标主要反映服务数量的出院人次数、手术人次等；反映疾病负担的住院例均费用、药占比、耗占比、报销比、费用构成等；反映区域疾病谱情况的病人构成、疾病构成、疾病分类等；反映医疗服务能力、服务质量和患者安全的平均住院日、再住院率、抢救成功率、手术情况、死亡率、感染情况、并发症、抗菌药物使用情况、诊断符合率、住院重返等。

一、珠海市医院医疗质量与安全发展现状

(一)病人概况

1. 总体概况

从 2013 年到 2018 年，珠海市总体出院人次数量在逐年上升，其占常住人口的比例也在上升，如图 5-1 所示，循环系统疾病出院人次最多，精神和行为障碍类疾病增长速度最快，见表 5-1、图 5-2。住院例均费用 6 年内上涨 40.99%，例均药费、药占比及平均住院日、死亡率均呈下降趋势。这些指标一方面反映了卫生系统医疗服务能力、治疗手段和治疗效果的提升；另一方面也反映了居民对医疗服务获取意识的提升，见表 5-2。

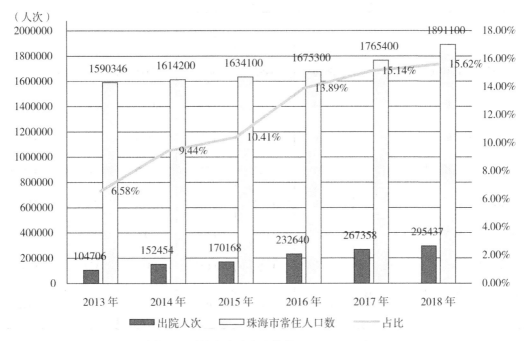

图 5-1 珠海市出院人次趋势（2013—2018 年）

资料来源：珠海市统计局，《珠海概览》(2013—2019 年)。

表 5-1　　　　　　　　珠海市出院疾病构成（**2013—2018 年**）　　　　（单位：人次）

年份 系统别	2013	2014	2015	2016	2017	2018
循环系统疾病	13514	20279	22746	30366	34720	37722
妊娠、分娩和产褥期	12102	18826	21483	34614	38264	35387
呼吸系统疾病	14096	19176	21317	27643	30433	33103
消化系统疾病	9150	13224	15245	20280	23630	28189
其他接收医疗服务	8606	12104	12751	15985	20754	26412
损伤、中毒	9680	13372	15105	21710	23962	24442
泌尿生殖系统疾病	6737	9810	10929	13261	16629	20378
肿瘤	6173	9480	10645	12499	14905	18792
肌肉骨骼系统和结缔组织疾病	4080	6439	7482	12339	13714	16366

系统别 \ 年份	2013	2014	2015	2016	2017	2018
内分泌、营养和代谢疾病	3688	5482	5864	7041	8042	9236
传染病和寄生虫病	4154	5522	5998	5746	6975	8137
精神和行为障碍	543	884	1042	3845	4543	4797
症状、体征和检验异常	1397	1868	2429	2980	4115	4059
耳和乳突疾病	913	1474	1639	2218	2954	3161
皮肤和皮下组织疾病	801	1152	1265	1889	2228	2591
血液、造血器官及免疫疾病	677	1014	1199	1348	1511	1585
先天性畸形、变形和染色体异常	669	987	951	1131	1396	1542

表 5-2　　　　　　　　　珠海市出院病人主要指标（2013—2018 年）

年份	平均住院日（天）	例均费用（元）	例均药费（元）	死亡率（%）
2013	9.2	8404.9	2614.1	1.1
2014	9.1	8893.4	2877.4	1.0
2015	8.9	9359.7	2665.8	1.1
2016	8.9	9374.5	2384.6	0.9
2017	8.7	10366.8	2281.2	0.8
2018	8.5	11849.7	2464.6	0.7
增长率	−8.11%	40.99%	−5.72%	−29.69%

　　从各个行政分区情况来看，香洲区作为珠海市的核心行政区，医疗卫生资源优势明显，出院人次最多，同时住院例均费用最高、住院例均费用增长率最高、平均住院日也最长。而金湾区作为新兴行政区，其疾病死亡率下降幅度最明显、平均住院日也是三个区中也相对更短、例均费用最低，显示了金湾区在 6 年内整体医疗技术水平的迅速提升，见表5-2、图 5-3、图 5-4、图 5-5、图 5-6。香洲区的住院人次人头比明显高于其他两个区，见图 5-7。

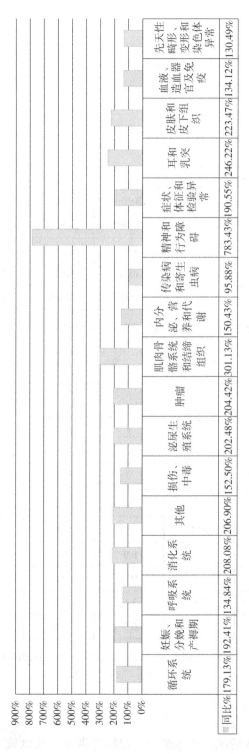

图5-2　珠海市出院疾病构成5年增长率（2013—2018）

	循环系统	妊娠、分娩和产褥期	呼吸系统	消化系统	其他	损伤、中毒	泌尿生殖系统	肿瘤	肌肉骨骼系统和结缔组织	内分泌、营养和代谢	传染病和寄生虫病	精神和行为障碍	症状、体征和检验异常	耳和乳突	皮肤和皮下组织	血液、造血器官及免疫	先天性畸形、变形和染色体异常
同比%	179.13%	192.41%	134.84%	208.08%	206.90%	152.50%	202.48%	204.42%	301.13%	150.43%	95.88%	783.43%	190.55%	246.22%	223.47%	134.12%	130.49%

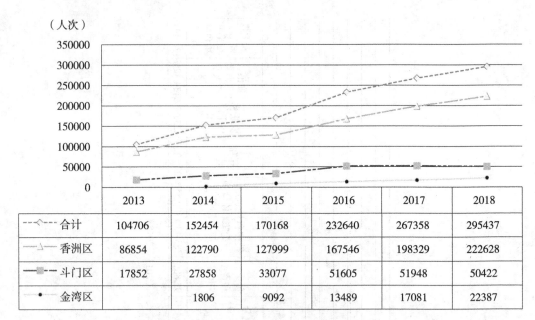

（人次）	2013	2014	2015	2016	2017	2018
合计	104706	152454	170168	232640	267358	295437
香洲区	86854	122790	127999	167546	198329	222628
斗门区	17852	27858	33077	51605	51948	50422
金湾区		1806	9092	13489	17081	22387

图 5-3　珠海市不同地区出院人次（2013—2018 年）

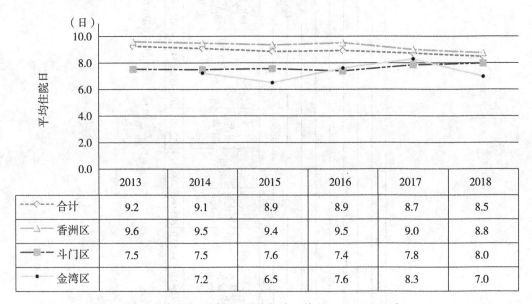

（日）	2013	2014	2015	2016	2017	2018
合计	9.2	9.1	8.9	8.9	8.7	8.5
香洲区	9.6	9.5	9.4	9.5	9.0	8.8
斗门区	7.5	7.5	7.6	7.4	7.8	8.0
金湾区		7.2	6.5	7.6	8.3	7.0

图 5-4　珠海市不同地区平均住院日情况（2013—2018 年）

2. 出院病人构成

（1）出院病人性别构成情况。整体来看，出院患者女性比例较高，除去妇产科影响，分专科来看，除疼痛科、皮肤科等极少数科室，绝大多数科别男性患者比例高于女性

132

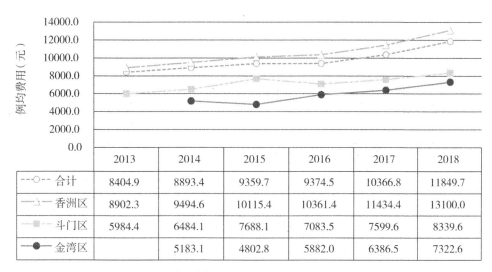

	2013	2014	2015	2016	2017	2018
---○--- 合计	8404.9	8893.4	9359.7	9374.5	10366.8	11849.7
---〵--- 香洲区	8902.3	9494.6	10115.4	10361.4	11434.4	13100.0
---■--- 斗门区	5984.4	6484.1	7688.1	7083.5	7599.6	8339.6
——●—— 金湾区		5183.1	4802.8	5882.0	6386.5	7322.6

图 5-5　珠海市不同地区住院例均费用(2013—2018 年)

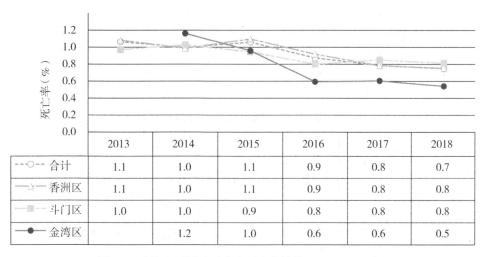

	2013	2014	2015	2016	2017	2018
---○--- 合计	1.1	1.0	1.1	0.9	0.8	0.7
---〵--- 香洲区	1.1	1.0	1.1	0.9	0.8	0.8
---■--- 斗门区	1.0	1.0	0.9	0.8	0.8	0.8
——●—— 金湾区		1.2	1.0	0.6	0.6	0.5

图 5-6　珠海市不同地区疾病死亡率情况(2013—2018 年)

患者,尤其值得注意的是,精神科男性患者比例远远高于女性患者。从不同性别疾病出院人次来看,在男性出院患者中,骨折位居榜首,其次是肺炎、心脑血管疾病、恶性肿瘤;肺炎、良性肿瘤、心脏病、高血压、脑血管病是一直位居女性患者排名前 10 的疾病病种。恶性肿瘤在男性患者中的比例较高,而女性以良性肿瘤病人居多。见图 5-8,表 5-3~表 5-6。

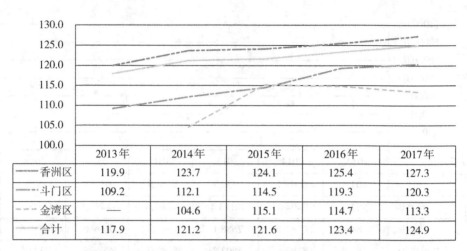

	2013年	2014年	2015年	2016年	2017年
香洲区	119.9	123.7	124.1	125.4	127.3
斗门区	109.2	112.1	114.5	119.3	120.3
金湾区	——	104.6	115.1	114.7	113.3
合计	117.9	121.2	121.6	123.4	124.9

图 5-7 珠海市不同地区住院人次人头比(2013—2018 年,%)

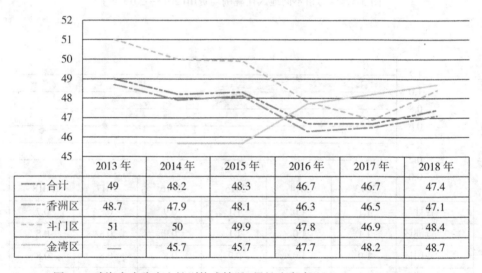

	2013 年	2014 年	2015 年	2016 年	2017 年	2018 年
合计	49	48.2	48.3	46.7	46.7	47.4
香洲区	48.7	47.9	48.1	46.3	46.5	47.1
斗门区	51	50	49.9	47.8	46.9	48.4
金湾区	——	45.7	45.7	47.7	48.2	48.7

图 5-8 珠海市出院病人性别构成情况(男性患者占比,%, 2013—2018 年)

表 5-3 珠海市不同科别出院病人性别构成情况(男性患者占比,%, 2013—2018 年)

科别 \ 年份	2013	2014	2015	2016	2017	2018
内科	54.2	54.5	54.7	53.0	53.0	52.9
外科	60.1	59.5	59.9	61.0	59.6	59.1
妇产科	0.0	0.0	0.0	0.0	0.0	0.0
儿科	60.4	59.6	59.7	58.7	58.5	58.0
眼科	51.1	47.9	47.9	42.7	48.1	50.2

续表

年份 科别	2013	2014	2015	2016	2017	2018
耳鼻咽喉科	60.4	59.0	60.0	58.7	57.9	59.2
口腔科	62.0	65.5	62.2	62.5	59.8	61.9
皮肤科	53.0	52.6	48.7	46.0	50.5	46.7
精神科	—	—	—	73.6	68.7	67.2
传染科	68.3	70.2	70.7	67.6	67.2	67.4
肿瘤科	56.0	53.3	53.7	52.5	52.4	51.3
急诊医学科	0.0	0.0	50.0	67.0	60.8	56.2
康复医学科	49.4	49.5	53.4	53.2	56.2	54.1
疼痛科	—	—	0	38.8	38.5	35.3
重症医学科	69.0	69.4	65.7	64.9	66.6	65.6
医学影像科	66.2	66.1	59.5	63.6	65.5	58.4
中医科	52.6	51.3	51.5	51.5	51.0	50.0
全科医疗科	51.3	58.5	60.8	58.0	57.7	61.9

表5-4　　　　　不同疾病出院患者性别构成情况（男性占比，%，2013—2018年）

年份 疾病	2013	2014	2015	2016	2017	2018
结核病	69.3	68.3	69.0	67.7	69.9	69.1
手足口病	64.4	60.9	62.3	57.9	61.9	58.9
病毒性肝炎	70.8	76.1	74.9	73.8	74.5	69.7
恶性肿瘤	57.6	55.7	55.8	57.0	56.0	56.6
原位癌	4.2	19.5	13.0	12.4	14.1	14.8
良性肿瘤	25.0	28.8	29.5	32.0	31.0	33.8
贫血	47.8	41.2	41.5	40.4	37.4	39.7
糖尿病	54.2	56.3	54.6	55.0	56.5	56.7
依赖性物质引起的精神和行为障碍	80.9	93.3	83.1	85.3	87.5	86.1
精神分裂症、分裂型和妄想性障碍	75.0	55.6	50.0	44.0	43.4	49.5
情感障碍	12.5	35.9	25.8	37.7	35.6	40.0
中枢神经系统炎性疾病	58.0	67.3	55.9	56.6	73.7	56.0
帕金森病	62.1	53.8	56.9	53.2	52.8	51.6

续表

年份 疾病	2013	2014	2015	2016	2017	2018
癫痫	61.4	61.7	66.4	61.9	66.1	64.7
老年性白内障	44.4	42.7	43.1	43.0	43.5	44.7
视网膜脱离和断裂	55.6	61.7	62.7	59.5	63.4	64.1
青光眼	47.3	43.0	41.6	42.7	43.9	48.4
中耳和乳突疾病	42.8	44.0	45.3	47.6	43.9	45.4
急性风湿热	40.0	40.0	50.0	38.5	50.0	27.6
心脏病	57.3	57.0	57.8	56.5	56.2	55.9
高血压	46.8	47.9	48.3	46.9	46.4	47.0
肺栓塞	45.0	50.0	70.8	45.2	43.3	46.1
脑血管病	60.6	61.2	62.2	61.2	60.7	58.4
静脉炎和血栓形成	55.9	50.6	47.3	53.0	42.5	52.5
下肢静脉曲张	48.6	57.0	51.3	46.4	43.6	47.9
急性上呼吸道感染	59.6	60.0	60.7	60.2	60.7	58.1
流行性感冒	50.5	58.3	57.3	56.8	54.0	58.9
肺炎	58.8	57.4	57.8	56.9	55.6	56.4
慢性鼻窦炎	63.7	65.2	66.6	68.1	63.6	63.4
慢性扁桃体和腺样体疾病	58.8	55.5	58.3	58.5	56.5	63.3
慢性下呼吸道疾病	61.6	61.4	62.4	61.6	61.8	63.3
外部物质引起的肺病	72.7	71.3	72.7	66.0	79.9	69.8
口腔疾病	53.7	53.5	52.9	55.8	55.3	52.7
胃及十二指肠溃疡	76.4	74.3	76.6	71.3	74.6	73.3
阑尾炎	55.4	53.6	52.0	55.3	54.1	52.0
疝	86.8	88.3	87.2	88.7	87.1	88.3
肠梗阻	59.8	57.0	60.1	60.4	59.9	58.2
酒精性肝病	97.8	97.1	97.8	97.1	98.1	99.0
肝硬化	73.4	73.9	78.7	77.8	75.6	75.7
胆石病和胆囊炎	47.5	47.5	46.7	48.2	46.9	48.5
急性胰腺炎	60.9	62.8	61.4	62.7	61.9	64.2
皮炎及湿疹	59.1	52.8	50.0	53.5	56.7	52.6
牛皮癣	84.4	76.3	74.2	66.7	64.6	72.8

续表

年份 疾病	2013	2014	2015	2016	2017	2018
荨麻疹	45.2	55.5	54.3	42.6	46.4	46.8
类风湿性关节炎	34.5	30.3	33.5	29.5	29.5	26.8
痛风	91.5	89.5	90.1	86.6	87.7	88.7
其他关节病	27.5	27.0	27.8	25.3	24.9	27.1
系统性红斑狼疮	16.3	12.2	11.0	12.6	16.3	7.1
脊椎关节强硬	39.2	40.2	38.2	36.8	34.9	35.9
椎间盘疾病	50.8	50.6	50.1	46.0	46.5	49.3
内：骨质疏松	12.9	19.8	16.1	22.1	13.5	13.1
骨髓炎	56.7	77.8	50.0	70.2	69.4	63.8
肾小球疾病	54.9	51.7	53.6	49.9	54.2	51.8
肾盂肾炎	18.6	21.3	24.7	19.1	21.1	23.2
肾衰竭	53.3	55.7	50.5	56.7	57.3	58.9
尿石病	68.7	66.8	70.1	69.2	71.3	73.2
膀胱炎	47.8	65.7	50.2	59.9	52.6	53.1
尿道狭窄	94.7	89.5	93.1	92.3	90.0	97.6
新出生窒息	56.3	61.5	59.3	60.8	60.3	60.2
新生儿吸入综合征	64.7	54.5	58.8	60.3	51.5	64.9
围生期感染	49.4	48.7	49.2	56.6	50.2	50.4
胎儿和新生儿溶血性疾病	51.3	45.7	44.4	53.2	49.5	49.1
神经系统其他先天性畸形	50.0	66.7	75.0	62.5	50.0	50.0
先天性心脏病	48.3	47.7	44.5	48.1	48.7	50.0
唇裂和腭裂	41.7	53.8	53.8	66.7	42.1	66.7
消化系统先天性畸形	47.1	60.0	55.0	43.9	34.9	31.9
生殖泌尿系统先天性畸形	68.3	65.5	66.7	63.2	55.1	66.9
肌肉骨骼系统先天性畸形	49.1	49.4	59.5	45.9	43.2	54.1
骨折	66.3	65.9	65.1	64.6	65.2	64.2
颅内损伤	69.2	72.4	72.4	70.8	72.9	69.1
烧伤和腐蚀伤	62.8	66.3	64.2	63.4	65.3	66.0
药物、药剂和生物制品中毒	42.6	42.7	46.8	75.3	44.0	34.5
非药用物质的毒性效应	56.3	57.2	54.6	54.2	53.1	52.7
医疗并发症	62.3	56.2	60.9	60.8	52.8	52.5

表 5-5 　　　　　　　　　男性出院病人排名前 10 病种（2013—2018 年）

年份 序号	2013	2014	2015	2016	2017	2018
1	肺炎	骨折	骨折	骨折	骨折	骨折
2	骨折	心脏病	心脏病	肺炎	心脏病	肺炎
3	心脏病	肺炎	肺炎	心脏病	肺炎	心脏病
4	脑血管病	脑血管病	脑血管病	脑血管病	脑血管病	脑血管病
5	恶性肿瘤	恶性肿瘤	恶性肿瘤	恶性肿瘤	恶性肿瘤	恶性肿瘤
6	高血压	高血压	慢性下呼吸道疾病	慢性下呼吸道疾病	慢性下呼吸道疾病	慢性下呼吸道疾病
7	慢性下呼吸道疾病	慢性下呼吸道疾病	高血压	高血压	高血压	糖尿病
8	糖尿病	糖尿病	糖尿病	糖尿病	糖尿病	良性肿瘤
9	急性上呼吸道感染	急性上呼吸道感染	急性上呼吸道感染	急性上呼吸道感染	急性上呼吸道感染	高血压
10	男性生殖器官疾病	颅内损伤	尿石病	椎间盘疾病	良性肿瘤	椎间盘疾病

表 5-6 　　　　　　　　　女性出院病人排名前 10 病种（2013—2018 年）

年份 序号	2013	2014	2015	2016	2017	2018
1	肺炎	心脏病	心脏病	顺产	肺炎	良性肿瘤
2	良性肿瘤	高血压	良性肿瘤	肺炎	心脏病	心脏病
3	高血压	良性肿瘤	肺炎	心脏病	良性肿瘤	肺炎
4	心脏病	恶性肿瘤	高血压	高血压	高血压	分娩时会阴、阴道裂伤
5	恶性肿瘤	肺炎	恶性肿瘤	良性肿瘤	顺产	脑血管病
6	脑血管病	脑血管病	脑血管病	骨折	脑血管病	骨折
7	骨折	骨折	骨折	脑血管病	骨折	恶性肿瘤
8	糖尿病	糖尿病	顺产	恶性肿瘤	分娩时会阴、阴道裂伤	医疗性流产
9	慢性下呼吸道疾病	慢性下呼吸道疾病	糖尿病	分娩时会阴、阴道裂伤	恶性肿瘤	高血压
10	急性上呼吸道感染	顺产	慢性下呼吸道疾病	医疗性流产	医疗性流产	糖尿病

（2）出院病人年龄构成情况。10 岁以下年龄出院病人比例呈逐年降低趋势，60 岁以上出院病人比例呈逐年增高趋势。10 岁以下儿童出院病人比例下降与我国优生优育政策、儿童卫生保健的加强有很大关系，而 60 岁以上老人出院病例的增加则与目前我国人口老龄化的趋势一致，见图 5-9。

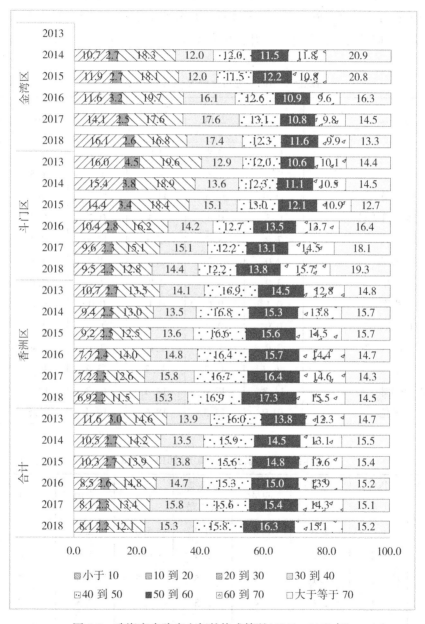

图 5-9　珠海市出院病人年龄构成情况（2013—2018 年）

（3）出院病人职业构成情况。不同职业出院人次中，"无业人员"的占比逐年下降，这有可能是出于隐私病人未如实填写职业情况，随着近几年对医疗大数据的重视，病人的信息数据也逐步完善，从而改变了该构成情况。见表5-7。

从不同职业病例在疾病分系统来看，以2013—2018年出院人次最多的循环系统疾病和增长速度最快的精神及行为异常类疾病为例，循环系统疾病在国家公务员、专业技术人员、工人、农民等群体中整体呈下降趋势，而职员和企业管理人员的占比逐年在上升，见表5-8；精神及行为异常住院病人中，学生的占比较5年前明显上升，见表5-9；另外，在肿瘤疾病方面，职员的占比在逐渐上升，见表5-10。

表5-7　　　　　　　　出院病例不同职业占比情况（2013—2018年）　　　　　　（单位：%）

年份 职业	2013	2014	2015	2016	2017	2018
国家公务员	0.9	0.9	0.8	0.7	0.7	0.7
专业技术人员	2.2	2.8	1.3	1.4	1.5	1.6
职员	11.9	11.1	11.3	11.9	16.5	17.5
企业管理人员	0.3	0.3	0.4	0.3	0.3	0.3
工人	7.9	8.8	12.1	12.1	9.4	8.1
农民	2.0	1.7	2.2	2.2	1.8	1.6
学生	3.0	2.7	2.8	2.7	2.6	3.9
现役军人	0.1	0.0	0.1	0.0	0.0	0.0
自由职业者	0.9	0.9	0.9	1.1	1.1	1.5
个体经营者	2.0	1.8	2.0	2.7	2.4	2.3
无业人员	46.7	43.1	33.2	33.2	25.7	20.2
退（离）休人员	11.3	12.6	14.3	12.3	12.6	12.7
其他	10.9	13.3	18.6	19.4	25.5	29.7

表5-8　　　　　　　　循环系统疾病职业占比情况（2013—2018年）　　　　　　（单位：%）

年份	国家公务员	专业技术人员	职员	企业管理人员	工人	农民	学生	其他
2013	1.2	2.0	8.6	0.2	5.0	2.2	0.7	80.1
2014	1.2	2.7	6.8	0.4	6.8	1.9	0.6	79.6
2015	1.1	1.1	7.4	0.5	7.6	2.5	0.7	79.1
2016	1.1	1.1	7.4	0.5	7.6	2.5	0.7	79.1
2017	0.8	1.0	9.7	0.4	4.7	1.9	0.6	80.9
2018	0.9	1.2	10.5	0.4	4.3	1.7	0.7	80.3

表 5-9　　　　　　　　　**精神及行为异常疾病职业占比情况（2013—2018 年）**　　　　　（单位:%）

职业 年份	国家公务员	专业技术人员	职员	企业管理人员	工人	农民	学生	其他
2013	2.8	3.7	12.9	0.6	5.5	1.1	1.5	71.9
2014	2.8	4.6	10.6	0.6	4.6	1.1	1.6	74.1
2015	1.7	1.3	10.7	0.7	9.4	0.8	2.8	72.6
2016	0.5	1.3	4.9	0.2	5.0	0.9	1.1	86.1
2017	0.8	1.0	7.4	0.2	3.3	1.1	3.1	83.1
2018	0.6	0.6	7.4	0.1	3.4	1.0	4.8	82.1

表 5-10　　　　　　　　　　　**肿瘤疾病职业占比情况（2013—2018 年）**　　　　　　（单位:%）

职业 年份	国家公务员	专业技术人员	职员	企业管理人员	工人	农民	学生	其他
2013	1.1	2.6	14.8	0.5	6.6	3.4	1.5	69.5
2014	1.3	4.0	13.0	0.3	6.7	3.0	1.8	69.9
2015	1.1	1.6	14.6	0.5	9.4	3.9	1.9	67.0
2016	1.1	1.5	14.7	0.5	8.5	3.0	1.8	68.9
2017	1.1	1.4	18.6	0.3	5.8	2.3	1.9	68.6
2018	0.9	1.8	19.1	0.3	4.9	2.1	1.5	69.4

（4）其他构成分析。珠海市出院人次中已婚比例逐渐增加。随着珠海城市活力的不断提升，出院病人中外籍患者的比例以及少数民族的比例也在增加，见图 5-10~图 5-12。

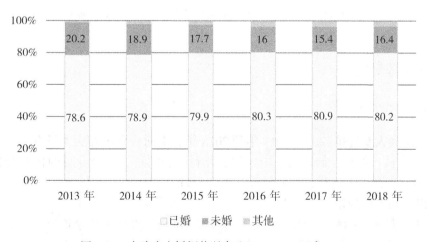

图 5-10　出院病人婚姻状况占比(2013—2018 年,%)

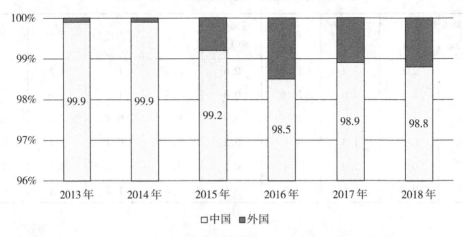

图 5-11　出院病人国籍情况(2013—2018 年,%)

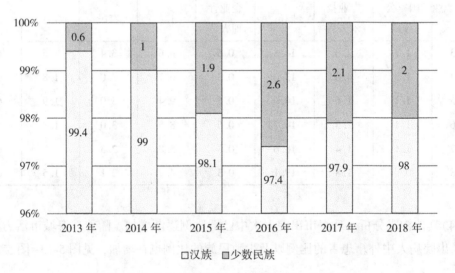

图 5-12　出院病人少数民族占比情况(2013—2018 年,%)

(二)疾病分析

1. 疾病概况

(1)出院病人专科排名。从 2013 年到 2018 年,不同科别出院病人量及增长量最多的专科依次为内科、外科、妇产科、中医科、儿科、肿瘤科。部分专科的住院数据从无到有,如精神科、急诊医学科、疼痛科等。见表 5-11。

(2)出院病人病种排名。

出院人次最多的病种主要集中在呼吸道疾病(肺炎、慢性下呼吸道疾病、急性上呼吸道感染)、循环系统疾病(心脏病、高血压)、运动系统疾病(骨折、椎间盘疾病)、肿瘤

（良性、恶性）、代谢性疾病（糖尿病）及产科疾病等，其中，良性肿瘤、脑血管病和心脏病的增长率最高，分别为 267.74%、239.31% 和 202.21%，见表 5-12。

表 5-11　　　　　　　　　　　不同科别出院人次（2013—2018 年）

科别 ＼ 年份	2013	2014	2015	2016	2017	2018	增长量
内科	29119	43515	49954	66182	76635	81262	52143
外科	22875	32484	37261	50708	59318	65372	42497
妇产科	14558	21879	25029	38919	44562	43344	28786
妇女保健科	0	0	0	29	0	0	0
中医科	13179	19210	19009	21229	22158	27450	14271
儿科	10912	14423	15748	18501	19721	21985	11073
肿瘤科	4609	6918	7471	10606	12884	15207	10598
医学影像科	157	436	587	2064	3258	8952	8795
传染科	2670	3874	4480	5267	6263	8182	5512
眼科	2243	3062	3119	6192	5805	5959	3716
耳鼻咽喉科	1986	2716	2771	3271	4736	5318	3332
康复医学科	864	1592	2213	3236	4576	4822	3958
精神科	0	0	0	2753	3139	3254	3254
急诊医学科	1	1	2	527	1488	1713	1712
重症医学科	493	708	760	853	1005	1042	549
口腔科	363	542	669	554	530	703	340
皮肤科	413	445	384	450	507	553	140
全科医疗科	39	352	390	483	601	302	263
疼痛科	0	0	0	523	169	17	17
其他业务科室	225	297	321	290	1	0	-225
临终关怀科	0	0	0	2	1	0	0
民族医学科	0	0	0	0	1	0	0
合计	104706	152454	170168	232640	267358	295437	190731

恶性肿瘤、颅内损伤、脑血管病一直居于死亡率最高的病种前三位，恶性肿瘤死亡率高于 10%。另外，随着日益先进的医疗设备投入和医疗技术水平的不断提高，所有疾病的死亡率整体均呈下降趋势，其中，肾衰竭、肺炎、肝硬化、慢性下呼吸道疾病的死亡率下降程度在 50% 及以上，见表 5-13。

表 5-12　出院人次排名前八的疾病（2013—2018 年）

序号	2013 疾病	2013 人次	2014 疾病	2014 人次	2015 疾病	2015 人次	2016 疾病	2016 人次	2017 疾病	2017 人次	2018 疾病	2018 人次
1	肺炎	4955	心脏病	6513	心脏病	7202	肺炎	10663	肺炎	11441	心脏病	12587
2	心脏病	4165	骨折	5769	肺炎	6880	骨折	9698	心脏病	11336	肺炎	12528
3	骨折	4019	恶性肿瘤	5539	骨折	6473	心脏病	9626	骨折	10861	脑血管病	11859
4	脑血管病	3495	肺炎	5510	脑血管病	6331	脑血管病	8217	脑血管病	9930	骨折	11324
5	高血压	3450	脑血管病	5153	恶性肿瘤	5802	高血压	6836	高血压	7537	良性肿瘤	9120
6	恶性肿瘤	3412	高血压	4943	高血压	5086	恶性肿瘤	6512	恶性肿瘤	7389	恶性肿瘤	8710
7	良性肿瘤	2480	糖尿病	3853	良性肿瘤	4228	慢性下呼吸道疾病	5508	良性肿瘤	6701	慢性下呼吸道疾病	6807
8	糖尿病	2445	慢性下呼吸道疾病	3793	糖尿病	4202	良性肿瘤	5182	慢性下呼吸道疾病	6246	高血压	6478

表5-13　住院病人死亡率排名前八的疾病（2013—2018年）

序号	2013		2014		2015		2016		2017		2018	
	疾病	死亡率（%）	疾病	死亡率（%）	疾病	死亡率（%）	疾病	死亡率（%）	疾病	死亡率（%）	疾病	死亡率（%）
1	恶性肿瘤	12.2	恶性肿瘤	10.3	恶性肿瘤	12.7	恶性肿瘤	12.1	恶性肿瘤	11.0	恶性肿瘤	10.2
2	颅内损伤	6.2	颅内损伤	4.5	颅内损伤	6.1	颅内损伤	4.8	颅内损伤	5.9	颅内损伤	5.0
3	脑血管病	3.5	脑血管病	3.5	脑血管病	3.1	脑血管病	2.7	脑血管病	2.3	脑血管病	2.0
4	肝硬化	3.1	肾衰竭	2.4	肝硬化	2.0	肾衰竭	2.1	肝硬化	2.2	心脏病	1.3
5	肾衰竭	2.4	慢性下呼吸道疾病	1.8	心脏病	1.7	肝硬化	1.7	肾衰竭	1.8	肾衰竭	1.2
6	心脏病	1.9	肝硬化	1.8	肾衰竭	1.7	心脏病	1.5	心脏病	1.5	肺炎	0.9
7	慢性下呼吸道疾病	1.8	心脏病	1.7	慢性下呼吸道疾病	1.2	慢性下呼吸道疾病	1.3	肺炎	0.9	肝硬化	0.9
8	肺炎	0.6	肺炎	1.2	肺炎	1.1	肺炎	1.1	慢性下呼吸道疾病	0.7	慢性下呼吸道疾病	0.7

注：年死亡病例数低于10例的除外。

（3）疾病费用情况。住院例均费用与例均药品费用排名前五的疾病基本一致，说明药品费用是住院费用构成中重要的影响因素。见表5-14、表5-15。

表5-14　　　　　　　　住院例均费用排名前五疾病（2013—2018年）

序号	2013	2014	2015	2016	2017	2018
1	中枢神经系统炎性疾病	中枢神经系统炎性疾病	恶性肿瘤	中枢神经系统炎性疾病	恶性肿瘤	恶性肿瘤
2	外部物质引起的肺病	外部物质引起的肺病	神经系统其他先天性畸形	恶性肿瘤	骨髓炎	肺栓塞
3	恶性肿瘤	恶性肿瘤	颅内损伤	肺栓塞	静脉炎和血栓形成	静脉炎和血栓形成
4	先天性心脏病	颅内损伤	中枢神经系统炎性疾病	静脉炎和血栓形成	中枢神经系统炎性疾病	精神分裂症
5	骨折	骨折	部物质引起的肺病	外部物质引起的肺病	肺栓塞	颅内损伤

注：年出院人次病例数低于10例的除外。

表5-15　　　　　　　　住院例均药品费用前五疾病（2013—2018年）

序号	2013	2014	2015	2016	2017	2018
1	中枢神经系统炎性疾病	中枢神经系统炎性疾病	外部物质引起的肺病	中枢神经系统炎性疾病	骨髓炎	恶性肿瘤
2	外部物质引起的肺病	细菌性痢疾	中枢神经系统炎性疾病	外部物质引起的肺病	恶性肿瘤	外部物质引起的肺病
3	脑血管病	外部物质引起的肺病	颅内损伤	恶性肿瘤	中枢神经系统炎性疾病	肺栓塞
4	恶性肿瘤	颅内损伤	恶性肿瘤	交界恶性和动态未知肿瘤	外部物质引起的肺病	中枢神经系统炎性疾病
5	肺栓塞	急性胰腺炎	急性胰腺炎	肺栓塞	肺栓塞	伤寒和副伤寒

注：年出院人次病例数低于10例的除外。

（4）平均住院日情况。从2013年到2018年出院疾病平均住院日排名来看，炎症、感染性疾病、恶性肿瘤、精神类疾病平均住院日最长。见表5-16。

表 5-16　　　　　　　　　**珠海市平均住院日前五疾病（2013—2018 年）**

序号	2013	2014	2015	2016	2017	2018
1	骨髓炎	颅内损伤	骨髓炎	精神分裂症、分裂型和妄想性障碍	精神分裂症、分裂型和妄想性障碍	精神分裂症、分裂型和妄想性障碍
2	中枢神经系统炎性疾病	骨髓炎	骨折	情感障碍	情感障碍	情感障碍
3	骨折	骨折	牛皮癣	中枢神经系统炎性疾病	骨髓炎	骨髓炎
4	肺栓塞	中枢神经系统炎性疾病	颅内损伤	尿道狭窄	恶性肿瘤	中枢神经系统炎性疾病
5	恶性肿瘤	恶性肿瘤	中枢神经系统炎性疾病	恶性肿瘤	颅内损伤	恶性肿瘤

（5）疾病分类情况。从 2013 年到 2018 年，珠海市出院病人中急症病人比例下降，但是疑难、危重病人比例逐年上升，一般性疾病比例明显下降。从不同行政区域出院病人的分型来看，随着金湾区卫生机构医疗服务能力的提升，逐步承担起本地区疑难危重病人的医疗服务，分流了部分过去由香洲区承担的疑难危重病人诊治工作，见图 5-13～图 5-16。

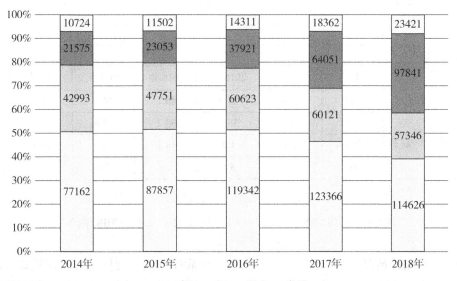

图 5-13　珠海市出院病人疾病分类(2013—2018 年)

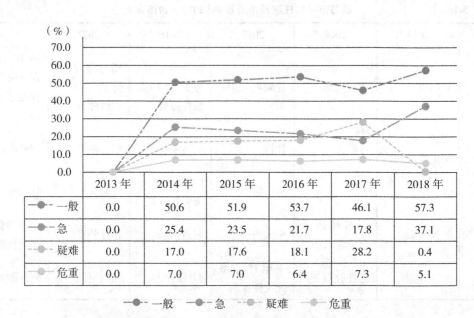

	2013 年	2014 年	2015 年	2016 年	2017 年	2018 年
一般	0.0	50.6	51.9	53.7	46.1	57.3
急	0.0	25.4	23.5	21.7	17.8	37.1
疑难	0.0	17.0	17.6	18.1	28.2	0.4
危重	0.0	7.0	7.0	6.4	7.3	5.1

图 5-14　珠海市香洲区出院病人病例分型构成(2013—2018 年,%)

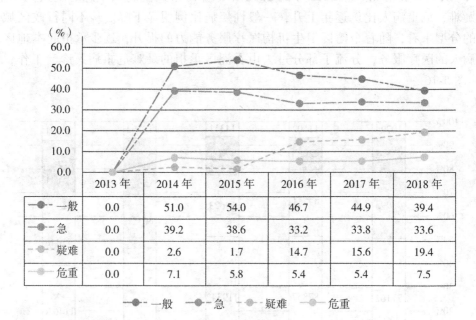

	2013 年	2014 年	2015 年	2016 年	2017 年	2018 年
一般	0.0	51.0	54.0	46.7	44.9	39.4
急	0.0	39.2	38.6	33.2	33.8	33.6
疑难	0.0	2.6	1.7	14.7	15.6	19.4
危重	0.0	7.1	5.8	5.4	5.4	7.5

图 5-15　珠海市斗门区出院病人病例分型构成(2013—2018 年,%)

(6)临床路径情况。临床路径是指针对某一疾病建立的一套标准化治疗模式与治疗程序,以循证医学证据和指南为指导,来促进治疗组织和疾病管理的方法,最终起到规范医疗行为,减少变异,降低成本、降低医疗风险,提高医疗质量的作用。而且相对于指南来说,其内容更简洁、易读,适用于多学科多部门具体操作,是针对特定疾病的诊疗流程,

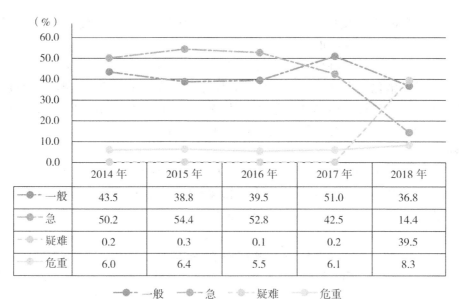

年份	2014 年	2015 年	2016 年	2017 年	2018 年
一般	43.5	38.8	39.5	51.0	36.8
急	50.2	54.4	52.8	42.5	14.4
疑难	0.2	0.3	0.1	0.2	39.5
危重	6.0	6.4	5.5	6.1	8.3

一般　　急　　疑难　　危重

图 5-16　珠海市金湾区出院病人病例分型构成(2013—2018 年,%)

注重治疗过程中各专科间的协同性，注重治疗的结果，注重时间性。

我国自 2010 年开始试点临床路径管理，已取得了明显成效。

从表 5-17 来看，虽然临床路径疾病的出院患者日均费用高于整体住院日均费用，但是通过规范的路径管理缩短了平均住院日，因此进入临床路径疾病的平均住院费用低于总体平均水平，而且其药费占比和耗材费占比低于总体平均水平，体现出临床路径在规范治疗过程、控制治疗费用、提高医疗资源的利用上的优势。从 2013 年到 2018 年，珠海市各级医院住院病进入临床路径的比例越来越高，疾病的规范化、标准化治疗得以推进。

表 5-17　　　　　　　　　珠海市临床路径疾病情况(2014—2018 年)

年份	出院人次 (人次)	占总出院 人次的 比例(%)	临床路径 出院者平 均费用 (元)	总体出院 者平均费 用(元)	临床路径 出院者日 均费用 (元)	总体出院 者日均费 用(元)	临床路径 药费占比 (%)	总体药费 占比(%)	临床路径 耗材费占 比(%)	总体耗 材费占 比(%)
2014	14731	9.7	7947.2	8893.4	1046.0	978.5	27.3	32.4	17.5	17.3
2015	19597	11.5	8294.6	9359.7	1130.7	1057.2	24.8	28.5	16.3	15.7
2016	58399	25.1	9326.6	9374.5	1067.4	1050.3	24.0	25.4	16.5	14.5
2017	81996	30.7	9804.7	10366.9	1236.4	1187.5	20.8	22	17.1	15.2
2018	93407	31.6	10520.5	11849.8	1361.9	1396.1	20.2	20.8	11.0	15.3

2. 重点疾病情况

重点病种是国际权威机构认为重要的，能够体现医院(临床科室)学科水平，能够体现医院(临床科室)医疗质量管理水平和对医院(临床科室)整体绩效具有决定性影响的少数病种。我国医院等级评审中规定的 18 个重点病种包括：细菌性肺炎(成人无并发症)、脑出血和脑梗死、高血压病(成人)、糖尿病伴短期与长期并发症、慢性阻塞性肺疾病、肾衰竭、消化道出血(无并发症)、恶性肿瘤维持性化学治疗、创伤性颅脑损伤、充血性心力衰竭、急性心肌梗死、累及身体多个部位的损伤、结节性甲状腺肿、败血症(成人)、前列腺增生、急性胰腺炎、恶性肿瘤术后化疗、急性阑尾炎伴弥漫性腹膜炎及脓肿。

从珠海市 18 种重点疾病监测情况来看，从 2013 年到 2018 年，细菌性肺炎的住院病例次数最多，其次为成人高血压病、脑出血和脑梗死。而恶性肿瘤术后化疗增长率最高，其次是成人败血症和充血性心力衰竭。见表 5-18。

表 5-18 　　　　　　　珠海市重点监测病种情况(2013—2018 年)　　　　　(单位：人次)

年份 疾病	2013	2014	2015	2016	2017	2018	增长率
细菌性肺炎(成人无并发症)	4979	5532	6921	10737	11531	12702	155.11%
高血压病(成人)	3450	4943	5086	6836	7537	6478	87.77%
脑出血和脑梗死	2792	3985	5055	6371	7202	7748	177.51%
糖尿病伴短期与长期并发症	2445	3853	4202	4989	5572	6308	158.00%
慢性阻塞性肺疾病	1191	1960	2629	2840	2988	3584	200.92%
创伤性颅脑损伤	1115	1776	2070	2674	2281	1714	53.72%
消化道出血(无并发症)	862	1534	1708	2019	1957	2016	133.87%
肾衰竭	747	1343	1335	1611	1925	2452	228.25%
恶性肿瘤维持性化学治疗	629	1239	1310	1327	1732	1787	184.10%
累及身体多个部位的损伤	601	921	1021	1180	1223	1202	100.00%
结节性甲状腺肿	503	770	689	731	1083	1094	117.50%
急性心肌梗死	474	608	638	724	922	1267	167.30%
充血性心力衰竭	297	495	544	694	786	1337	350.17%
急性胰腺炎	276	406	490	649	766	850	207.97%
前列腺增生	257	313	270	614	744	874	240.08%
急性阑尾炎伴弥漫性腹膜炎及脓肿	179	211	266	285	315	433	141.90%
败血症(成人)	79	169	229	394	474	877	1010.13%
恶性肿瘤术后化疗	11	13	18	27	86	442	3918.18%

3. 单病种情况

单病种是指不含合并症和并发症、相对独立单一的疾病，常见的有非化脓性阑尾炎、胆囊炎、胆结石等。单病种付费是医保改革对住院费用控制的措施之一，针对单病种进行诊疗全过程的独立核算和费用总量控制，并制定出相应的付费标准，2018 年国家出台政策实施，重点应用范围在临床路径规范、治疗效果明确的常见病和多发病领域开展。但是单病种也存在覆盖范围较窄，控制费用增长有限，容易导致医院拒收重症病人、限制新医疗技术的使用等局限性。目前并行的另一种付费模式是 DRGs 付费，其综合考虑了合并症和并发症及病人其他情况，将病种归入多个病组进行付费，避开了上述单病种付费的局限。由于广东省卫生健康数据直报系统中珠海市的单病种数据量太小，本章不再对其进行单病种分析。

4. 恶性肿瘤监测情况

(1)恶性肿瘤出院人次。从图 5-17 可以看出，恶性肿瘤病人出院人次逐年上升，占珠海市常住人口的比例也在逐年上升，从 2013 年到 2018 年增长超过 1 倍。

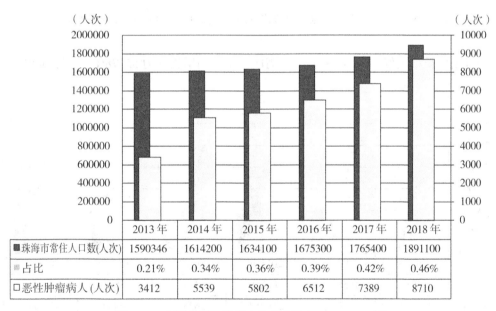

	2013 年	2014 年	2015 年	2016 年	2017 年	2018 年
■珠海市常住人口数(人次)	1590346	1614200	1634100	1675300	1765400	1891100
▨占比	0.21%	0.34%	0.36%	0.39%	0.42%	0.46%
□恶性肿瘤病人(人次)	3412	5539	5802	6512	7389	8710

图 5-17 珠海市恶性肿瘤出院病人数(2013—2018 年)

三个行政区域恶性肿瘤病人出院人次以香洲区为主，另外，五年内珠海市恶性肿瘤病人数同比增长 155.28%，其中，金湾区增长 423.08%，香洲区增长 154.31%，斗门区增长 97.68%，说明金湾区卫生机构的恶性肿瘤诊治能力在迅速提升，见图 5-18。

(2)不同地区恶性肿瘤出院病人例均费用对比。珠海市三个行政区划中，香洲区恶性肿瘤病人例均住院费用最高。同时增速也是最高，五年内费用增长率达到 81.45%，斗门

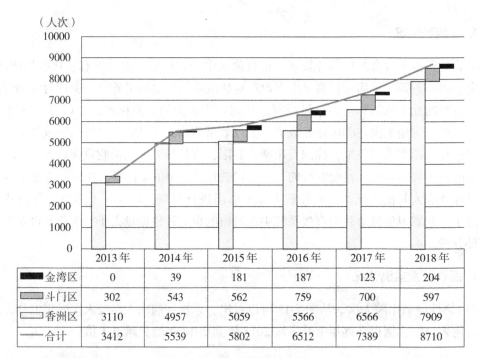

图 5-18 珠海市不同地区恶性肿瘤出院病人数(2013—2018 年,单位:人次)

区五年费用增长率最低,为 34.89%,金湾区五年费用增长率为 52.78%。见图 5-19。

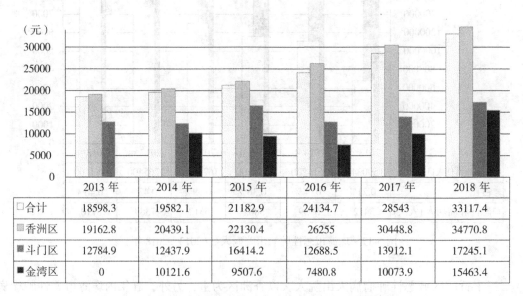

图 5-19 珠海市不同地区恶性肿瘤出院病人例均费用(单位:元)

(3)不同地区恶性肿瘤出院病人平均住院日对比。珠海市恶性肿瘤病人平均住院日整体呈下降趋势,从 2013 年到 2018 年平均住院日减少了 1.7 天,增长率为-9.87%,香洲区、金湾区平均住院日均减少 2.1 天，增长率分别为 −11.75%、−14.37%，但是斗门区恶性肿瘤病人平均住院日一直呈增长态势，5 年内增长了 2.4 天。见图 5-20。

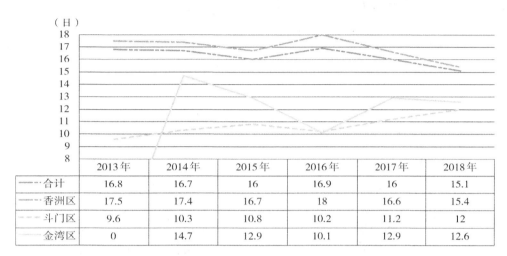

（日）	2013年	2014年	2015年	2016年	2017年	2018年
合计	16.8	16.7	16	16.9	16	15.1
香洲区	17.5	17.4	16.7	18	16.6	15.4
斗门区	9.6	10.3	10.8	10.2	11.2	12
金湾区	0	14.7	12.9	10.1	12.9	12.6

图 5-20 珠海市不同地区恶性肿瘤出院病人平均住院日

（4）恶性肿瘤出院病人例均药费。从 2013 年到 2018 年恶性肿瘤住院病人的例均药费增长了 416.9%，其中，以香洲区增长最为明显，增长率达到 444.29%，斗门区、金湾区五年内例均费用增长率分别为 161.35%、52.78%。恶性肿瘤的例均费用增长主要体现在药品上。见图 5-21。

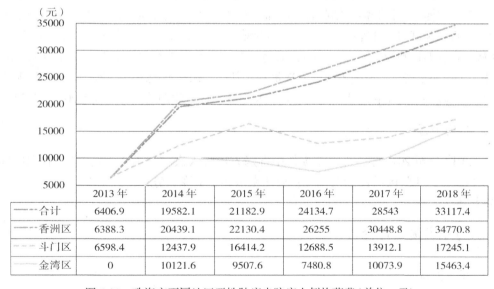

（元）	2013年	2014年	2015年	2016年	2017年	2018年
合计	6406.9	19582.1	21182.9	24134.7	28543	33117.4
香洲区	6388.3	20439.1	22130.4	26255	30448.8	34770.8
斗门区	6598.4	12437.9	16414.2	12688.5	13912.1	17245.1
金湾区	0	10121.6	9507.6	7480.8	10073.9	15463.4

图 5-21 珠海市不同地区恶性肿瘤出院病人例均药费(单位：元)

（5）恶性肿瘤病死率。得益于医学治疗手段的提升，恶性肿瘤总体病死率趋势下降，

2013年至2018年死亡率下降16.27%。从不同地区来看，香洲区病死率五年内下降26.58%，但斗门区病死率显著上升，五年内病死率上升77.70%，金湾区病死率基本稳定，五年内病死率上升1.96%。见图5-22。

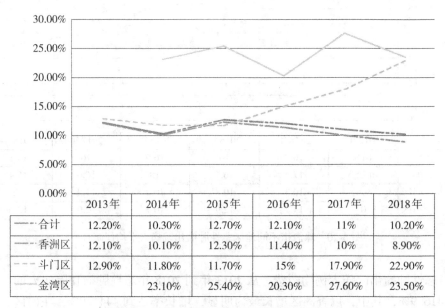

	2013年	2014年	2015年	2016年	2017年	2018年
合计	12.20%	10.30%	12.70%	12.10%	11%	10.20%
香洲区	12.10%	10.10%	12.30%	11.40%	10%	8.90%
斗门区	12.90%	11.80%	11.70%	15%	17.90%	22.90%
金湾区		23.10%	25.40%	20.30%	27.60%	23.50%

图5-22　珠海市不同地区恶性肿瘤病人病死率

（6）恶性肿瘤重点监测病种情况。在监测的16类恶性肿瘤(气管、支气管、肺恶性肿瘤，肝和肝内胆管恶性肿瘤，结肠恶性肿瘤，女性生殖器官恶性肿瘤，乳房恶性肿瘤，胃恶性肿瘤，直肠和肛门恶性肿瘤，泌尿道恶性肿瘤，男性生殖器官恶性肿瘤，鼻咽恶性肿瘤，白血病，食管恶性肿瘤，脑恶性肿瘤，喉恶性肿瘤，小肠恶性肿瘤，骨、关节软骨恶性肿瘤)中，呼吸系统恶性肿瘤病人出院人次最多，其次为消化系统恶性肿瘤(表5-19)。从平均住院日、住院例均费用和病死率来看，以消化系统恶性肿瘤例较高，见表5-20~表5-22。

5. 损伤中毒

从2013年至2018年，珠海市损伤中毒病人出院人次增长160.4%，其中香洲区同比增长114.7%，斗门区增长114.37%；病死率呈逐年下降趋势，下降幅度接近50%。见图5-23~图5-25。

（三）手术质量评价与分析

1. 手术概况

（1）手术人次。从2013年到2018年，珠海市出院病人手术次数增长明显，占总出院病人比例也明显增加。各行政区中，香洲区在手术次数和手术人次增长速度方面都明显高于斗门区和金湾区。见表5-23、图5-26。

表 5-19　　　　　　**珠海市恶性肿瘤监测病种出院人次（2013—2018 年）**

疾病名称＼年份	2013	2014	2015	2016	2017	2018
气管、支气管、肺恶性肿瘤	564	917	884	1055	1136	1473
肝和肝内胆管恶性肿瘤	396	625	755	787	908	1152
结肠恶性肿瘤	259	462	412	479	522	591
女性生殖器官恶性肿瘤	227	327	380	449	509	582
乳房恶性肿瘤	224	305	378	377	459	520
胃恶性肿瘤	201	291	298	342	369	425
直肠和肛门恶性肿瘤	165	274	297	317	342	400
泌尿道恶性肿瘤	152	272	283	253	285	311
男性生殖器官恶性肿瘤	120	210	226	243	223	228
鼻咽恶性肿瘤	109	193	202	227	210	223
白血病	105	168	154	173	210	210
食管恶性肿瘤	94	162	129	173	195	200
脑恶性肿瘤	22	46	42	51	73	105
喉恶性肿瘤	14	28	32	45	48	70
小肠恶性肿瘤	13	23	30	40	34	33
骨、关节软骨恶性肿瘤	11	16	29	29	23	30

表 5-20　　　　　　**珠海市恶性肿瘤监测病种平均住院日（2013—2018 年）**

疾病名称＼年份	2013	2014	2015	2016	2017	2018
气管、支气管、肺恶性肿瘤	14.2	13.9	14.1	14.9	15.9	15.6
肝和肝内胆管恶性肿瘤	12.3	13.0	12.5	14.0	13.3	12.9
结肠恶性肿瘤	18.2	18.4	17.3	19.0	17.8	17.0
女性生殖器官恶性肿瘤	18.3	20.4	17.7	18.7	17.5	17.8
乳房恶性肿瘤	15.2	18.3	19.3	16.5	17.9	16.3
胃恶性肿瘤	17.0	18.6	15.9	16.9	16.7	16.7
直肠和肛门恶性肿瘤	19.6	27.3	18.2	20.0	16.2	15.9
泌尿道恶性肿瘤	36.4	16.5	22.6	14.9	14.5	14.9
男性生殖器官恶性肿瘤	17.1	16.3	15.3	19.5	19.4	13.2
鼻咽恶性肿瘤	13.5	14.4	17.0	14.1	13.7	11.2
白血病	16.6	15.1	14.9	14.8	16.8	16.2
食管恶性肿瘤	18.6	19.4	17.0	16.6	19.5	20.1
脑恶性肿瘤	24.5	29.3	22.6	15.9	17.7	17.6
喉恶性肿瘤	25.7	26.6	20.2	19.1	18.9	16.6
小肠恶性肿瘤	18.5	19.1	18.5	19.8	19.8	16.9
骨、关节软骨恶性肿瘤	22.5	22.1	21.1	20.4	16.7	14.7

表 5-21　　　　　　珠海市恶性肿瘤监测病种例均费用（2013—2018 年）　　　　（单位：元）

疾病名称 \ 年份	2013	2014	2015	2016	2017	2018
气管、支气管、肺恶性肿瘤	16059.4	17600.0	18573.2	23037.5	31638.5	37606.3
肝和肝内胆管恶性肿瘤	14262.6	15378.5	15664.7	21086.6	24191.7	31379.1
结肠恶性肿瘤	27225.5	16638.0	19142.7	32439.5	28066.9	45396.4
女性生殖器官恶性肿瘤	18636.9	22081.6	26729.2	25291.7	37055.3	34388.7
乳房恶性肿瘤	16483.5	27264.6	22883.1	20267.3	24554.9	25749.5
胃恶性肿瘤	21885.0	26320.0	24137.2	29764.3	36059.7	40041.2
直肠和肛门恶性肿瘤	25879.4	26828.3	29087.8	34136.7	32362.0	41928.8
泌尿道恶性肿瘤	25516.3	23626.9	33553.7	19932.4	22187.9	27398.6
男性生殖器官恶性肿瘤	17001.0	16730.7	17283.7	28950.6	29985.2	20475.1
鼻咽恶性肿瘤	12114.6	12112.4	27914.7	21556.4	17328.8	17562.6
白血病	22871.8	23343.8	14969.0	15542.2	30920.6	39173.3
食管恶性肿瘤	24146.4	23887.1	25071.0	27189.8	45443.9	51848.9
脑恶性肿瘤	32830.4	37395.0	25036.9	33652.1	35537.9	38919.4
喉恶性肿瘤	25187.9	38838.1	32972.0	31907.3	22512.7	23610.6
小肠恶性肿瘤	20486.6	20573.2	25191.9	26301.9	57665.3	47531.0
骨、关节软骨恶性肿瘤	30698.9	50376.8	25533.3	29682.5	31529.4	27793.9

表 5-22　　　　　　珠海市恶性肿瘤监测病种死亡率（2013—2018 年）

疾病名称 \ 年份	2013	2014	2015	2016	2017	2018
气管、支气管、肺恶性肿瘤	17.7	16.2	19.1	18.3	15.6	15.3
肝和肝内胆管恶性肿瘤	18.9	16.5	16.0	14.6	17.4	12.8
结肠恶性肿瘤	9.7	4.1	10.9	12.3	6.3	10.8
女性生殖器官恶性肿瘤	7.9	7.3	12.9	7.1	11.0	6.2
乳房恶性肿瘤	6.7	11.1	6.9	7.7	7.0	8.1
胃恶性肿瘤	14.9	7.6	14.8	14.0	7.6	12.9
直肠和肛门恶性肿瘤	6.7	4.4	11.1	13.6	15.8	9.8
泌尿道恶性肿瘤	5.9	9.6	10.2	5.5	10.2	5.1
男性生殖器官恶性肿瘤	3.3	11.4	7.1	8.6	10.8	6.6
鼻咽恶性肿瘤	9.2	3.6	14.9	13.7	3.8	11.7
白血病	14.3	11.9	7.1	6.4	11.4	15.7
食管恶性肿瘤	17.0	9.9	13.2	18.5	16.4	10.5
脑恶性肿瘤	4.5	23.9	16.7	9.8	11.0	11.4
喉恶性肿瘤	0.0	10.7	9.4	13.3	2.1	4.3
小肠恶性肿瘤	23.1	8.7	13.3	2.5	20.6	9.1
骨、关节软骨恶性肿瘤	9.1	12.5	6.9	24.1	4.3	33.3

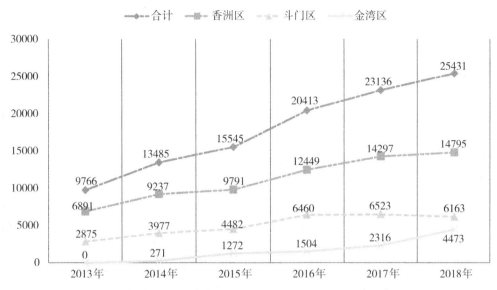

图 5-23　珠海市及各区损伤中毒病人出院人次（2013—2018 年，单位：人次）

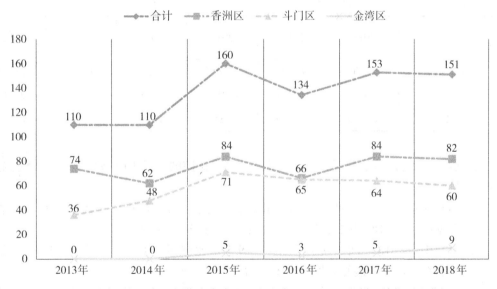

图 5-24　珠海市及各区损伤中毒病人死亡人次（2013—2018 年，单位：人次）

（2）手术效率及手术质量。术前平均住院日是反映医院医疗质量的重要指标。该指标直接影响出院平均住院日，更能体现医院手术患者就诊流程的畅通程度、诊疗效率的高低以及资源配置的合理性。术前平均住院天数与病人病情、术前准备等多种因素有关。从2017 年开始，珠海市各级医院的术前平均住院天数有一定的抬升态势。

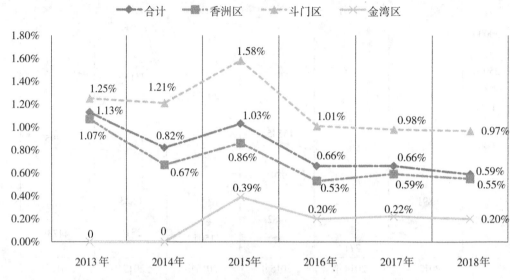

图 5-25　珠海市及各区损伤中毒病人病死率(2013—2018 年,%)

表 5-23　　　　　　　　　珠海市出院病人手术人次(2013—2018 年)

指标 \ 年份	2013	2014	2015	2016	2017	2018
手术次数	79586	91035	108654	160297	208110	253434
出院病人数	104706	152454	170168	232640	267358	295437
手术人次占比	76.01%	59.71%	63.85%	68.90%	77.84%	85.78%

从术后 10 日死亡率来看手术质量,珠海市各级医院的术后 10 日死亡率一直稳定无明显变化。见图 5-27。

(3)开展手术级别情况。手术依据技术难度、复杂性和风险度分为四级。为了确保医疗安全,根据医师职称承担的责任,实行各级医师分级手术制度。

珠海市 2013—2018 年间开展手术中,一级手术比例逐年下降,四级手术比例在逐年上升,说明珠海市医院开展复杂疑难手术能力在提升。见图 5-28。

(4)手术切口类别。根据创伤和外科手术污染的可能性,手术切口一般划分为三类。Ⅰ类代表无菌切口;Ⅱ类代表可能污染切口,是指手术时可能带有污染的缝合切口;Ⅲ类代表污染切口。随着腔镜技术的发展,对病人的创伤小,病人恢复快,已经在很大程度上替代了传统手术方法,从图 5-29 和图 5-30 可以看出,无切口的手术已经成为主流(类别"0"代表没有手术切口)。

(5)切口愈合类别。愈合分级是判定伤口愈合情况的标准,分为三级:甲级愈合,是指愈合优良,没有不良反应的初期愈合;乙级愈合是指愈合欠佳,愈合处有炎症反应,如红肿、硬结、血肿、积液等,但未化脓;丙级愈合是指切口化脓,需要做切口切开引流。

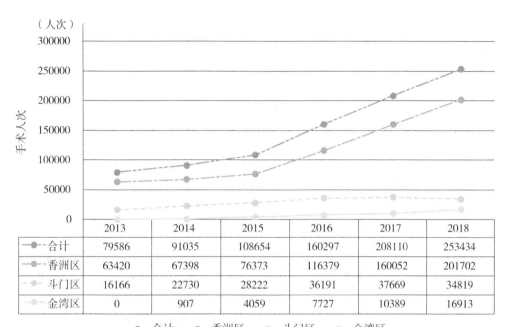

	2013	2014	2015	2016	2017	2018
合计	79586	91035	108654	160297	208110	253434
香洲区	63420	67398	76373	116379	160052	201702
斗门区	16166	22730	28222	36191	37669	34819
金湾区	0	907	4059	7727	10389	16913

图 5-26　珠海市各地区手术人次(2013—2018 年)

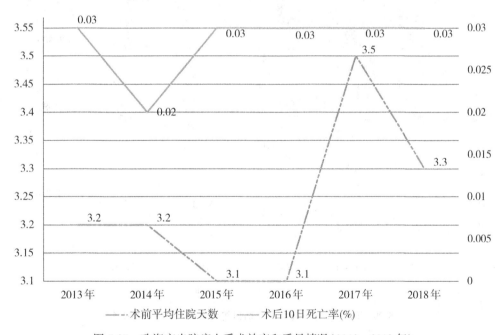

图 5-27　珠海市出院病人手术效率和质量情况(2013—2018 年)

手术切口类别和愈合等级对于患者创伤或手术预后具有重要意义。

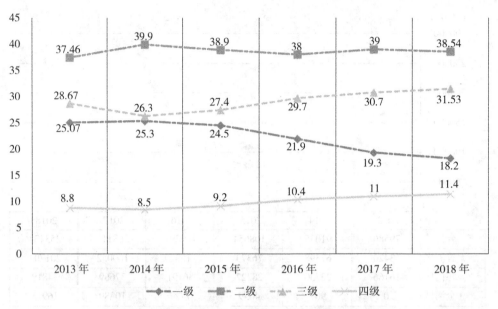

图 5-28 珠海市不同级别手术占比情况（2013—2018 年）

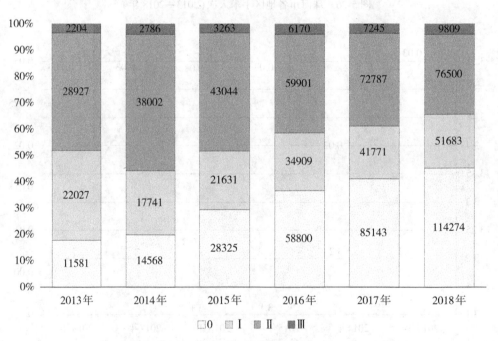

图 5-29 珠海市出院病人手术切口等级情况（2013—2018 年）

从表 5-24 来看，珠海市各级医院手术丙类切口愈合比例越来越低，手术质量控制情况越来越好。

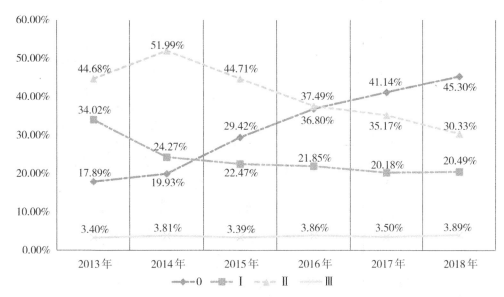

图 5-30 珠海市出院病人手术切口等级情况（占比，2013—2018 年）

表 5-24 切口愈合类别（2013—2018 年）

切口愈合类别＼年份	2013		2014		2015		2016		2017		2018	
	人次	占比	人次	占比	人次	占比	人次	占比	人次	占比	人次	占比
甲	51784	65.07%	53208	58.45%	60713	55.88%	87332	54.48%	101737	48.89%	111637	44.05%
未知	2802	3.52%	10968	12.05%	18118	16.67%	36752	22.93%	52813	25.38%	71937	28.38%
乙	1059	1.33%	1154	1.27%	1414	1.30%	2156	1.35%	1926	0.93%	2638	1.04%
丙	216	0.27%	269	0.30%	260	0.24%	395	0.25%	486	0.23%	329	0.13%

2. 重点手术

重点手术与重点病种一样，体现了医院（临床科室）学科水平、医疗质量管理水平，与医院绩效密切相关。在医院等级评审中，对 18 种重点疾病和 18 类重点手术进行考核，纳入考核的重点手术包括：髋、膝关节置换术、椎板切除术或脊柱融合相关手术、胰腺切除术、腹腔镜下胆囊切除术、冠状动脉旁路移植术、经皮冠状动脉介入治疗、颅/脑手术、子宫切除术、剖宫产、阴道分娩、乳腺手术、肺切除术、胃切除术、直肠切除术、肾与前列腺相关手术、血管内修补术、恶性肿瘤手术。

（1）总体趋势。总体来看，珠海市出院病人重点手术人次逐年快速攀升，但是占所有开展手术的比例在逐年下降。见图 5-31。

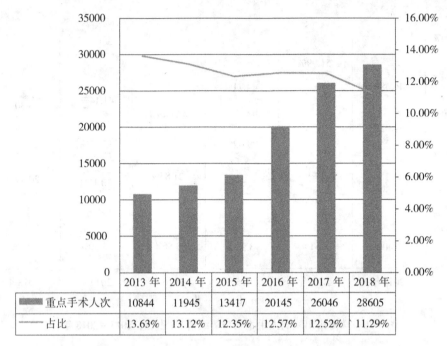

图 5-31　珠海市重点手术人次及占比(2013—2018 年)

（2）冠状动脉旁路移植术和经皮冠状动脉介入治疗。随着经皮冠状动脉介入治疗在冠心病治疗中的广泛应用和不断完善，冠状动脉旁路移植术开展人次越来越少。见表 5-25、表 5-26。

表 5-25　　　　　　　　冠状动脉旁路移植术人次（2013—2018 年）　　　　　　（单位：人次）

年份 地区分布	2013	2014	2015	2016	2017	2018
金湾区	0	0	0	0	0	0
斗门区	34	0	0	0	0	0
香洲区	0	15	16	11	11	11
合计	34	15	16	11	11	11

表 5-26　　　　　　　　经皮冠状动脉介入治疗人次（2013—2018 年）　　　　　　（单位：人次）

年份 地区分布	2013	2014	2015	2016	2017	2018
金湾区	52				23	71
斗门区	460	93	110	135	128	92
香洲区		456	629	807	1103	1158
合计	512	549	739	942	1254	1321

（3）剖宫产和阴道分娩。剖宫产手术次数在 2017 年达到高峰，近年来通过大力倡导自然分娩，阴道分娩的占比逐年回升。见图 5-32、图 5-33。

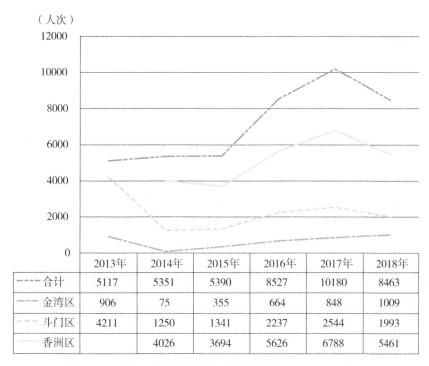

（人次）

	2013年	2014年	2015年	2016年	2017年	2018年
合计	5117	5351	5390	8527	10180	8463
金湾区	906	75	355	664	848	1009
斗门区	4211	1250	1341	2237	2544	1993
香洲区		4026	3694	5626	6788	5461

图 5-32　珠海市各地区剖宫产手术人次数（2013—2018 年）

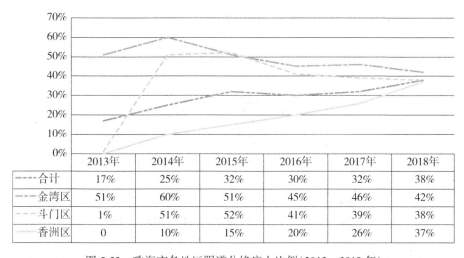

	2013年	2014年	2015年	2016年	2017年	2018年
合计	17%	25%	32%	30%	32%	38%
金湾区	51%	60%	51%	45%	46%	42%
斗门区	1%	51%	52%	41%	39%	38%
香洲区	0	10%	15%	20%	26%	37%

图 5-33　珠海市各地区阴道分娩病人比例（2013—2018 年）

（4）腹腔镜下胆囊切除术。从图 5-34 来看，通过腹腔镜手段开展的胆囊切除术人次在逐年快速增加。

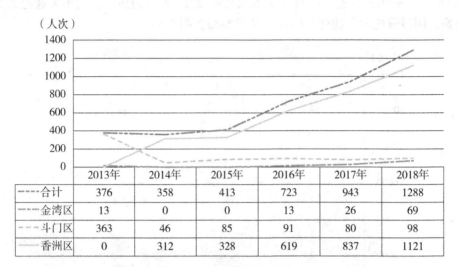

（人次）

	2013年	2014年	2015年	2016年	2017年	2018年
合计	376	358	413	723	943	1288
金湾区	13	0	0	13	26	69
斗门区	363	46	85	91	80	98
香洲区	0	312	328	619	837	1121

图 5-34　珠海市各地区腹腔镜下胆囊切除术人次数（2013—2018 年）

（5）胃切除术。近几年来，胃切除术数量增长不明显，与药物治疗在胃部溃疡等疾病方面的明显疗效有关。见图 5-35。

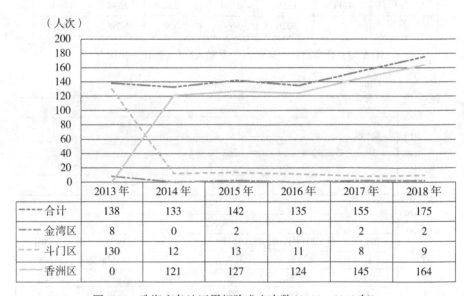

（人次）

	2013 年	2014 年	2015 年	2016 年	2017 年	2018 年
合计	138	133	142	135	155	175
金湾区	8	0	2	0	2	2
斗门区	130	12	13	11	8	9
香洲区	0	121	127	124	145	164

图 5-35　珠海市各地区胃切除术人次数（2013—2018 年）

（6）恶性肿瘤手术人次。2013—2018 年恶性肿瘤的手术人次增长明显。从各地区来看，恶性肿瘤手术主要集中在香洲区医疗机构完成。见图 5-36。

3. 手术类别

按照目的，手术可以分为治疗性手术、诊断性手术、姑息性手术等。治疗性手术和诊

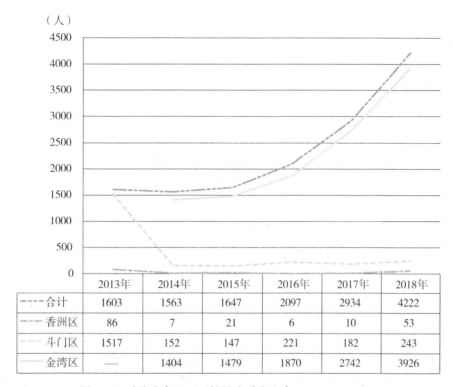

（人）

	2013年	2014年	2015年	2016年	2017年	2018年
合计	1603	1563	1647	2097	2934	4222
香洲区	86	7	21	6	10	53
斗门区	1517	152	147	221	182	243
金湾区	—	1404	1479	1870	2742	3926

图 5-36　珠海市各地区恶性肿瘤手术人次（2013—2018 年）

断性手术的占比逐年增高，手术开展主要集中在香洲区，近年来金湾区的治疗性手术开展
在逐渐增多。见图 5-37~图 5-40。

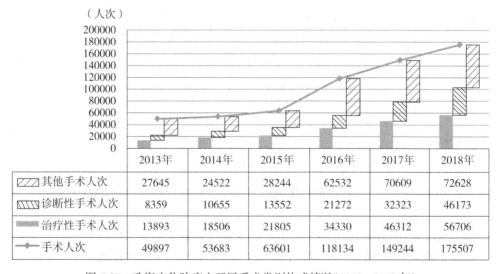

（人次）

	2013年	2014年	2015年	2016年	2017年	2018年
其他手术人次	27645	24522	28244	62532	70609	72628
诊断性手术人次	8359	10655	13552	21272	32323	46173
治疗性手术人次	13893	18506	21805	34330	46312	56706
手术人次	49897	53683	63601	118134	149244	175507

图 5-37　珠海市住院病人开展手术类别构成情况（2013—2018 年）

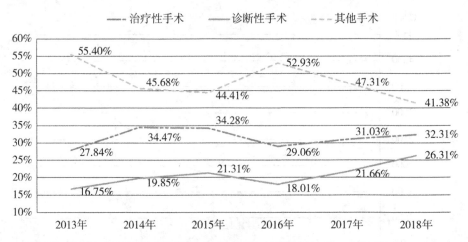

图 5-38　珠海市住院病人开展手术类别构成情况(2013—2018 年)

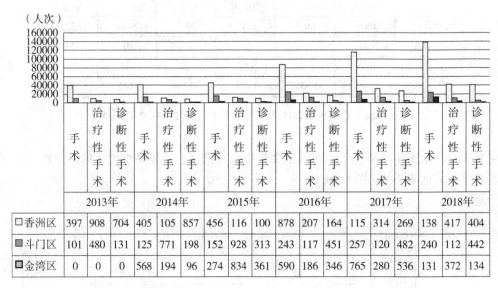

	2013年			2014年			2015年			2016年			2017年			2018年		
	手术	治疗性手术	诊断性手术	手术	治疗性手术	诊断性手术	手术	治疗性手术	诊断性手术	手术	治疗性手术	诊断性手术	手术	治疗性手术	诊断性手术	手术	治疗性手术	诊断性手术
香洲区	397	908	704	405	105	857	456	116	100	878	207	164	115	314	269	138	417	404
斗门区	101	480	131	125	771	198	152	928	313	243	117	451	257	120	482	240	112	442
金湾区	0	0	0	568	194	96	274	834	361	590	186	346	765	280	536	131	372	134

图 5-39　珠海市各地区不同类别手术人次数(2013—2018 年)

(四) 重点人群

重点人群是具有特殊生理、心理特点或处于一定特殊环境中，容易受到各种有害因素的侵害，患病率较高的人群，包括新生儿、5 岁以下儿童、妇女、65 岁以上老年人等。重点人群的卫生健康水平对提高全民健康水平至关重要。

从珠海市 2013—2018 年重点人群出院人次占比情况来看，5 岁以下儿童包括新生儿的出院人次占比在逐年下降，而 65 岁以上老年人的出院人次占比在逐年上升，这与我国整体的人口老龄化问题有关。见图 5-41。

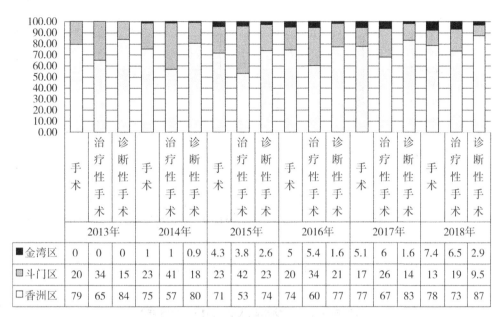

图 5-40　珠海市各地区不同类别手术占比情况（2013—2018 年，%）

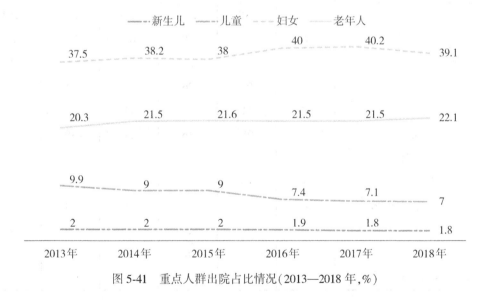

图 5-41　重点人群出院占比情况（2013—2018 年，%）

1. 新生儿

2013—2018 年，珠海市新生儿的出院人次及占常住人口比例有所上升，新生儿疾病以新生儿窒息、围生期感染、新生儿吸入综合征居多。见图 5-42、表 5-27。

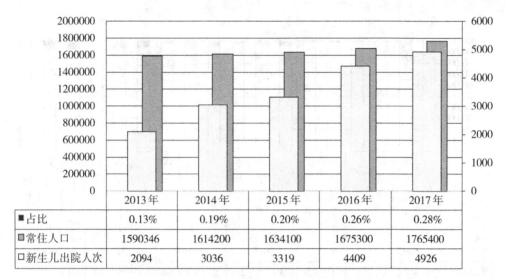

	2013年	2014年	2015年	2016年	2017年
■占比	0.13%	0.19%	0.20%	0.26%	0.28%
▨常住人口	1590346	1614200	1634100	1675300	1765400
□新生儿出院人次	2094	3036	3319	4409	4926

图 5-42　珠海市新生儿出院人次数（2013—2018 年，单位：人次）

表 5-27　　　　　　　　珠海市新生儿疾病出院人数（2013—2018 年）

年份 / 疾病	2013	2014	2015	2016	2017	2018
新生儿窒息	119	178	225	240	280	201
围生期感染	80	110	128	169	229	243
急性上呼吸道感染	44	65	54	79	69	32
胎儿和新生儿溶血性疾病	37	94	36	62	91	53
新生儿吸入综合征	15	11	34	73	—	151
产伤	15	25	16	21	19	8
先天性心脏病	5	—	—	—	9	—
唇裂和腭裂	3	—	—	—	—	—
消化系统先天性畸形	—	6	—	9	24	—
肺炎	—	6	5	7	99	8
肠梗阻	—	—	6	—	—	—
中枢神经系统炎症性疾病	—	—	—	—	—	9

2. 5 岁以下儿童

2013—2018 年，儿童手术人次及占比均有所上升，另外，5 岁以下儿童死亡率是反映儿童健康状况的重要指标，2014 年、2015 年珠海市 5 岁以下儿童病死率有上升，2018 年得到了明显控制。见表 5-28。

表 5-28　　　　　　珠海市 5 岁以下儿童出院病人趋势分析（2013—2018 年）

指标 年份	儿童出院人次	死亡人次	病死率（%）	手术人次	手术人次占比
2013	10396	6	0.06	959	9.22%
2014	13665	15	0.11	1151	8.42%
2015	15350	18	0.12	1168	7.61%
2016	17223	13	0.08	1683	9.77%
2017	19112	19	0.10	1830	9.58%
2018	20721	9	0.04	2269	10.95%

香洲区 5 岁以下儿童出院人数、手术人次最多，死亡人数也最多（图 5-43～图 5-45）。儿童疾病以肺炎、急性上呼吸道感染、手足口病、新出生窒息、围生期感染、烧伤和腐蚀伤、骨折、流行性感冒、慢性扁桃体和腺样体疾病为主，见表 5-29。

儿童恶性肿瘤疾病主要以血液系统恶性肿瘤为主。见图 5-46～图 5-48。

表 5-29　　　　　　珠海市患前八位疾病儿童出院人数（2013—2018 年）

疾病 \ 年份	2013	2014	2015	2016	2017	2018
肺炎	2973	3299	4291	5236	6257	6930
急性上呼吸道感染	1275	2064	2044	2155	2064	1922
手足口病	760	744	1075	366	678	372
新出生窒息	119	179	226	240	282	339
慢性扁桃体和腺样体疾病	—	—	—	—	—	264
围生期感染	85	113	130	173	231	243
烧伤和腐蚀伤	188	167	199	233	198	229
骨折	111	133	172	207	194	210
疝	—	118	—	162	—	—
流行性感冒	—	—	115	—	184	—
贫血	72	—	—	—	—	—

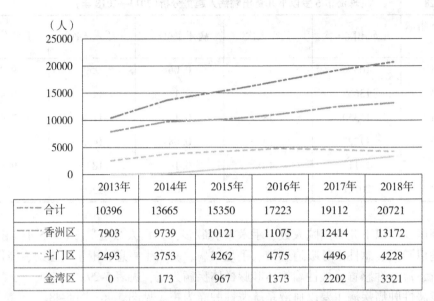

	2013年	2014年	2015年	2016年	2017年	2018年
合计	10396	13665	15350	17223	19112	20721
香洲区	7903	9739	10121	11075	12414	13172
斗门区	2493	3753	4262	4775	4496	4228
金湾区	0	173	967	1373	2202	3321

图 5-43　珠海市各地区 5 岁以下儿童出院人次数(2013—2018 年)

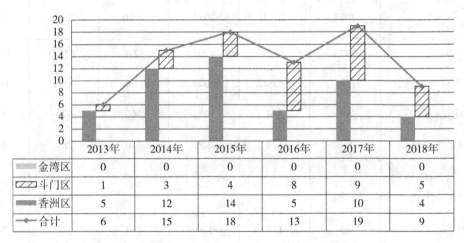

	2013年	2014年	2015年	2016年	2017年	2018年
金湾区	0	0	0	0	0	0
斗门区	1	3	4	8	9	5
香洲区	5	12	14	5	10	4
合计	6	15	18	13	19	9

图 5-44　各地区儿童住院死亡人次数(2013—2018 年)

3. 妇女

2013—2018 年,珠海市妇女出院人次上涨 194.19%,手术人次上涨 205.82%,死亡人次上涨 86.75%,病死率下降 0.15%。主要医疗服务的提供仍然集中于香洲区卫生机构。见表 5-30、图 5-49~图 5-51、表 5-31。

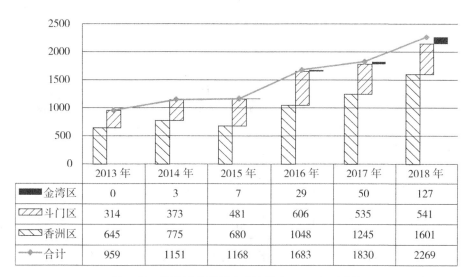

图 5-45 各地区儿童手术人次数(2013—2018 年)

	2013 年	2014 年	2015 年	2016 年	2017 年	2018 年
金湾区	0	3	7	29	50	127
斗门区	314	373	481	606	535	541
香洲区	645	775	680	1048	1245	1601
合计	959	1151	1168	1683	1830	2269

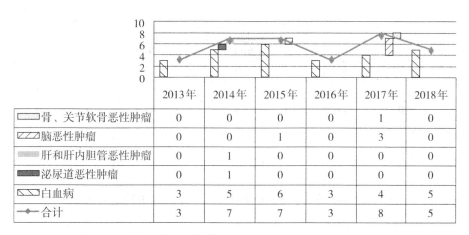

图 5-46 珠海市儿童恶性肿瘤疾病出院人次数(2013—2018 年)

	2013年	2014年	2015年	2016年	2017年	2018年
骨、关节软骨恶性肿瘤	0	0	0	0	1	0
脑恶性肿瘤	0	0	1	0	3	0
肝和肝内胆管恶性肿瘤	0	1	0	0	0	0
泌尿道恶性肿瘤	0	1	0	0	0	0
白血病	3	5	6	3	4	5
合计	3	7	7	3	8	5

表 5-30 　　　　　　　　珠海市妇女出院病人趋势分析(2013—2018 年)

年份	出院人次	死亡人次	病死率(%)	手术人次
2013	39304	166	0.42	39963
2014	58187	240	0.41	46619
2015	64702	330	0.51	55124
2016	92945	305	0.33	82332
2017	107589	300	0.28	106562
2018	115630	310	0.27	122216
同比	194.19%	86.75%	−0.15	205.82%

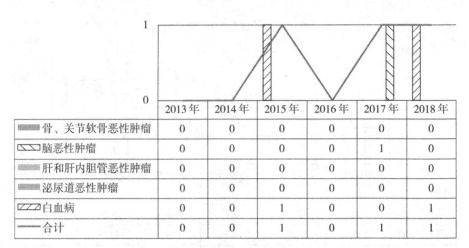

	2013年	2014年	2015年	2016年	2017年	2018年
骨、关节软骨恶性肿瘤	0	0	0	0	0	0
脑恶性肿瘤	0	0	0	0	1	0
肝和肝内胆管恶性肿瘤	0	0	0	0	0	0
泌尿道恶性肿瘤	0	0	0	0	0	0
白血病	0	0	1	0	0	1
合计	0	0	1	0	1	1

图 5-47　珠海市儿童恶性肿瘤疾病死亡人次数(2013—2018 年)

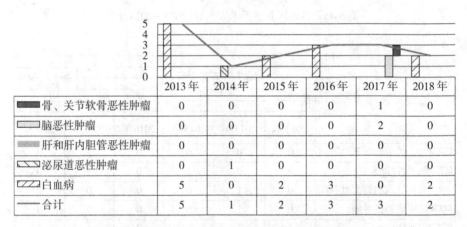

	2013年	2014年	2015年	2016年	2017年	2018年
骨、关节软骨恶性肿瘤	0	0	0	0	1	0
脑恶性肿瘤	0	0	0	0	2	0
肝和肝内胆管恶性肿瘤	0	0	0	0	0	0
泌尿道恶性肿瘤	0	1	0	0	0	0
白血病	5	0	2	3	0	2
合计	5	1	2	3	3	2

图 5-48　珠海市儿童恶性肿瘤疾病手术人次数(2013—2018 年)

（人次）

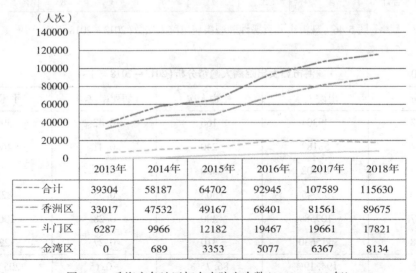

	2013年	2014年	2015年	2016年	2017年	2018年
合计	39304	58187	64702	92945	107589	115630
香洲区	33017	47532	49167	68401	81561	89675
斗门区	6287	9966	12182	19467	19661	17821
金湾区	0	689	3353	5077	6367	8134

图 5-49　珠海市各地区妇女出院人次数(2013—2018 年)

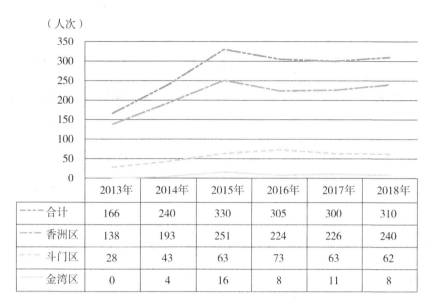

图 5-50 珠海市各地区妇女死亡人次（2013—2018 年）

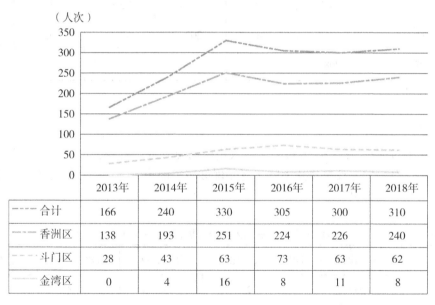

图 5-51 珠海市各地区妇女手术人次（2013—2018 年）

表 5-31　　　　　　　　　　珠海市患前八位疾病妇女出院人数（2013—2018 年）

年份 疾病	2013	2014	2015	2016	2017	2018
良性肿瘤	1765	2355	2819	3290	4361	5600
恶性肿瘤	1073	1822	1855	1991	2353	2706

续表

年份 疾病	2013	2014	2015	2016	2017	2018
分娩时会阴、阴道裂伤	—	—	—	2305	3262	5094
医疗性流产	671	—	1363	2296	2838	3510
骨折	797	1136	1296	1979	2286	2424
心脏病	740	1220	1310	1752	2055	2342
脑血管病	—	—	—	—	—	1953
脊椎关节强硬	—	—	—	—	—	1886
糖尿病	691	1067	1153	—	—	—
高血压	989	1361	1370	1937	2081	—
良性肿瘤	1765	2355	2819	3290	4361	5600
顺产		1344	2028	4736	3920	—
异位妊娠	708	910	—	—	—	—

4. 老年人

从表 5-32 分析珠海市 65 岁以上老年人出院情况，可以看到，出院人次及占比、手术人次均逐年上升，而病死率逐年下降。老年保健服务能力香洲区服务能力依然居于三区之首。见图 5-52~图 5-54。

表 5-32　　　　珠海市老年出院病人趋势分析（2013—2018 年）

年份	老年人出院人次	占常住人口比(%)	死亡人次	病死率(%)	手术人次
2013	20048	1.26	577	2.88	10455
2014	30522	1.89	794	2.60	11713
2015	34390	2.10	920	2.68	14404
2016	47009	2.81	1115	2.37	21744
2017	53868	3.05	1162	2.16	29284
2018	60714	3.21	1200	1.98	37728

　　老年人疾病以心脑血管疾病、慢性下呼吸道疾病、恶性肿瘤、老年性白内障、糖尿病、骨折、肺炎为主，见表5-33。

　　恶性肿瘤主要以呼吸系统、消化系统、泌尿生殖系统为主，见表5-34。

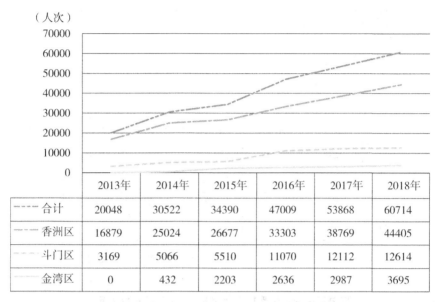

（人次）	2013年	2014年	2015年	2016年	2017年	2018年
----- 合计	20048	30522	34390	47009	53868	60714
----- 香洲区	16879	25024	26677	33303	38769	44405
----- 斗门区	3169	5066	5510	11070	12112	12614
----- 金湾区	0	432	2203	2636	2987	3695

图 5-52　珠海市各地区老年人出院人次（2013—2018 年）

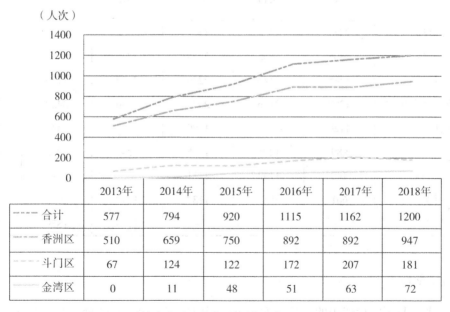

（人次）	2013年	2014年	2015年	2016年	2017年	2018年
----- 合计	577	794	920	1115	1162	1200
----- 香洲区	510	659	750	892	892	947
----- 斗门区	67	124	122	172	207	181
----- 金湾区	0	11	48	51	63	72

图 5-53　珠海市各地区老年人死亡人次（2013—2018 年）

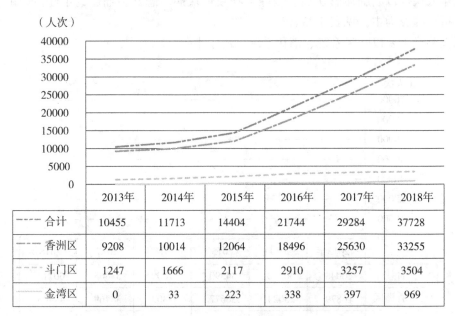

（人次）

	2013年	2014年	2015年	2016年	2017年	2018年
合计	10455	11713	14404	21744	29284	37728
香洲区	9208	10014	12064	18496	25630	33255
斗门区	1247	1666	2117	2910	3257	3504
金湾区	0	33	223	338	397	969

图 5-54　珠海市各地区老年人手术人次（2013—2018 年）

表 5-33　　　　　珠海市患前八位疾病老年出院人数（**2013—2018 年**）

年份 疾病	2013	2014	2015	2016	2017	2018
心脏病	2253	3451	3717	5068	5869	6418
脑血管病	1805	2635	3245	4279	5039	6197
高血压	1485	2143	2246	2885	3176	2629
慢性下呼吸道疾病	1262	2176	2344	3206	3428	3969
恶性肿瘤	1120	1744	1899	2177	2446	2862
老年性白内障	989	1401	1485	2247	2278	2360
糖尿病	742	1133	1311	—	—	—
骨折	661	959	1130	1740	1920	2068
肺炎	—	—	—	1708	1879	1948

（五）费用分析

近年来，我国医疗费用的增长速度超出了国内生产总值以及物价的增长速度，已成为我国卫生事业改革与发展过程中面临的一个突出问题。在医疗费用构成中，住院费用所占比例较大，因此，分析住院费用的构成分布、增长趋势、影响因素等，对控制住院费用特别是不必要住院服务费用，进而控制整体医疗费用过快增长具有重要意义。

表 5-34　　　　　　　　　　　珠海市老年人恶性肿瘤疾病情况

项目	出院人次数		死亡人次数		病死率(%)		手术人次数	
年份	2013	2014	2013	2014	2013	2014	2013	2014
气管、支气管、肺恶性肿瘤	243	357	47	72	19.34	20.17	134	139
肝和肝内胆管恶性肿瘤	109	183	27	32	24.77	17.49	41	39
男性生殖器官恶性肿瘤	88	149	9	7	10.23	4.70	70	77
结肠恶性肿瘤	107	134	15	16	14.02	11.94	74	89
直肠和肛门恶性肿瘤	62	117	9	13	14.52	11.11	48	69
胃恶性肿瘤	96	106	14	12	14.58	11.32	68	49
泌尿道恶性肿瘤	70	104	2	15	2.86	14.42	70	62
食管恶性肿瘤	37	67	5	8	13.51	11.94	15	25
合计	918	1403	149	200	16.23	14.26	592	637
年份	2015	2016	2015	2016	2015	2016	2015	2016
气管、支气管、肺恶性肿瘤	383	460	82	103	21.41	22.39	152	202
肝和肝内胆管恶性肿瘤	210	209	41	36	19.52	17.22	68	70
结肠恶性肿瘤	157	209	27	30	17.20	14.35	97	140
直肠和肛门恶性肿瘤	132	139	16	27	12.12	19.42	80	76
胃恶性肿瘤	119	135	19	24	15.97	17.78	53	56
男性生殖器官恶性肿瘤	120	129	10	9	8.33	6.98	45	66
泌尿道恶性肿瘤	127	126	11	8	8.66	6.35	78	82
食管恶性肿瘤	47	75	7	14	14.89	18.67	15	23
合计	1498	1682	242	277	16.15	16.47	690	813
年份	2017	2018	2017	2018	2017	2018	2017	2018
气管、支气管、肺恶性肿瘤	522	613	101	122	19.35	19.90	285	350
肝和肝内胆管恶性肿瘤	241	286	56	38	23.24	13.29	99	179
结肠恶性肿瘤	223	260	34	33	15.25	12.69	151	190
	2017	2018	2017	2018	2017	2018	2017	2018
男性生殖器官恶性肿瘤	163	176	6	15	3.68	8.52	104	134
直肠和肛门恶性肿瘤	145	172	14	22	9.66	12.79	98	117
胃恶性肿瘤	153	160	27	29	17.65	18.13	90	105
泌尿道恶性肿瘤	130	151	20	9	15.38	5.96	76	109
女性生殖器官恶性肿瘤	74	101	10	10	13.51	9.90	33	66
合计	1896	2218	302	314	15.93	14.16	1052	1438

1. 概况

（1）珠海市住院费用总体构成情况。珠海市疾病住院例均费用逐年上涨，5 年上涨了 40%，平均每年增速为 8%，符合国家卫建委要求的医疗费用平均增长幅度控制在 10% 以下。但是，2017 年和 2018 年住院例均费用增长明显，增长率超过了 10%。日均费用也同步逐年上涨。见表 5-35。

从住院费用的构成来看，例均药费虽然亦呈现逐年上升，但药占比逐年下降，基本处于国家提出的药占比管控目标 30% 以下；技术劳务费用占比在经历了 2013 年和 2014 年的谷底后正在回升，医疗服务技术劳动价值的体现得到重视。见表 5-36。

医疗保险是我国基础的社会保障政策之一，为我国居民的健康提供了基本的保障，从珠海市 2013—2018 年的数据来看，住院费用报销比例在逐年提高，体现了居民的健康保障力度在加强。见表 5-36。

表 5-35　　　　　　　　　珠海市住院病人费用概况（2013—2018 年）

年份	出院人次	例均费用（元）	例均药费（元）	例均费用同比增长	例均药费同比增长
2013	104706	8501.1	2614.1	—	—
2014	152454	8893.4	2877.4	4.6%	10.1%
2015	170168	9359.7	2665.8	5.2%	−7.4%
2016	232640	9374.5	2384.6	0.2%	−10.5%
2017	267358	10366.8	2281.2	10.6%	−4.3%
2018	295437	11849.7	2464.6	14.3%	8.0%

表 5-36　　　　　　　　珠海市住院病人费用构成情况（2013—2018 年）

时间	药占比（%）	报销比（%）	耗材占比（%）	技术劳务占比（%）
2013	30.9	35.1	13.8	23.4
2014	32.4	43.0	17.3	23.5
2015	28.5	51.2	15.7	27.7
2016	25.4	53.9	14.5	29.3
2017	22.0	55.5	15.2	29.6
2018	20.8	46.6	15.3	29.8
合计	25.0	48.9	15.2	28.1

（2）不同行政区域住院费用情况。从三个不同行政区域的住院费用情况来看，香洲区的住院次均费用，耗占比最高，技术费用占比最低，但是其药占比下降幅度最大。斗门区的住院费用报销比例最高，住院费用中技术占比也最高。见图 5-55～图 5-59。

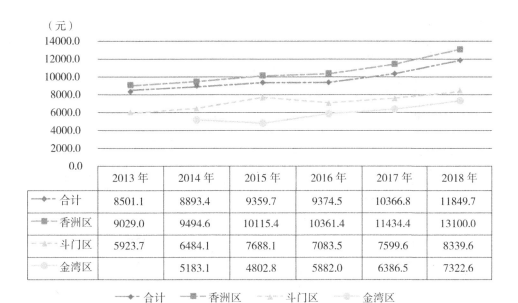

（元）	2013 年	2014 年	2015 年	2016 年	2017 年	2018 年
合计	8501.1	8893.4	9359.7	9374.5	10366.8	11849.7
香洲区	9029.0	9494.6	10115.4	10361.4	11434.4	13100.0
斗门区	5923.7	6484.1	7688.1	7083.5	7599.6	8339.6
金湾区		5183.1	4802.8	5882.0	6386.5	7322.6

图 5-55　珠海市不同地区住院次均费用（2013—2018 年，元）

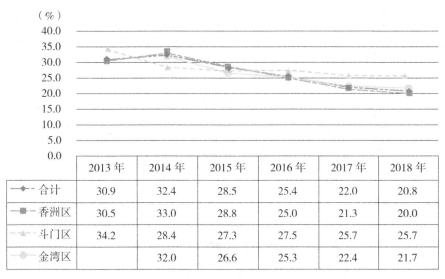

（%）	2013 年	2014 年	2015 年	2016 年	2017 年	2018 年
合计	30.9	32.4	28.5	25.4	22.0	20.8
香洲区	30.5	33.0	28.8	25.0	21.3	20.0
斗门区	34.2	28.4	27.3	27.5	25.7	25.7
金湾区		32.0	26.6	25.3	22.4	21.7

图 5-56　珠海市不同地区住院费用药占比（2013—2018 年，%）

2. 住院费用构成

长期以来，我国医疗服务价格一直处于不正常状态，医疗费用结构不合理，药品、耗材价格偏高，而医务人员的技术劳务价格严重偏低，形成了"以药养医""以耗材养医"的

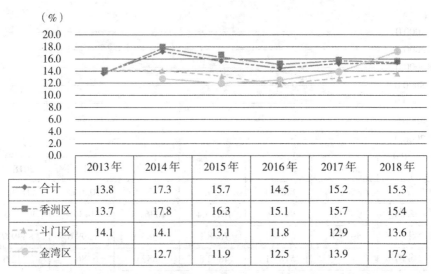

（%）

	2013 年	2014 年	2015 年	2016 年	2017 年	2018 年
合计	13.8	17.3	15.7	14.5	15.2	15.3
香洲区	13.7	17.8	16.3	15.1	15.7	15.4
斗门区	14.1	14.1	13.1	11.8	12.9	13.6
金湾区		12.7	11.9	12.5	13.9	17.2

━◆━合计　━■━香洲区　━▲━斗门区　━●━金湾区

图 5-57　珠海市不同地区住院费用耗占比（2013—2018 年, %）

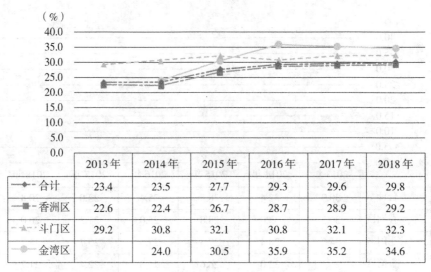

（%）

	2013 年	2014 年	2015 年	2016 年	2017 年	2018 年
合计	23.4	23.5	27.7	29.3	29.6	29.8
香洲区	22.6	22.4	26.7	28.7	28.9	29.2
斗门区	29.2	30.8	32.1	30.8	32.1	32.3
金湾区		24.0	30.5	35.9	35.2	34.6

━◆━合计　━■━香洲区　━▲━斗门区　━●━金湾区

图 5-58　珠海市不同地区住院费用技术占比（2013—2018 年, %）

普遍现象，也被认为是造成看病贵的核心原因。目前，公立医院改革试点取消药品加成，后续还将取消耗材加成，同时提高体现医务人员劳动价值的项目价格，旨在建立合理的医疗服务价格形成机制。在国家新医改工作的不断推进下，可以看到，2013 年到 2018 年珠海市的住院费用构成，体现成本消耗的药品类、耗材类费用占比明显减少，体现医疗服务价值的医疗服务类、诊断类、治疗类占比正在逐年增加。见图 5-60。

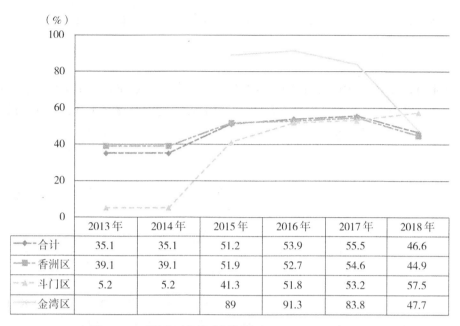

	2013 年	2014 年	2015 年	2016 年	2017 年	2018 年
合计	35.1	35.1	51.2	53.9	55.5	46.6
香洲区	39.1	39.1	51.9	52.7	54.6	44.9
斗门区	5.2	5.2	41.3	51.8	53.2	57.5
金湾区			89	91.3	83.8	47.7

图 5-59　不同地区住院费用报销比(2013—2018 年,%)

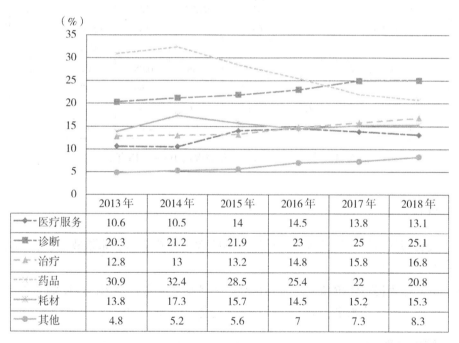

	2013 年	2014 年	2015 年	2016 年	2017 年	2018 年
医疗服务	10.6	10.5	14	14.5	13.8	13.1
诊断	20.3	21.2	21.9	23	25	25.1
治疗	12.8	13	13.2	14.8	15.8	16.8
药品	30.9	32.4	28.5	25.4	22	20.8
耗材	13.8	17.3	15.7	14.5	15.2	15.3
其他	4.8	5.2	5.6	7	7.3	8.3

图 5-60　珠海市住院费用占比(2013—2018 年,%)

(六)医疗服务质量

住院医疗服务质量的评价主要通过当天再住院率、住院重返、手术重返、抢救成功率、死亡率、术后感染、抗菌药物使用情况、诊断符合率等指标来反映。

1. 概况

总体来看，珠海市 2013 年至 2018 年住院病人的住院重返率、手术重返率、手术相关感染率、术后并发症发生率都处于上升状态，而诊断符合率在逐年下降，虽然住院病人死亡率得以下降，但是整体医疗服务质量还有很大提升空间。见图 5-61。

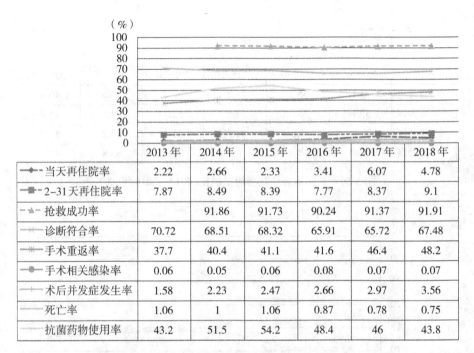

（%）	2013 年	2014 年	2015 年	2016 年	2017 年	2018 年
当天再住院率	2.22	2.66	2.33	3.41	6.07	4.78
2~31 天再住院率	7.87	8.49	8.39	7.77	8.37	9.1
抢救成功率		91.86	91.73	90.24	91.37	91.91
诊断符合率	70.72	68.51	68.32	65.91	65.72	67.48
手术重返率	37.7	40.4	41.1	41.6	46.4	48.2
手术相关感染率	0.06	0.05	0.06	0.08	0.07	0.07
术后并发症发生率	1.58	2.23	2.47	2.66	2.97	3.56
死亡率	1.06	1	1.06	0.87	0.78	0.75
抗菌药物使用率	43.2	51.5	54.2	48.4	46	43.8

图 5-61　珠海市医疗服务质量概况(2013—2018 年,%)

2. 抢救成功率

抢救成功率的高低反映了对急危重症病例的救治处置能力，常被视为医院医疗水平、治疗质量的重要标识。

珠海市医疗机构整体抢救成功率在提高，从各地区来看，金湾区住院病人抢救成功率最高，香洲区处于平均水平，而斗门区有下降趋势。见图 5-62。

3. 住院重返率

住院重返是一种十分常见且耗费医疗资源的现象，也是住院费用增长的重要影响因素。住院重返率分为计划内和计划外两种，非计划重返是直接影响医疗质量的敏感性指标。医疗服务所关注的是区分计划内与计划外重返，并尽可能降低计划外重返住院的发生。非计划指的是在短时间内由于非计划原因再入院，其时间区间目前我国采用的是 30

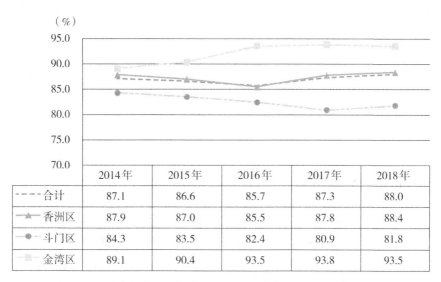

（%）	2014年	2015年	2016年	2017年	2018年
合计	87.1	86.6	85.7	87.3	88.0
香洲区	87.9	87.0	85.5	87.8	88.4
斗门区	84.3	83.5	82.4	80.9	81.8
金湾区	89.1	90.4	93.5	93.8	93.5

图 5-62　珠海市各地区住院病人抢救成功率（2014—2018 年，%）

天内。

2013—2018 年珠海市数据显示，病人 30 天内再入院率整体均呈升高趋势（图 5-63），而且是以计划外的重返率升高为主（图 5-64），需要进一步加强控制。

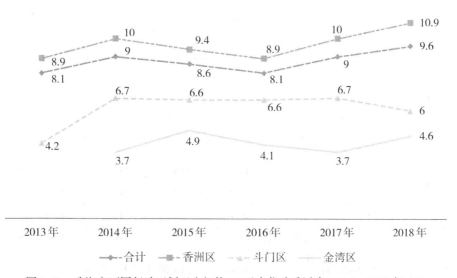

图 5-63　珠海市不同行政区划卫生机构 30 天内住院重返率（2013—2018 年，%）

4. 死亡情况

珠海市各地区住院病人死亡率均呈明显下降趋势，至 2018 年，珠海市住院病人总死

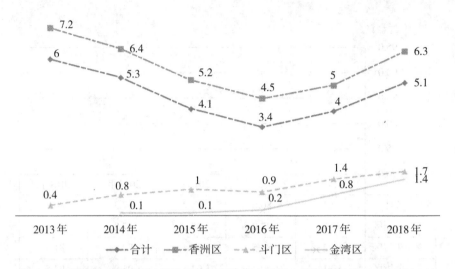

图 5-64　珠海市不同行政区划卫生机构出院病人计划内重返率(2013—2018 年,%)

亡率下降至 0.75%,但是根据国家卫健委公布数据显示,中国住院患者总死亡率已由 2005 年的 1.1%下降到 2018 年的 0.44%,目前珠海市的住院患者死亡率还明显高于全国平均水平。见图 5-65。

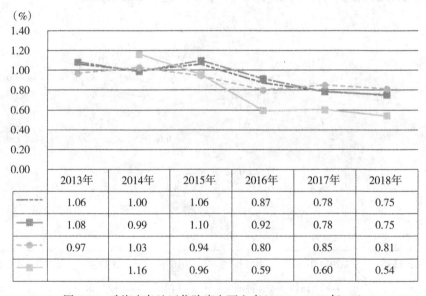

	2013年	2014年	2015年	2016年	2017年	2018年
	1.06	1.00	1.06	0.87	0.78	0.75
	1.08	0.99	1.10	0.92	0.78	0.75
	0.97	1.03	0.94	0.80	0.85	0.81
		1.16	0.96	0.59	0.60	0.54

图 5-65　珠海市各地区住院病人死亡率(2013—2018 年,%)

5. 手术相关感染

手术相关感染是医院感染指标之一,外科手术患者是最容易发生院内感染的高危群体。术后发生感染给患者的经济和身体方面都带来很大的影响,不但延长了住院时间,加重了患者的经济负担，也影响到了手术效果。珠海市各地区总体手术相关感染发生率较低，低于0.1%，达到《医院感染管理规范》的相关要求。见图5-66。

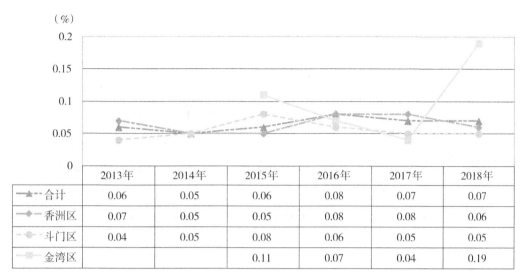

（%）	2013年	2014年	2015年	2016年	2017年	2018年
合计	0.06	0.05	0.06	0.08	0.07	0.07
香洲区	0.07	0.05	0.05	0.08	0.08	0.06
斗门区	0.04	0.05	0.08	0.06	0.05	0.05
金湾区			0.11	0.07	0.04	0.19

图5-66　珠海市各地区住院病人手术相关感染发生率(2013—2018年,%)

6. 术后并发症

术后并发症是由原有疾病对机体的影响、手术造成的组织损伤、手术时的细菌污染、手术后切口疼痛以及正常活动受限等因素引起，分为一般性并发症和特殊并发症。一般性并发症在各种手术后都可能会出现，如切口感染、出血和肺炎等；特殊并发症与手术方式有关，如胃切除后的倾倒综合征、肺叶切除术后的支气管胸膜瘘等。术后并发症轻者增加患者痛苦，延迟康复时间，重者可危及生命。及时防治并发症是术后处理的一个重要组成部分，也是医疗服务质量的重要指标。

从图5-67来看，珠海市2013年至2018年住院病人术后并发症的发生率升高趋势明显。

7. 手术重返

手术重返，也称非计划再次手术，是指在同一次住院期间，因各种原因导致患者需进行计划外在此手术，包括医源性因素，即手术或特殊诊治操作造成严重并发症必须再次施行手术；以及非医源性因素，即由于患者病情发展或出现严重术后并发症而需要再次进行手术。

从手术重返来看，珠海市各地区整体手术重返率呈现上升态势，见图5-68。

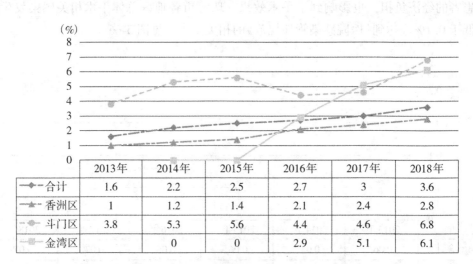

	2013年	2014年	2015年	2016年	2017年	2018年
合计	1.6	2.2	2.5	2.7	3	3.6
香洲区	1	1.2	1.4	2.1	2.4	2.8
斗门区	3.8	5.3	5.6	4.4	4.6	6.8
金湾区		0	0	2.9	5.1	6.1

图5-67　各地区住院病人术后并发症发生率(2013—2018年,%)

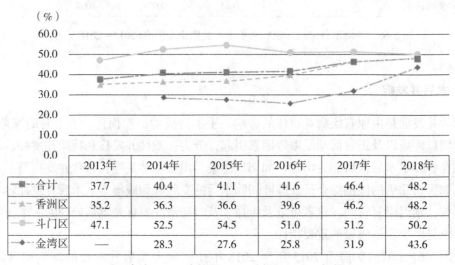

	2013年	2014年	2015年	2016年	2017年	2018年
合计	37.7	40.4	41.1	41.6	46.4	48.2
香洲区	35.2	36.3	36.6	39.6	46.2	48.2
斗门区	47.1	52.5	54.5	51.0	51.2	50.2
金湾区	—	28.3	27.6	25.8	31.9	43.6

合计　　　香洲区　　　斗门区　　　金湾区

图5-68　珠海市各地区住院病人手术重返率(2013—2018年,%)

8. 抗菌药物使用情况

2011年原卫生部为进一步加强医疗机构抗菌药物临床应用管理,促进抗菌药物合理使用,有效控制细菌耐药,保证医疗质量和医疗安全,在全国范围内开展抗菌药物临床应用专项整治活动,使抗菌药物的临床过度使用得到有效遏制。珠海市各地区医院从2013年到2018年整体抗菌药物使用率也一直保持稳定下降趋势,控制在国家要求的60%以下。见图5-69。

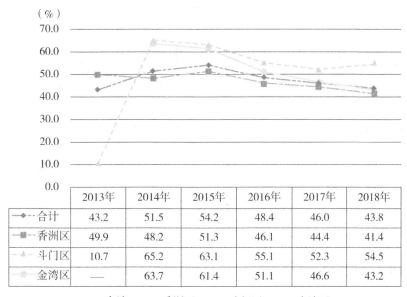

	2013年	2014年	2015年	2016年	2017年	2018年
合计	43.2	51.5	54.2	48.4	46.0	43.8
香洲区	49.9	48.2	51.3	46.1	44.4	41.4
斗门区	10.7	65.2	63.1	55.1	52.3	54.5
金湾区	——	63.7	61.4	51.1	46.6	43.2

图 5-69 各地区住院病人抗菌药物使用情况

9. 诊断符合率

出院、入院诊断符合率是常用的反映医院诊断质量和医疗水平的指标。国家卫健委要求三甲医院出院、入院诊断符合率要达到 90%，一级医院达到 85% 以上。但是，珠海市卫生机构的出院、入院诊断符合率在逐年下降，而且选取珠海市出院病人数排名前 10 的医院进行分析，可以看到，其出院、入院诊断符合率普遍偏低，说明珠海市卫生机构的整体诊断水平仍需要提高。但是也不排除有因病案标准不统一、人工主观判断失误导致的偏差。提高病案的质量管理，尤其是实行通用标准诸如 ICD 标准诊断等，有助于提高入院、出院诊断符合率。见表 5-37、图 5-70。

表 5-37 珠海市住院人次排名前 10 医院入院、出院诊断符合率（2013—2018 年，%）

机构名称 \ 年份	2013	2014	2015	2016	2017	2018
中山大学附属第五医院	77.08	73.79	73.44	69.74	68.65	70.14
珠海市人民医院	64.03	61.48	60.11	55.58	56.79	56.91
遵义医学院第五附属（珠海）医院	68.93	70.64	68.95	70.46	68.49	69.66
珠海市第二人民医院	64.25	62.41	63.56	62.37	62.38	64.98
广东省中医院珠海医院	84.92	81.21	80.69	79.45	79.54	77.79

年份 机构名称	2013	2014	2015	2016	2017	2018
珠海市平沙医院	—	78.63	80.42	73.41	70.07	68.44
珠海市香洲区人民医院	69.38	63.53	62.47	57.45	57.20	65.16
珠海高新技术产业开发区人民 医院(广东省第二人民医院珠海 医院)	—	54.15	64.52	63.94	65.10	66.07
珠海市斗门区侨立中医院	—	—	—	61.33	70.92	71.29

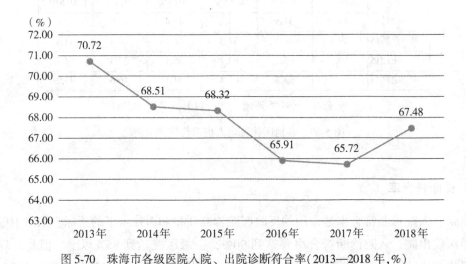

图 5-70　珠海市各级医院入院、出院诊断符合率(2013—2018 年,%)

二、存在的问题

(一)区域发展不均衡

珠海市医疗服务能力呈现出明显的区域发展不均衡,香洲区作为珠海市的核心行政区,医疗卫生资源优势明显,医疗服务数量、医疗技术实力相较斗门区和金湾区具有明显优势。

1. 医疗服务数量不均衡

香洲区、斗门区、金湾区医疗服务数量差异显著:在出院人次方面,香洲区 5 年合计出院人次占珠海市总出院人次的 78.2%,分别是斗门区、金湾区的 4 倍、15 倍;在手术量方面,香洲区 5 年合计手术量占珠海市总手术量的 76.1%,分别是斗门区、金湾区的 4 倍、17 倍;在重点人群方面,妇女、儿童、老人等各类病人都主要集中在香洲区,超过另外两个区的总和。

2. 医疗技术实力不均衡

香洲区、斗门区、金湾区医疗技术实力差异显著。在重点病种方面，恶性肿瘤等疑难病人主要集中在香洲区，香洲区 5 年内恶性肿瘤出院病人数占珠海市恶性肿瘤总出院数的 88.8%，香洲区 5 年内损伤中毒出院病人数占珠海市损伤中毒总出院数的 62.6%；在病死率方面，香洲区恶性肿瘤病人病死率低于另外两个区，且 5 年内明显下降，但另外两个区病死率呈上升趋势；重点手术方面，冠状动脉旁路移植术和经皮冠状动脉介入治疗、腹腔镜下胆囊切除术、胃切除术等重点手术及恶性肿瘤手术主要集中在香洲区医疗机构完成。

(二) 医疗费用控制效果不明显

2015 年 3 月，珠海市全面启动以药品和医用耗材零差率为核心的"三医联动"改革，改革效果明显，2016 年例均住院费用几乎无增长，例均药费同比下降 10.5%。但好景不长，2017 年例均费用迅速提升 10.6%，例均药费下降幅度也大为缩水，2018 年例均费用进一步上涨，上涨幅度达到 14.3%，超过国家 10% 以下的增幅要求，例均药费更是达到 8% 的增长。

另外，2013 年至 2018 年，药占比由 30.9% 下降至 20.8%，但耗占比由 13.8% 上升至 15.3%，可见改革对药品费用增长起到一定遏制作用，但对耗材费用管控效果不明显。

(三) 医疗服务质量不理想

珠海市整体医疗服务质量还有很大提升空间。2013—2018 年数据显示，珠海市病人 30 天内再入院率整体均呈升高趋势，且以计划外的重返升高为主；病人总死亡率方面，2018 年珠海市住院病人总死亡率为 0.75%，显著高于全国平均水平(0.44%)；在并发症的发生率方面，珠海市 2013 年至 2018 年住院病人术后并发症的发生率升高趋势明显；在手术重返方面，整体手术重返率呈现上升态势；在诊断符合率方面，珠海市出入院诊断符合率在逐年下降，选取珠海市出院病人数排名前 10 的医院进行分析，可以看到，入院和出院诊断符合率普遍偏低。以上各项指标说明，珠海市整体医疗服务水平仍需提高。

三、建议与展望

(一) 加强制度创新，促进医师多点执业

应加大珠海市医疗卫生服务改革，为公立医院高年资骨干医师多点执业"松绑"，推动医师"多点执业"政策落地落实，促进公立优质医疗资源合理流动，鼓励公立医院医生进入社会办医体系，以健全医疗卫生服务体系，提升医疗卫生服务水平，让市民享受到更高水平的基本医疗和公共卫生服务。

(二)大力发展互联网+医疗，重塑就诊模式

借助信息技术，利用互联网手段，基于既有体系，构建新的以医生为中心的医疗服务网络，通过实现医生的互联互通，催生医生预约服务、家庭医生(稳定的首诊关系)、转诊网络(医生之间的业务合作)等全新服务项目，培养新的医疗消费理念，刺激消费需求，创造增量市场，通过实现医生价值来提升医疗服务水平与效率。

(三)进一步完善价格改革，提高医务性收入占比

珠海市技术劳务费用占比逐年提升，医疗服务技术劳动价值的体现得到重视，但仍有进一步提升的空间。在政府层面，应进一步扩大价格调整范围，突出医院在解决疑难病症、手术及新技术推广方面的价值，如手术费分级调整、设立药师服务费等，体现不同级别医院及医务人员技术价值，进一步提高医院医务性收入占比，提高其服务补偿率，降低其"以检补医""以回扣补医"动机；在医院层面，应建立体现医务人员技术价值的薪酬分配方案和激励机制，充分调动其积极性。

(四)引入信息化手段强化费用控制

医疗费用增长受众多因素影响，要加强医疗费用控制，应采用"物联网技术+信息技术"，建立区域内卫计、医保、医院统一信息平台，实现医院经济末端管理的无缝连接，提供精准数据、支撑标准化成本核算。在统一信息系统平台的基础上，通过大数据测算，对具体病种、科室医疗费用进行动态监测分析。

(五)强化医疗质量与安全评价，提升医疗服务质量水平

卫生行政部门起主导作用，建立健全定期与日常相结合、多元化的医疗质量与安全评价工作机制，严格执行定期医院评审制度。鼓励第三方机构，如行业协会、专业咨询公司等参与医疗质量与安全评价，以弥补现行评审模式的不足。建立有效的反馈机制、激励机制，通过制定合适的政策，充分调动医院接受医疗质量与安全评价的主动性和积极性。充分吸收国外先进经验，建立以患者为中心的医疗质量评价指标体系，实现医疗质量与安全的持续改进，提升医疗服务质量水平。

◎ 参考文献

[1]贾茜，李小莹，冀冰心，等.临床路径信息化管理对医疗质量的影响[J].中国病案，2017，18(9)：35-37.

[2]王小燕，周晓惠.浅谈医院实施单病种付费的管理策略[J].现代经济信息，2019(4)：141.

[3]李淑霞，赵作伟.合理降低术前平均住院日的实践与体会[J].中国卫生质量管理，2010，17(1)：45-46.

[4]何怀东.公立医院医疗费用控制的探讨[J].管理论坛，2019，10：265-267.

［5］梅柏喜.住院医疗费用的控制与分析［J］.财经界(学术版)，2016(10)：103.

［6］蔡艳，许莉.正确使用危重病人抢救成功率指标［J］.中国医院统计，1999(4)：243-244.

［7］张思兵，李林.重返住院率测量及评价研究综述［J］.中国医院，2019(6)：77-80.

［8］国家卫生和计划生育委员会.2018年国家医疗服务与质量安全报告［R］.北京：人民卫生出版社，2018.

［9］程伯溪，叶毅杰，龚恩来.外科手术患者感染的相关因素分析及对策［J］.中华医院感染学杂志，2013，23(016)：3894-3895.

［10］王志国，朱佳怀，邹郢，等.应用ICD编码提高入出院诊断符合率［J］.解放军医院管理杂志，2015，22(6)：534-535.

第六章 基于 DRG 的住院医疗服务综合评价

疾病诊断相关分组(diagnosis-related groups，DRG)，是指根据疾病的主要诊断、伴随症、合并症、手术及治疗操作等临床情况，按疾病复杂程度的同质性和医疗资源消耗(住院日、住院费用)的相似性，将病例分成的组群数。DRG 综合考虑了疾病严重度和复杂性，同时考虑医疗需要和医疗资源的使用强度，因此被认为是一种"以病人为中心"的病例组合系统。DRG 是在国际上得到广泛应用的住院医疗服务管理工具，广泛地应用于医疗服务绩效标杆管理与医疗费用支付。我国引入 DRG 以后，北京、上海等地先后将 DRG 投入用于区域住院医疗服务的评价管理，并取得了较好的效果。

2016 年，广东省卫生健康委开始构建利用 DRG 对全省住院医疗服务实现绩效评价，成为国内为数不多的在省域一级开展 DRG 应用的省份。DRG 的应用促进了广东省医疗服务行业的透明度，实现了对住院医疗服务的可比应用，利用国家 CN-DRG 分组器，广东省实现对省域内 1400 余家各级各类医疗机构住院服务的绩效评价，取得突出的管理效果和行业反响。DRG 评价结果与广东省等级医院评审、重点临床专学科评价以及医务人员职称晋升等具体医疗服务管理业务衔接起来，深化基于数据的 DRG 评价与日常医疗管理工作深度结合。本章将基于广东省卫生健康委卫生统计信息平台上所收集的住院患者 DRG 评价信息，对珠海市住院医疗服务现状及其与广东省整体情况的比较进行阐述，此次分析数据来源于广东省医疗机构病案首页数据库(卫统 4 表)，涵盖 2016—2018 年 1430 余家各级各类医院机构、1443 万余出院病人数据。

一、DRG 相关概念与应用框架

DRG 是指以出院患者信息为依据，综合考虑患者的主要诊断(diagnoses)和主要治疗方式(procedure & surgery)，结合个体体征，如年龄、并发症和合并症，将疾病的复杂程度相似和费用相似的病例分到同一个(DRG)组中，并赋予这个组与平均病例在资源消耗量(成本)上的相对比较值 RW，从而让不同类型和复杂程度的医疗服务之间有了客观对比的基础依据。

(一)DRG 的理论假设和应用场景

DRG 作为患者的一种分组工具，具有重要的理论设计假设，即将患者的患病复杂程度与其资料消耗关联起来，并且假设患者疾病复杂程度与其消耗的医疗服务资源量呈现正相关关系。这奠定了 DRG 工具开展医疗服务评价和支付实践的重要理论基础。

是否所有的医疗服务的复杂严重程度都会与其资源消耗程度相关呢？显然不是，医疗服务的特性决定了 DRG 的适用范围存在明确的边界，即急性病住院医疗服务领域才能够适用 DRG。这是因为患者的疾病复杂严重程度与其资源消耗程度正相关的假设只有在这一类型的医疗服务中才客观存在。

(二) DRG 的功能效果

基于 DRG 的设计假设和应用范围，DRG 应用的效果表现为实现医疗服务的标准化，增强其透明度。从 DRG 的发展历史来看，DRG 工具的核心竞争力也正是在理论假设和特定应用范围内解决了医疗服务的标准化和透明度问题。正是由于 DRG 实现了对医疗服务的标准化，进而增强了医疗服务的透明化，实现了不同类型住院医疗服务和疾病治疗之间的可比，医疗服务的绩效和价值才能够得到衡量，才能够实现更为细致的应用。

(三) DRG 的应用维度

基于 DRG 对医疗服务的标准化和透明化，使得 DRG 的应用不仅能惠及支付，同时也为医疗服务本身的测量和相关评价带来标准。各国的实践也恰恰证明了这点，不同国家可以根据其在不同医疗服务筹资体系、不同医疗服务提供体系和不同医疗服务支付体系下，对 DRG 应用目标进行主动的选择。目前来看，DRG 的应用目标可以分为两大块，即医疗服务的绩效评价与管理、医疗服务的供方支付。

首先，DRG 可以应用于住院医疗服务的绩效评价与管理，一般表述为医疗服务的标杆管理(benchmarking)、绩效测量(performance measuring)和服务规划与管理等，本质上其思路是采用 DRG 对住院医疗服务开展标准化，进而实现对医疗服务本身的测量、评价、规划和管理。

其次，DRG 也可以广泛应用于对医疗服务进行支付，具体的表现形式有所不同，比如对医疗服务开展供方支付、机构预算管理等。这一应用关注资金如何从支付者手中流转到医疗机构，以弥补其医疗服务成本，进而得收益。虽然在各个国家的实践中医疗服务的筹资机制(钱从哪里来)、支付方(谁代表患者付费)和支付机制(如何支付)都在具体操作层面有所差异，但应用 DRG 开展支付或预算管理的核心目标是一致的，即希望将医疗服务提供水平与其资源消耗匹配起来，进而保证对医疗服务的合理利用。

(四) DRG 用于住院医疗服务绩效评价框架

基于 DRG 的视角，一般可以从"医疗服务能力""医疗服务效率"和"服务质量与安全"三个维度(表 6-1)进行医院服务绩效的评估。

基于 DRG 评估各医院的"医疗能力"可以计算覆盖 MDC 数量、DRG 数量、总权重数、病例组合指数(CMI)值，分别代表学科发展均衡性、该医院收治病例所覆盖病例类型的范围、住院服务总产出和收治病例的技术难度。

基于 DRG 评估各医院的住院服务"服务效率"，使用费用消耗指数与时间消耗指数分别表示同类疾病花费高低和住院时间的长短、资源消耗情况。

"服务质量与安全"指标使用低风险组死亡率、中低风险死亡率、高风险组死亡率来反映那些在总体病例范围内死亡率较低/较高的 DRG 组发生死亡的概率。

表 6-1   **DRG 指标体系**

维 度	指 标	评价内容
医疗服务能力	覆盖 MDC 数量	综合医院技术全面性的测评
	总权重数	住院服务总产出
	DRG 组数	治疗病例所覆盖疾病类型的范围
	病例组合指数（CMI）	治疗病例的技术难度水平
医疗服务效率	费用消耗指数	治疗同类疾病所花费的费用
	时间消耗指数	治疗同类疾病所花费的时间
服务质量与安全	低风险病例死亡率	临床上死亡风险极低病例的死亡率
	中低风险病例死亡率	临床上死亡风险较低病例的死亡率
	中高风险病例死亡率	临床上死亡风险中高病例的死亡率
	高风险病例死亡率	临床上死亡风险高病例的死亡率
	标化死亡率	采用统一标准调整后的死亡率

二、珠海市住院医疗服务整体绩效情况

（一）总体情况

2018 年年底，珠海市常住人口达到 189.11 万人，占广东省当年常住人口数（11346 万人）的 1.67%。

2018 年 DRG 分析纳入珠海市各级各类医疗机构 44 家，对比广东省 2018 年纳入总体机构数（1439），占比为 3.06%。其中，珠海市三级机构 6 家、二级机构 7 家、未评级机构 29 家，分别占广东省相应类型机构数的 2.78%、1.35% 和 7.63%。从机构数量占比来看，珠海市未评级机构占比较高，其中绝大多数为民营医疗机构，说明珠海市社会办医发展情况和势头较好。见表 6-2。

表 6-2   **珠海市与广东省 2016—2018 年服务绩效纳入机构数**   （单位：家）

级别 \ 年份	珠海市			广东省		
	2016	2017	2018	2016	2017	2018
三级	6	6	6	163	178	216
二级	7	7	7	437	486	520
一级	3	1	1	298	356	380

续表

级别＼年份	珠海市			广东省		
	2016	2017	2018	2016	2017	2018
未评	24	27	29	388	321	301
其他		1	1	24	23	22
总计	40	42	44	1310	1364	1439

从纳入的患者数量来看，2018 年珠海市合计出院患者数为 32.4286 万人，较 2017 年增长 11.08%，整体保持上涨势头。其中，三级机构出院人次数近 25 万人次，占出院患者总数超过 3/4；二级医院出院 5.28 万人，占 16.28%。

根据珠海市 2018 年年底 189.11 万常住人口的城市规模，粗略计算珠海市 2018 年住院率为 17.15%。2018 年广东省统计出院患者 1443.177 万人，按照当年广东省常住人口 11346 万人计算住院率为 12.72%。提示珠海市整体住院率高于广东省水平，这可能与珠海市人口整体构成和老龄化程度有关。见表 6-3。

表 6-3　　　　　　　　　珠海市与广东省 2016—2018 年住院患者数　　　　　　　（单位：万人）

级别＼年份	珠海市			广东省		
	2016	2017	2018	2016	2017	2018
三级	19.3580	22.2450	24.9277	622.0339	708.5171	836.3652
二级	4.3609	5.0085	5.2816	454.9085	467.7254	454.3108
一级	0.0685	0.0602	0.0596	85.4718	97.8780	93.1321
未评	1.7767	1.8793	2.1426	74.1659	67.3662	56.0934
其他		0.0018	0.0171	1.3660	1.7512	3.2755
总计	25.5641	29.1948	32.4286	1237.9461	1343.2379	1443.1770

(二)服务能力

本书分别从住院医疗服务能力的量(权重数)、宽度(DRG 组数)和深度(CMI)三个方面对珠海市整体医疗服务能力进行分析。

首先，珠海市 2018 年整体医疗服务权重为 33.11 万，同住院人次一样，较 2017 年有 10% 以上的增长，总体占广东省总权重数(1444.90 万)的 2.29%，高于其常住人口数占比。其中，三级机构的贡献比例最高，占 81.21%，说明珠海市整体住院医疗服务能力超过 4/5，由珠海市 6 家三级机构提供。见表 6-4。

表6-4 珠海市与广东省 2016—2018 年 DRG 权重总数

级别 \ 年份	珠海市			广东省		
	2016	2017	2018	2016	2017	2018
三级	204998.04	240923.51	268879.03	7283127.25	8208942.74	9548521.78
二级	36238.13	40928.78	41544.87	3828608.82	3906114.58	3752775.37
一级	506.19	385.08	408.41	665016.93	753634.94	688147.07
未评	15202.58	16598.30	20023.94	590277.67	542687.87	430671.79
其他		22.58	226.39	11126.21	14088.74	28872.36
总计	256944.94	298858.25	331082.64	12378156.88	13425468.87	14448988.37

其次，从珠海市服务能力的宽度来看，2018 年珠海市医疗机构平均能够开展的疾病诊断相关组数为 178 组，低于广东省 225 的均值。但从构成来看，珠海市三级、二级医疗机构的 DRG 组数均值均要高于广东省同级别结构的平均水平，说明在三级和二级机构方面，其服务能力的宽度较好。

影响珠海市机构服务宽度的主要原因在于其占据机构数量比例近 3/4 的未定级机构所能够实现的 DRG 组数较为狭窄，显著低于广东省的平均水平，说明珠海市公立医院服务能力宽度较宽，而社会办医大多数可能以专科医疗机构为主，其服务能力的宽度较为局限。见表 6-5。

表6-5 珠海市与广东省 2016—2018 年 DRG 组数 （单位：组）

级别 \ 年份	珠海市			广东省		
	2016	2017	2018	2016	2017	2018
三级	616	621	614	533	527	511
二级	316	326	337	314	290	274
一级	28	38	50	144	130	120
未评	49	55	59	93	96	83
其他		8	13	24	26	50
总计	179	179	178	232	229	225

最后，在服务能力的深度方面，珠海市整体住院医疗服务的 CMI 值为 1.02，高于广东省整体 1.0 的水平。其中，二级和三级医疗机构的 CMI 均低于广东省的平均水平，而未评级机构 CMI 水平显著高于广东省水平，说明珠海市社会办医疗机构虽然在服务宽度方面较窄，但其提供医疗服务的技术难度较高。见表 6-6。

表 6-6　　　　　　　　　珠海市与广东省 2016—2018 年机构 CMI 值变化情况

年份 级别	珠海市			广东省		
	2016	2017	2018	2016	2017	2018
二级	0.83	0.82	0.79	0.84	0.84	0.83
三级	1.06	1.08	1.08	1.17	1.16	1.14
一级	0.74	0.64	0.69	0.78	0.77	0.74
未评	0.86	0.88	0.93	0.80	0.81	0.77
其他		1.25	1.32	0.81	0.80	0.88
总计	1.01	1.02	1.02	1.00	1.00	1.00

总体来看，珠海市医疗服务能力较好，表现为其提供的服务量高于常住人口占比，公立医院作为服务提供的主体，在服务宽度方面具有较好的表现，同时社会办医疗机构在专科服务方面提供了技术难度较高的医疗服务，很好地补充了珠海市居民的服务需求。宏观来看，珠海市居民住院率较高，这可能与其人口结构和人口老龄化相关。

(二)服务效率

在服务效率方面，下面主要对珠海市整体的住院医疗服务费用消耗指数和时间消耗指数进行分析。

首先，在费用消耗指数方面，2018 年珠海市机构平均费用消耗指数为 1.08，高于广东省机构的平均值，进一步细分发现，珠海市三级、二级、一级医疗机构的费用消耗指数均低于广东省同类机构的平均值，提示公立医疗机构体系的费用情况控制较好；珠海市未评级机构的费用消耗指数为 1.16，显著高于广东省未评级机构 1.01 的平均水平，提示珠海市社会办医疗机构所提供医疗服务的商业模式更加倾向于高端路线，因此收费水平较高，进而使得其费用消耗指数较高。见表 6-7。

表 6-7　　　　　　　　　珠海市与广东省医疗机构费用消耗指数

年份 级别	珠海市			广东省		
	2016	2017	2018	2016	2017	2018
三级	1.02	1.04	1.12	1.15	1.14	1.14
二级	0.72	0.69	0.74	0.84	0.90	0.97
一级	0.52	0.69	0.71	0.78	0.79	0.77
未评	1.06	1.03	1.16	1.14	1.12	1.01
其他		1.62	1.06	0.65	0.64	0.61
总计	0.95	0.98	1.08	0.95	0.95	0.94

其次，在时间消耗指数方面，可以发现，机构平均时间消耗指数显著高于广东省机构的均值，其中公立医疗机构体系时间消耗指数情况与广东省同类机构均值类似，二级医院的时间效率要优于广东省二级医院的整体水平。同时，未评级机构的时间消耗指数显著高于广东省同类机构的平均水平，说明社会办医疗机构的平均住院天数较长，这与珠海市社会办医中护理院、康复医院占据一定比例有关。见表6-8。

表6-8　　　　　　　　　珠海市与广东省医疗机构时间消耗指数

年份 级别	珠海市			广东省		
	2016	2017	2018	2016	2017	2018
三级	1.09	1.10	1.10	1.06	1.09	1.08
二级	0.94	0.93	0.96	1.03	1.03	1.03
一级	0.98	1.13	1.08	1.00	1.00	1.02
未评	1.31	1.45	1.44	1.06	1.08	1.09
其他		2.06	1.02	1.36	1.29	1.20
总计	1.19	1.32	1.30	1.04	1.05	1.05

(三)服务质量与安全

本部分从风险组死亡方面来考察珠海市医疗机构整体的服务质量和安全情况。

在低风险组死亡方面，珠海市2018年死亡率显著低于广东省机构的平均水平，其中，除三级医院均值高于全省三级医院均值以外(其中珠海市第二人民医院和中山大学附属五院出现低风险组死亡病例)，其他类型机构的低风险组死亡率均显著低于全省同类型机构，说明珠海市2018年整体基础医疗质量和安全管理相对较好，特别是未评级机构的低风险组死亡率显著低于广东省同类机构的平均水平，说明珠海市社会办医疗机构的医疗质量监测和管理取得较好效果。见表6-9。

表6-9　　　　　　　珠海市与广东省医疗机构低风险组死亡率　　　　　(单位:‰)

年份 级别	珠海市			广东省		
	2016	2017	2018	2016	2017	2018
三级	0.04	0.05	0.05	0.35	0.06	0.03
二级	0.16	0.04	0.04	0.12	0.11	0.34
一级	0.00	0.00	0.00	0.10	0.03	0.57
未评	4.63	1.37	0.03	0.41	3.17	2.41
其他		0.00	0.00	0.27	0.25	0.28
总计	2.81	0.90	0.03	0.24	0.80	0.78

在中低风险组死亡率方面，所表现出的结果与低风险组较为类似，但整体均值与广东省水平差异较低风险组死亡率为小。其中，所有机构类型的中低风险组死亡率均低于广东省同类机构均值。见表 6-10。

表 6-10　　　　　珠海市与广东省医疗机构中低风险组死亡率汇总　　　（单位：‰）

级别 \ 年份	珠海市			广东省		
	2016	2017	2018	2016	2017	2018
三级	1.14	0.69	0.69	1.16	1.10	0.82
二级	1.10	1.37	1.33	1.56	1.70	1.38
一级	0.00	0.00	0.00	0.82	0.76	1.53
未评	2.46	1.26	1.11	1.57	1.69	1.56
其他		0.00	0.00	1.77	2.94	1.33
总计	1.84	1.13	1.03	1.35	1.39	1.37

在中高风险组死亡率方面，三级、二级医疗机构所表现出的结果与广东省同类机构较为近似，但在未评级医疗机构的中高风险组死亡率较广东省同类型机构显著为高，表明该类机构在处理中高风险组患者方面技术水平和质量保障存在一定的局限。见表 6-11。

表 6-11　　　　　珠海市与广东省医疗机构中高风险组死亡率汇总　　　（单位：‰）

级别 \ 年份	珠海市			广东省		
	2016	2017	2018	2016	2017	2018
三级	11.82	10.27	9.08	9.89	13.31	8.45
二级	16.28	11.53	8.08	10.26	10.49	10.53
一级	0.00	0.00	0.00	10.27	6.30	9.59
未评	14.34	43.90	21.92	6.94	4.64	9.81
其他		0.00	0.00	3.28	2.96	2.53
总计	13.23	31.61	16.97	9.10	8.26	9.70

在高风险组死亡率方面，可以发现类似于中高风险组死亡率的情况，珠海市医疗机构在处置高风险组患者方面，其技术掌控能力和质量保障能力均要低于广东省同类机构的平均水平，这一现象在三级、二级和未评级机构中同时存在，说明珠海市在高端医疗服务技术的掌控能力方面较广东省同类医院还存在一定差距。见表 6-12。

表6-12　　　　　　　珠海市与广东省医疗机构高风险组死亡率　　　　　　（单位：‰）

年份 级别	珠海市			广东省		
	2016	2017	2018	2016	2017	2018
三级	150.68	137.48	133.99	107.48	94.46	94.73
二级	92.98	87.91	91.93	89.74	84.77	77.78
一级	0.00	0.00	0.00	41.07	38.34	54.35
未评	21.46	93.79	57.39	34.30	36.48	33.57
其他		0.00	0.00	14.03	27.13	9.42
总计	51.75	94.58	70.72	63.07	61.58	63.84

三、珠海市三级医院 DRG 分析

　　珠海市三级医院提供珠海市住院医疗服务的超过3/4，我们在这一部分对其进行专门分析，可以发现，珠海市三级机构中西医综合医院3家、中医院1家、三级专科医院（妇幼保健院、中西医结合医院）1家。其中，三家西医综合医院出院患者数占珠海出院患者总数的近一半。见表6-13、表6-14。

表6-13　　　　　　珠海市与广东省2016—2018年三级医疗机构数

年份 级别	珠海市			广东省		
	2016	2017	2018	2016	2017	2018
三级	6	6	6	163	178	216
01 西医综合	4	4	3	92	99	117
02 中医综合	1	1	1	25	26	30
03 专科	1	1	2	46	53	69

表6-14　　　　　珠海市与广东省2016—2018年三级医疗机构出院患者数

年份 级别	珠海市			广东省		
	2016	2017	2018	2016	2017	2018
三级	19.358	22.245	24.9277	622.0339	708.5171	836.3652
01 西医综合	14.9055	17.711	16.7472	467.1446	523.6961	604.8262
02 中医综合	1.6536	1.7177	2.2243	71.7863	80.4683	93.582
03 专科	2.7989	2.8163	5.9562	83.103	104.3527	137.957

（一）服务能力

如表 6-15 所示，2016—2018 年珠海市三级医疗机构整体权重数稳步上升至近 27 万，其中，西医综合医院完成量超过 19 万，占权重总数的绝大部分，其次是专科医院和中医医院。在 DRG 组数方面，珠海市三级医院平均 DRG 组数、西医、中医和专科医院 DRG 组数均高于广东省平均水平，但 CMI 均值则低于广东省平均水平，其中，西医和专科医院 CMI 低于广东省同类医院平均水平，中医综合医院 CMI 值则高于广东省同类医院平均水平。见表 6-16、表 6-17。

表 6-15　　　　　珠海市与广东省 2016—2018 年三级医疗机构权重数

年份 级别	珠海市			广东省		
	2016	2017	2018	2016	2017	2018
三级	204998.04	240923.5	268879	7283127.25	8208942.74	9548521.78
01 西医综合	163086.15	197350.1	191034.6	5578495.76	6229503.98	7130128.02
02 中医综合	19868.72	21234.08	27398.54	823236.53	926308.65	1051918.42
03 专科	22043.17	22339.37	50445.93	881394.96	1053130.11	1366475.34

表 6-16　　　　　珠海市与广东省 2016—2018 年三级医疗机构 DRG 组数

年份 级别	珠海市			广东省		
	2016	2017	2018	2016	2017	2018
三级	616	621	614	533	527	511
01 西医综合	685	690	693	670	671	655
02 中医综合	575	586	586	557	566	559
03 专科	382	383	509	246	238	244

表 6-17　　　　　珠海市与广东省 2016—2018 年三级医疗机构 CMI 值

年份 级别	珠海市			广东省		
	2016	2017	2018	2016	2017	2018
三级	1.06	1.08	1.08	1.17	1.16	1.14
01 西医综合	1.09	1.11	1.14	1.19	1.19	1.18
02 中医综合	1.20	1.24	1.23	1.15	1.15	1.12
03 专科	0.79	0.79	0.85	1.06	1.01	0.99

由图 6-1 可知珠海市西医综合医院服务能力在广东省的整体分布情况，根据图中圆点大小可以发现其中两家西医综合医院服务能力较为接近，权重约 80000，DRG 组数超过 700 组，CMI 指在 1.1 以上，处于全省中等偏上的位置；另一家医院服务规模较小，在广东省内属于服务能力较弱的三级综合机构，CMI 不足 1 且 DRG 组服务分部宽度在 650 组附近。

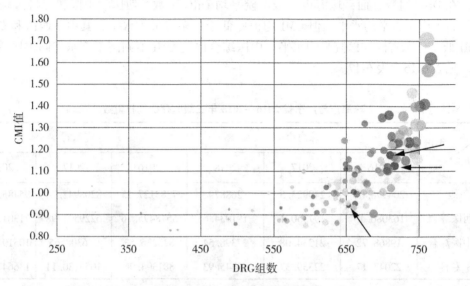

图 6-1　珠海市三级西医综合医院服务能力示意图

如图 6-2 所示，从中医综合医院来看，珠海市中医医院服务能力在广东省内属于较好的水平，具体表现在其所能够提供的服务宽度靠近 600 组，属于中等偏上，且其 CMI 水平在中医综合医院中属于前列，显示其服务技术难度较高，但中医综合医院服务量较小，与省内大型中医综合医院比较尚有较大的上升空间。

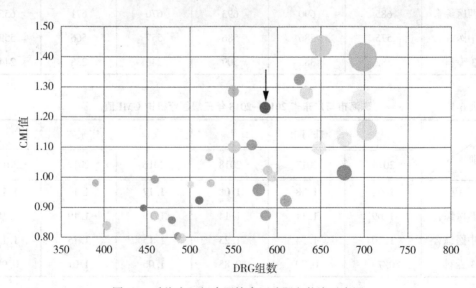

图 6-2　珠海市三级中医综合医院服务能力示意图

　　在专科医院方面，首先，珠海市妇幼保健院在广东省妇幼保健专科医院中服务能力处于中等偏上的水平，主要是相对其他同类机构，其服务宽度和深度均在广东省前列，但其服务量则处于中等水平，这可能与珠海市的整个人口数量较少有较强的联系。如图 6-3 所示。

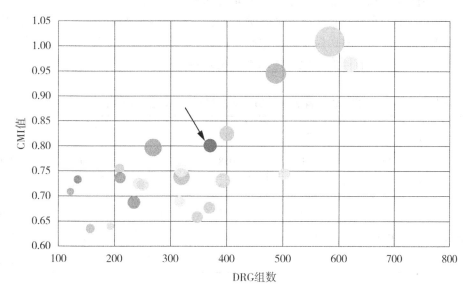

图 6-3　珠海市三级妇幼医院服务能力示意图

　　其次，在中西医结合医院方面，珠海市中西医结合医院在全省 5 家中西医结合医院中服务宽度较高，达到 650 组，服务量提供也与其他类似医院处于一致的水平，但珠海市中西医结合医院的技术开展难度较其他四家医院为低，有待进一步提升。如图 6-4 所示。

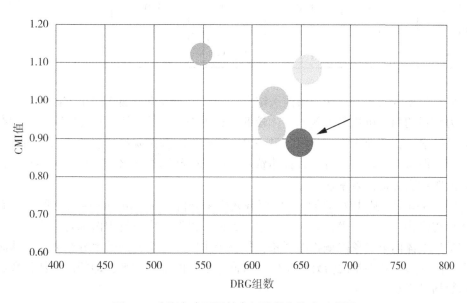

图 6-4　珠海市中西医结合医院服务能力示意图

（二）服务效率

如表 6-18 所示，珠海市三级机构 2016—2018 年费用消耗指数整体低于广东省平均水平，其中，西医综合和中医综合医院低于广东省同类医疗机构平均水平，专科医院则高于广东省同类医院平均水平。在时间消耗指数方面，三级医院平均高于广东省三级医院平均水平，其中西医综合和专科医院平均值也高于广东省同类医院平均水平，而中医综合医院时间消耗指数低于广东省同类医院平均水平，见表 6-19。

表 6-18　　　　珠海市与广东省 2016—2018 年三级医疗机构费用消耗指数

级别 ＼ 年份	珠海市			广东省		
	2016	2017	2018	2016	2017	2018
三级	1.02	1.04	1.12	1.15	1.14	1.14
01 西医综合	0.98	1.01	1.11	1.12	1.10	1.07
02 中医综合	0.93	0.96	1.10	1.13	1.12	1.13
03 专科	1.27	1.25	1.14	1.22	1.23	1.26

表 6-19　　　　珠海市与广东省 2016—2018 年三级医疗机构时间消耗指数

级别 ＼ 年份	珠海市			广东省		
	2016	2017	2018	2016	2017	2018
三级	1.09	1.10	1.10	1.06	1.09	1.08
01 西医综合	1.10	1.10	1.05	1.04	1.04	1.04
02 中医综合	1.03	1.04	1.09	1.17	1.15	1.14
03 专科	1.13	1.15	1.18	1.05	1.16	1.14

从服务效率方面来看，珠海市西医综合医院在服务效率方面表现出不同的类型，首先服务能力较强的两家机构服务效率整体较低，具体表现为其费用消耗和时间消耗均在省内处于较高的水平，即处于第二象限。另一家三级西医综合医院虽然服务能力方面较前者有一些距离，但从效率角度来看，其整体费用消耗和时间消耗均略低于全省平均水平，表现出较好的医疗服务提供效率。

如图 6-6 所示，从中医综合医院的服务效率来分析，珠海市中医院虽然服务效率指标均高于全省机构的平均水平，处于第二象限，但可以发现广东省中医综合医院的服务效率情况均呈现整体向第二象限偏移的现象，从整个中医综合机构的效率分布来看，珠海市中医综合医院的服务效率情况恰好处于广东省同类医院的中等水平，即费用消耗指数和时间消耗指数均呈现在中流水平。

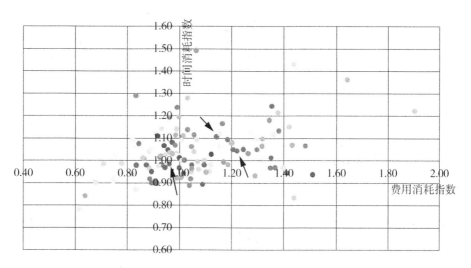

图 6-5 珠海市三级西医综合医院服务效率示意图

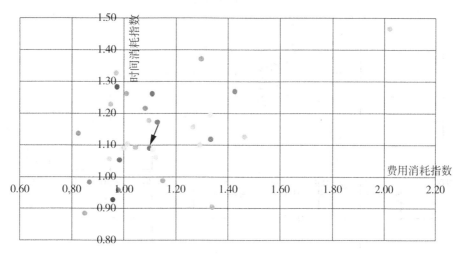

图 6-6 珠海市三级中医综合医院服务效率示意图

　　如图 6-7 所示，在专科医院的服务效率方面，珠海市妇幼保健院的服务效率处于第二象限，且远离全省机构服务效率的平均水平，其费用消耗指数在全省对妇幼保健院中排名第三，时间消耗指数排名第三，表现出较高的费用消耗和住院时长消耗，说明其机构运行效率较低，有较大的服务效率提升空间。

　　如图 6-8 所示，在中西医结合医院上，珠海市中西医结合医院在费用消耗方面处于全省平均水平，在全省中西医结合医院当中处于最低的位置，说明珠海市中西医结合医院费用消耗水平较低，费用控制较好。但在时间消耗指数方面，珠海市中西医结合医院则在同类医院中处于最高水平。费用水平低，时间消耗高，说明珠海市中西医结合医院运行的固定成本支出负担较重，可能需要有针对性地进行内部管理。

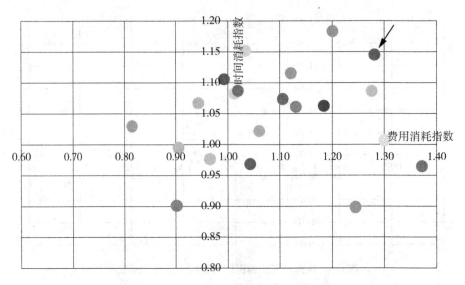

图 6-7　珠海市三级妇幼医院服务效率示意图

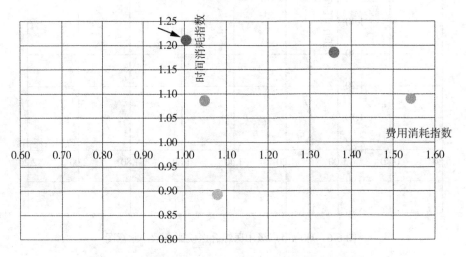

图 6-8　珠海市三级中西医结合医院服务效率示意图

（三）服务质量

在医疗服务质量方面，如表 6-20 所示，我们可以发现，西医综合医院在整体医疗服务质量方面维持了比较好的基础质量，表现为低风险和中低风险死亡组的死亡率较全省西医综合机构持平或略低，说明这类机构对基础医疗质量的管理较为严格。但在中高风险组和高风险组死亡率方面，则要高于全省机构的平均水平，同整体分析得到的结论一致，三级西医综合机构在高难度技术的掌控程度方面有进一步提升的空间。

在中医综合医院的服务质量方面，珠海市中医院的全风险组死亡率均低于广东省机构平均水平，说明其较好的医疗服务质量。在专科医疗机构方面，珠海市中医院与中医综合医院相比，表现出完全相反的现象，全风险组死亡率均要高于广东省机构平均水平，有待进一步加强相关业务的管理工作。见表6-21、表6-22。

表6-20　　　　珠海市与广东省 2016—2018 年西医综合医院服务质量　　　　（单位:‰）

级别＼年份	珠海市			广东省		
	2016	2017	2018	2016	2017	2018
低风险组	0.06	0.04	0.03	0.14	0.08	0.03
中低风险组	1.53	0.84	0.72	1.21	1.28	0.94
中高风险组	15.70	13.27	11.13	11.30	10.93	9.59
高风险组	179.44	169.14	165.37	104.16	99.64	100.86

表6-21　　　　珠海市与广东省 2016—2018 年中医综合医院服务质量　　　　（单位:‰）

级别＼年份	珠海市			广东省		
	2016	2017	2018	2016	2017	2018
低风险组	0.00	0.14	0.00	0.10	0.08	0.05
中低风险组	0.74	0.49	0.74	1.43	1.20	0.91
中高风险组	8.16	8.54	7.26	12.24	11.31	10.15
高风险组	146.64	116.60	112.12	120.73	117.04	116.64

表6-22　　　　珠海市与广东省 2016—2018 年专科医疗机构服务质量　　　　（单位:‰）

级别＼年份	珠海市			广东省		
	2016	2017	2018	2016	2017	2018
低风险组	0.00	0.00	0.09	0.92	0.03	0.01
中低风险组	0.00	0.33	0.61	0.90	0.72	0.58
中高风险组	0.00	0.00	6.92	5.79	18.73	5.77
高风险组	39.68	31.75	97.85	106.91	73.70	74.80

四、珠海市医疗机构 DRG 绩效小结

本章以 DRG 为视角，对珠海市住院医疗服务的绩效，从区域层面和三级机构两个层面进行了初步的评价和分析。我们发现，珠海市作为广东省常住人口占比较小的城市，其

医疗机构数量和提供服务量均高于人口占比，说明医疗资源水平较高，但珠海市整体人口住院率已经超过17%，明显高于广东省的常住人口住院率，需要引起注意。

从区域的整体分析来看，珠海市以公立医疗机构为主体，是医疗服务提供的主要力量，三级机构所提供的医疗服务权重数占比超过80%。社会办医疗机构在珠海市医疗机构中已经占据相当大的比例，其机构规模不大，主要提供高端服务，能提供一定技术难度的医疗服务，是公立医院服务提供的有益补充。

在三级机构医疗服务分析方面，我们发现，珠海市三级机构整体服务能力在广东省同类机构中处于中等水平，但受限于服务人口基数较小，其服务量规模较小。在服务效率方面，部分西医综合医院和中医综合医院服务效率有较好的表现，但妇幼医院和中西医结合医院的服务效率有进一步提升的空间。最后在服务质量方面，三级西医综合医院的服务基础质量较好，但对高端技术的能力保障方面尚有提升空间，中医综合医院的服务质量整体优于全广东省机构平均水平，而专科医院的服务质量低于全省机构平均水平，需要进一步予以关注和改善。

第七章 珠海市医疗卫生机构中医药服务发展情况

中医药学是中国古代科学的瑰宝，是打开中华文明宝库的钥匙。加快推进中医药现代化、产业化，推动中医药事业和产业高质量发展，推动中医药走向世界，对传承和发扬中华文化具有重要意义。珠海市拥有优越的地理位置、优质的生物环境、独有的政策优势以及雄厚的优秀人才储备，这些都有利于完善中医药基本医疗服务体系，提升中医药服务能力和影响力，创新中医药传统文化和对外交流。在新形势下，党和政府高度重视中医药工作，特别是党的十八大以来，以习近平同志为核心的党中央把中医药工作摆在更加突出重要的位置，中医药事业迎来了前所未有的发展机遇。

根据分层随机抽样原则，本书调研组实地调研了8家珠海市公立医疗机构，包括驻珠医院1家(遵义医学院第五附属(珠海)医院)，市属医院5家(珠海市人民医院、珠海市中西医结合医院(珠海市第二人民医院)、珠海市妇幼保健院(珠海市妇女儿童医院)、珠海市慢性病防治中心(珠海市第三人民医院、珠海市呼吸病研究所)、珠海市口腔医院)，区属医院2家(珠海市香洲区人民医院、珠海市平沙医院)。通过收集广东省中医药局和各医院官方网站数据，以及现场调研访谈；查阅知网、国家中医药管理局网站，了解中医药相关政策、法律法规、规章制度及珠海市中医药相关政策，分析国家积极促进中医药发展的大背景下珠海市医疗卫生机构中医药服务发展情况，并针对其发展中的困境提出相应建议意见。

一、珠海市中医药服务发展现状

随着我国经济水平的提高，人口老龄化加快，我国人民对健康服务的需求越来越强烈，"看病难，看病贵"问题已成为我国一个不容忽视的社会问题，预防疾病和保健意识逐渐被唤醒，"治未病"的中医也被越来越多的人认同并接纳。珠海市政府高瞻远瞩，在城市建设的发展规划中，一直将促进中医药的发展放在重要位置，坚持中西医并重，打造协调互补的中西医结合的特色卫生发展模式，注重发挥中医药服务"简、便、验、廉"的优势，不断完善中医基本医疗服务体系，促进中医药事业的健康发展。

(一)中医药发展的相关法律法规和政策支持

随着社会经济的快速发展，我国中医药事业的发展面临着许多新的困境和挑战，为传承优良中医文化，保障人民生命健康权，我国不断完善中医药发展的相关法律法规，为中医药事业提供良好的发展环境。

1982年我国《宪法》总纲明确指出，"国家发展医疗卫生事业，发展现代医学和我国传统医药",从根本上确定了中医药和西医药具有平等的法律地位,拥有相同的发展权利,鼓励继承和弘扬优秀中医药文化,促进中西医的共同发展,保护人民健康。

2003年国务院颁布了《中华人民共和国中医药条例》,这是中华人民共和国成立以来第一部对中医药进行管理和规范的行政法规,是我国中医药事业发展中的一个里程碑。

2009年4月,国务院发布《关于扶持和促进中医药事业发展的若干意见》,强调将加大对中医药事业的扶持和投入,建设现代化的中医中药工业和商业体系,扶持中医中药特色的民营医疗机构。

2014年3月,习近平主席对传统医学提出了"挖掘、保护、传承、发展、利用"的十字方针,为推进中医药事业的发展指明了方向。

2016年,《中华人民共和国中医药法》(以下简称《中医药法》)审议通过,2017年开始实施。《中医药法》以保护、扶持、发展中医药为宗旨,着眼于继承和弘扬中医,强化政策支持和保障,坚持规范与扶持并重,在很大程度上解决了制约中医药发展的重点、难点问题,有利于建设中国特色医药卫生制度,用中国式的方法解决"看病难,看病贵"问题。

2018年,国家中医药管理局、科技部印发《关于加强中医药健康服务科技创新的指导意见》,提出以"立足继承,开拓创新;需求导向,统筹发展;深化改革,创新机制"的基本原则,用科技创新推动中医药健康服务能力的发展。

2019年,中共中央国务院发布实施《中共中央国务院关于促进中医药传承创新发展的意见》,提出健全中医药服务体系、发挥中医药在维护和促进人民健康中的独特作用、大力推动中医质量提升和产业高质量发展、加强中医药人才队伍建设、促进中医药传承与开放创新发展、改革完善中医药管理体制机制等指导意见。

国家政策法规的颁布,为中医医疗机构的发展提供了良好的外部政策环境;《中医药法》更是提出县级以上政府应当将中医药事业纳入国民经济和社会发展规划,将中医药事业发展经费纳入财政预算,这为中医药事业的发展提供了财政上的支持。相关法律法规的出台,为中医药发展提供了一个相对稳定的平台,中医药事业的发展迎来了新的机遇。

(二)珠海市中医药发展的相关政策扶持

珠海市为贯彻党中央、国务院关于中医药工作的一系列方针、政策,以满足中医药服务需求作为中医药工作的出发点和落脚点,结合实际情况,出台了一系列营造中药产业发展环境和投资创业环境,促进中医药事业健康发展的地方性政策。

2014年,珠海市颁布了《珠海市人民政府关于推进珠海市中医药事业发展的实施意见》,提出到2020年,基本建立适应该市的中医药事业发展的运行机制和管理体制。在提出主要任务和工作指标的同时,也给予了相应的保障措施:(1)加强中医药事业的组织领导;(2)完善中医药事业投入保障机制;(3)建立中医药事业人才保障机制;(4)加强中医药行业管理,从领导小组负责、财政支持、高层次人才服务绿色通道到卫生行政部门对中医药机构和技术人员的准入管理都给出了指导意见。

2016年3月28日《珠海市2016年中医药工作要点》发布,提出加强中医医疗服务能力建设、加强中医预防服务体系建设、加强中医药人才队伍建设、加强中医药文化传承工作、推进中医药健康服务业发展五个工作要点。工作要点中对珠海市医疗机构中医服务的发展给出明确方向和指示,如推进市中西医结合医院(市第二人民医院)的中西医结合特色专科(专病)建设,加快斗门区侨立中医院(市第二中医院)原址重建工作,完善基础设施和配置中医药设备等。

2018年11月12日,原珠海市卫生和计划生育局印发《珠海市中医临床重点专科建设单位名单(2018年至2023年周期)》,旨在发挥中医临床重点专科的带动和引领作用,提高全市中医临床诊疗水平,满足市人民群众的中医药服务需求。具体名单包括:呼吸科、肾病科和外科(广东省中医药珠海医院)、糖尿病科、妇科、康复科(珠海市中西医结合医院)、针灸康复科和骨伤科(珠海市斗门区侨立中医院)、中医内科(珠海市人民医院)。

珠海市推进医疗卫生机构中医药服务发展政策支持由全面到重点,先用政策打造全市中医文化氛围,建设全面的中医服务体系、加强基础设施建设,再到中医临床重点专科建设,从全面渲染中医事业发展环境到重点专科建设落实到确切单位,将中医药服务发展和企事业单位专长特色相结合,推动珠海市医疗卫生机构中医药服务发展。

(三)珠海市中医医院(包含中西医结合医院)服务发展情况分析

1. 珠海市中医医院数量情况

2008年至2019年,广东省中医医院(含中西医结合医院)的数量整体呈现上升趋势,从2008年的149个上升到2019年的184个。2008年到2019年珠海市中医医疗机构数量也有所增加,由2个增加为5个。见图7-1①。

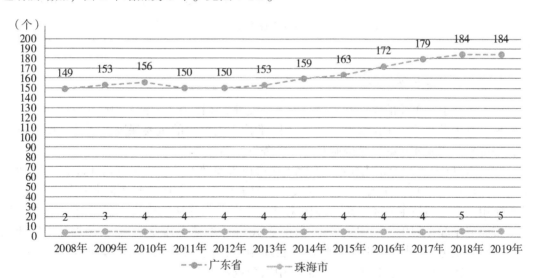

图7-1　2008—2019年广东省及珠海市中医医院机构数

2. 珠海市中医医院床位数情况

《珠海市人民政府关于推进珠海市中医药事业发展的实施意见》中指出,到2020年要

---

① 数据来源:广东省中医药局。

基本建立适应该市的中医药事业发展的运行机制和管理制度，其中包括中医医院(含综合医院中医科)中医病床数要达到医院床位总数的 5% 以上。为实现这一指标，珠海市加大投入，珠海市中医医院(含中西医结合医院)床位提供量逐年增加，从 2008 年的 466 张增长到 2019 年的 1964 张，增加了 1498 张。中医医院床位数的增长意味着中医医院发展规模在逐渐上升。见图 7-2①。

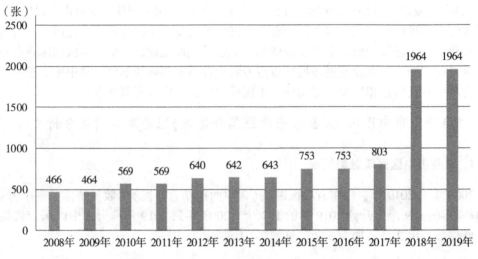

图 7-2　2008—2019 年珠海市中医医院床位数

3. 珠海市中医医院人力资源配置情况

中医医疗卫生事业的发展和壮大，人才是关键。中医人才是推进中医医疗卫生事业改革发展、继承弘扬传统中医文化、发挥中医维护人民健康的重要保障。在各级中医医院中，中医药技术人才短缺，是限制其医疗服务发展的重要因素。

2014 年 11 月，珠海市人民政府印发《珠海市人民政府关于推进珠海市中医药事业发展的实施意见》，通过引进中医药高层人才、培养中医药骨干人才、推动重点专科建设、培养实用型中医药技术人才一系列措施来推进中医药人才队伍建设。2016 年 3 月 28 日，珠海市原卫生和计划生育局印发了《珠海市 2016 年中医药工作要点》，其中加强中医药人才队伍建设实施了《珠海市中医药师承项目实施方案》，开展市级中医药师承培训工作，培养一批中医理论扎实、临床技术精湛的中医药技术骨干。

珠海市出台了各项政策以推动中医药人才培养，为提高中医医院的服务能力做好基础工作。相关数据显示，珠海市中医医院卫生技术人员、执业(助理)医师、注册护士人数均呈现上升趋势。卫生技术人员由 2008 年的 560 人增长到 2019 年的 2561 人，增长率为 357.32%；执业(助理)医师人数由 2008 年的 206 人增长到 2019 年的 978 人，增长率为 374.76%；注册护士人数由 2008 年的 218 人增长到 2019 年的 1160 人，增长率为

---

①　数据来源：广东省中医药局。

432.11%。可见，珠海市促进中医药人才培养的政策取得了一定成效。见图 7-3①。

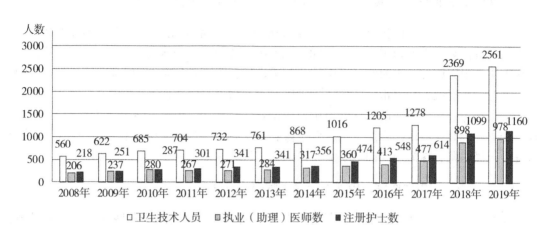

图 7-3 2008—2019 年珠海市中医医院人力资源情况

4. 珠海市中医医院诊疗服务情况

病床使用率是反映每天使用床位与实有床位的比率，即实际占用的总床日数与实际开发的总床日数之比。珠海市中医医院病床使用率在 2019 年达到峰值，为 92.3%。2009—2019年呈现波动上升趋势，且病床使用率整体较为稳定，均为 80% 以上。近几年中医医院病床使用率上升，说明居民对医疗卫生机构的中医药服务的需求在不断上升。见图 7-4②。

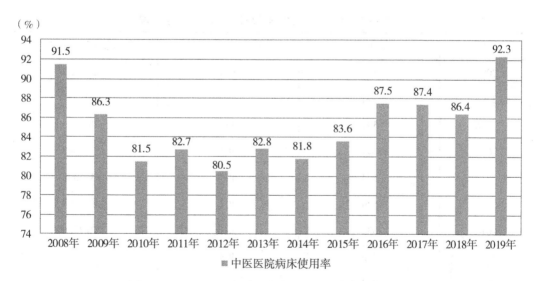

图 7-4 2008—2019 年珠海市中医医院病床使用率情况

---

① 数据来源：广东省中医药局。
② 数据来源：广东省中医药局。

(四)珠海市四家中医医院、中西医结合医院发展现状分析

为大力促进中医药的传承和发展，完善医疗服务体系，充分发挥中医药在"治未病"方面的独特优势，珠海市根据本市实际情况实施了各项促进中医药发展措施。本书调研组共获得4家中医医院、中西医结合医院的相关数据，分别是广东省中医院珠海医院、珠海市中西医结合医院、珠海市斗门区侨立中医院和珠海源春林中西医结合医院。在4家医院中，广东省中医院珠海医院、珠海市中西医结合医院和珠海市斗门区侨立中医院为公立医院，珠海源春林中西医结合医院为民营医院；广东省中医院珠海医院和珠海市中西医结合医院是三级医院，珠海市斗门区侨立中医院是二级医院。

1. 珠海市四家中医医院、中西医结合医院整体发展情况分析

在职职工数是中医院提供医疗服务的人力基础，床位数是医院发展的必备基础设施，固定资产是维系医院发展的财政保障，而这三个因素的变化情况可间接反映医院的整体发展情况。

(1)中医医院整体发展情况分析。从医院在职职工人数看，珠海市两家中医医院人数均有所增长，相较于2008年，2018年广东省中医院珠海医院增长率为92.96%，珠海市斗门区侨立中医院增长率为246.21%；从实有床位数看，广东省中医院珠海医院床位数从2008年的366张增长到2018年的688张，增长了322张，珠海市斗门区侨立中医院的实有床位数从100张增长到355张，增长率为255%；从总资产看，两家医院2008年到2018年的总资产数都大幅上升。表7-1、表7-2。

表 7-1　　　　　　2008—2018 年广东省中医院珠海医院整体发展情况

年份	在职职工数(人)	实有床位数(张)	总资产(万元)
2008	483	366	271032
2009	544	—	293221
2010	532	364	300489
2011	547	364	330698
2012	574	405	321096
2013	589	407	186609
2014	635	408	217466
2015	766	408	233395
2016	813	408	235431
2017	850	408	242130
2018	932	688	698767

表 7-2　　　　　　　　**2008—2018 年珠海市斗门区侨立中医院整体发展情况**

年份	在职职工数(人)	实有床位数(张)	总资产(万元)
2008	145	100	13691
2009	163	100	14973
2010	164	100	15356
2011	163	100	14436
2012	163	130	96122
2013	187	130	19097
2014	248	130	23824
2015	277	240	92151
2016	442	240	126653
2017	476	290	134866
2018	502	355	150161

(2)中西医结合医院整体发展情况分析。从在职职工数看，珠海市两家中西医结合医院均有所增长，相较于 2008 年，2018 年珠海市中西医结合医院在职职工人数增长率为 101.46%，珠海市源春林中西医结合医院为 146.43%；在实有床位数方面，珠海市中西医结合医院床位数从 2008 年的 396 张增长到 2018 年的 816 张，总体呈现上升趋势，珠海市源春林中西医结合医院床位数较为稳定，2010 年到 2018 年没有增长，均为 25 张；在总资产方面，两家医院的总资产数均呈现上升趋势，但珠海市源春林中西医结合医院总资产从 2016 年开始有所下降。见表 7-3、表 7-4。

表 7-3　　　　　　　　**2008—2018 年珠海市中西医结合医院整体发展情况**

年份	在职职工数(人)	实有床位数(张)	总资产(万元)
2008	549	396	257740
2009	654	—	323598
2010	809	427	397104
2011	889	430	392825
2012	1013	774	333275
2013	1049	793	343273
2014	1046	775	344112
2015	1067	805	326112
2016	1058	816	326267
2017	1055	816	363009
2018	1106	816	416782

表 7-4　　　　　　　　**2009—2018 年珠海市源春林中西医结合医院整体发展情况**

年份	在职职工数(人)	实有床位数(张)	总资产(万元)
2009	28	—	202
2010	33	25	1976
2011	36	25	2103
2012	47	25	2204
2013	45	25	2528
2014	57	25	2566
2015	58	25	2713
2016	53	25	2317
2017	55	25	1514
2018	69	25	1629

2. 珠海市四家中医医院、中西医结合医院中医人员配置情况分析

(1)中医医院中医人员配置情况分析。中医药人才的发展为中医院的中医药服务奠定基础。数据显示，近十年以来，广东省中医院珠海医院和珠海市斗门区侨立中医院卫生技术人员、中医执业(助理)医师的人数总体呈现增长趋势。

从卫生技术人员数量来看，广东省中医院珠海医院 2018 年较 2008 年总体增长率为 95.66%，珠海市斗门区侨立中医院 2018 年较 2008 年总体增长率为 252.46%；从中医执业(助理)医师数来看，广东省中医院珠海医院 2018 年较 2008 年总体增长率为 83.17%，珠海市斗门区侨立中医院 2018 年较 2008 年总体增长率为 252.63%；从中药师(士)看，广东省中医院珠海医院 2018 年较 2008 年减少了 2 人，其中 2009 年中药师(士)人数达到峰值，为 37 人，珠海市斗门区侨立中医院 2018 年较 2008 年增长了 2 人。综上可见，珠海市两家中医医院卫生技术人员总体呈现上升趋势。

中医类执业(助理)医师和中药师(士)是反映中医医院中医人才配备情况的重要指标。据数据显示，珠海市两家中医医院中医类别执业(助理)医师占比情况呈现下降趋势，其中广东省中医院珠海医院由 2008 年的 61.59%下降到 2018 年的 59.49%，下降了 2.1 个百分点；珠海市斗门区侨立中医院由 2008 年的 45.24%下降到 2018 年的 41.36%，下降了 3.88 个百分点。从中药师(士)人才占比方面看，广东省中医院珠海医院的情况较为良好，且总体呈现上升趋势，由 2008 年的 75%上升到 2018 年的 84.21%，上升了 9.21 个百分点；珠海市斗门区侨立中医院情况较差，总体呈现下降趋势，由 2008 年的 66.67%下降到 2018 年的 31.25%，下降了 35.42 个百分点。可见，两家珠海市两家中医院中医人才占比情况并不良好。见表 7-5、表 7-6。

(2)中西医结合医院中医人员配置情况分析。中西医结合综合医院中医科的发展情况在医疗机构中医药服务发展中发挥重要的作用。数据显示，珠海市两家中西医结合医院近

表 7-5　　　　**2008—2018 年广东省中医院珠海医院中医执业（助理）**
医师、中药师（士）人数及占比情况

年份	2008	2009	2010	2011	2012	2013	2014	2015	2016	2017	2018
执业（助理）医师数（人）	164	185	197	200	200	215	220	258	280	299	311
中医类别(人)	101	117	117	125	128	135	140	159	174	176	185
中医类别占比(%)	61.59	63.24	59.39	62.50	64	62.79	63.64	61.63	62.14	58.86	59.49
药师(士)人数(人)	40	46	38	38	38	38	37	36	37	35	38
中药师(士)(人)	30	37	—	33	33	33	32	31	32	30	32
中药师(士)占比(%)	75	80.43	—	86.84	86.84	86.84	86.49	86.11	86.49	85.71	84.21

表 7-6　　　　**2008—2018 年珠海市斗门区侨立中医院中医执业（助理）**
医师、中药师（士）人数及占比情况

年份	2008	2009	2010	2011	2012	2013	2014	2015	2016	2017	2018
执业（助理）医师数（人）	42	44	48	43	44	43	68	71	104	143	162
中医类别(人)	19	19	23	15	16	14	26	30	41	56	67
中医类别占比(%)	45.24	43.18	47.92	34.88	36.36	32.56	38.24	42.25	39.42	39.16	41.36
药师(士)人数(人)	12	11	12	15	15	16	20	21	32	31	32
中药师(士)(人)	8	7	8	9	9	7	8	8	10	8	10
中药师(士)占比(%)	66.67	63.64	66.67	60	60	43.75	40	38.10	31.25	25.81	31.25

年来中医执业（助理）医师和中药师（士）在综合医院总体卫生技术人员中占比较少，但人数总体呈增加趋势。从卫生技术人员数量来看，2018 年较 2008 年珠海市中西医结合医院总体增长率为 97.21%，2018 年较 2009 年珠海源春林中西医结合医院总体增长率为 136.84%。中医执业（助理）医师数方面，2018 年与 2008 年相比，珠海市中西医结合医院增加了 81 人，珠海源春林中西医结合医院总体并无增长，人数为 0~2 人；从中药师（士）看，2018 年较 2008 年珠海市中西医结合医院总体增长了 3 人，珠海源春林中西医结合医院近年人数均在 3 人及以下。

珠海市两家中西医结合医院较珠海市两家中医院的中医人才总体占比较少。在中医执业（助理）医师方面，珠海市中西医结合医院由 2008 年的 7.85% 上升到 2018 年的 24.74%，珠海市源春林中西医结合医院由 2009 年的 25% 下降到 2018 年的 14.29%。在中药师（士）占比方面，珠海市中西医结合医院呈现下降趋势，下降了 2.23 个百分点；珠海市源春林中西医结合医院药师（士）人数总体较少，中药师（士）为 0~3 人。见表 7-7、表 7-8。

综上，珠海市中医院中医人才占比需进一步提升，需加大对中医执业（助理）医师的配置，中西医结合医院中医人才配置数量也仍需提升。

表 7-7   **2008—2018 年珠海市中西医结合医院中医执业（助理）**
医师、中药师（士）人数及占比情况

年份	2008	2009	2010	2011	2012	2013	2014	2015	2016	2017	2018
执业（助理）医师数（人）	191	210	273	286	316	342	365	374	391	387	388
中医类别（人）	15	18	28	27	34	39	44	50	62	78	96
中医类别占比（%）	7.85	8.57	10.26	9.44	10.76	11.40	12.05	13.37	15.86	20.16	24.74
药师（士）人数（人）	24	28	35	38	38	37	40	40	52	50	43
中药师（士）（人）	5	5	6	8	8	7	7	7	7	8	8
中药师（士）占比（%）	20.83	17.86	17.14	21.05	21.05	18.92	17.50	17.50	13.46	16	18.60

表 7-8   **2009—2018 年珠海市源春林中西医结合医院中医执业（助理）**
医师、中药师（士）人数及占比情况

年份	2009	2010	2011	2012	2013	2014	2015	2016	2017	2018
执业（助理）医师数（人）	8	8	10	10	10	13	10	8	12	14
中医类别（人）	2	2	3	1	0	2	2	1	2	2
中医类别占比（%）	25	25	30	10	0	15.38	20	12.50	16.67	14.29
药师（士）人数（人）	2	3	3	3	3	3	2	4	3	3
中药师（士）（人）	1	1	1	1	1	0	1	3	3	3
中药师（士）占比（%）	50	33.33	33.33	33.33	33.33	0	50	75	100	100

3. 珠海市四家中医医院、中西医结合医院门诊中药收入占比情况分析

（1）中医医院中药收入在门诊药品收入中的占比情况分析。由表 7-9～表 7-10 可知，2008—2018 年广东省中院珠海医院中药收入占门诊药品总收入的百分比呈现上升趋势，增长了 3.87 个百分点，其中，于 2012 年达到峰值，为 61.55%；2008—2018 年珠海市斗门区侨立中医院中药收入占门诊药品总收入的百分比总体有所增长，增长了 12.57 个百分点。

（2）中西医结合医院中药收入在门诊药品收入中的占比情况分析。中西医结合医院里中药收入占门诊药品总收入的百分比可以有效反映中医科室在医院的服务发展情况。由表 7-11、表 7-12 可知，2008—2018 年珠海市中西医结合医院中药收入占门诊药品总收入的百分比有所增长，总体增长了 1.15 个百分点；2008—2018 年珠海市源春林中西医结合医院中药收入占门诊药品总收入的百分比总体有所上升，上升了 0.9 个百分点，其中 2016 年占比最高，达到 51.3%。可见，中西医结合医院中药收入在门诊药品收入中的增长较为缓慢。

表 7-9　　　　　　　　**2008—2018 年广东省中医院珠海医院门诊中药**
收入占药品总收入及占比情况

年份	2008	2009	2010	2011	2012	2013	2014	2015	2016	2017	2018
药品总收入(千元)	51793	58713	62566	75426	87455	103366	111353	110260	120650	120104	127767
中药总收入(千元)	29031	32219	35102	44698	53829	63088	66439	66185	72112	71788	76558
中草药收入(千元)	—	9092	11480	18311	22937	28616	31649	36385	29734	43393	27156
中成药收入(千元)	29031	23127	23622	26387	30892	34472	34790	29800	42378	28395	49402
中药收入占比(%)	56.05	54.88	56.10	59.26	61.55	61.03	59.67	60.03	59.77	59.77	59.92

表 7-10　　　　　　　　**2008—2018 年珠海市斗门区侨立中医院中药**
收入占门诊药品总收入及占比情况

年份	2008	2009	2010	2011	2012	2013	2014	2015	2016	2017	2018
药品总收入(千元)	7364	8492	8465	9645	10562	11912	13487	19023	31463	32695	37470
中药总收入(千元)	2556	2776	2894	3473	4181	5100	5506	6592	11148	13404	17717
中草药收入(千元)	—	350	337	404	452	490	609	693	1301	3983	8449
中成药收入(千元)	2556	2426	2557	3069	3729	4610	4897	5899	9847	9421	9268
中药收入占比(%)	34.71	32.67	34.19	36.01	39.59	42.81	40.82	34.65	35.43	40.10	47.28

表 7-11　　　　　　　　**2008—2018 年珠海市中西医结合医院中药**
收入占门诊药品总收入及占比情况

年份	2008	2009	2010	2011	2012	2013	2014	2015	2016	2017	2018
药品总收入(千元)	30686	40711	42466	49128	59135	74132	83446	81046	78909	80359	89001
中药总收入(千元)	11560	14340	14110	17154	24045	28117	29287	27619	27628	30674	34547
中草药收入(千元)	—	1408	1905	2720	5730	7276	7822	7596	7624	13149	18053
中成药收入(千元)	11560	12932	12205	14434	18315	20841	21465	20023	20004	17525	16494
中药收入占比(%)	37.67	35.22	33.23	34.92	40.66	37.93	35.10	34.08	35.01	38.17	38.82

表 7-12　　　　　　　　**2008—2018 年珠海市源春林中西医结合医院中药**
收入占门诊药品总收入及占比情况

年份	2009	2010	2011	2012	2013	2014	2015	2016	2017	2018
药品总收入(千元)	120	543	558	857	999	1061	831	965	1402	1709
中药总收入(千元)	40	190	263	355	374	492	401	495	607	585
中草药收入(千元)	20	30	108	270	105	113	72	141	93	1
中成药收入(千元)	20	160	155	85	269	379	329	354	514	584
中药收入占比(%)	33.33	34.99	47.13	41.42	37.44	46.37	48.26	51.30	43.30	34.23

综上，2008—2018 年珠海市四家医院中药收入在门诊药品收入中的占比均有一定上升，但总体增长幅度较小。与珠海市中西医结合医院相比，两家中医院的中药收入在门诊药品中占的比重较大，其中广东省中医院珠海医院的占比每年都在 50% 以上，珠海市斗门区侨立中医院近年来的占比也在逐渐接近 50%。

4. 珠海市四家中医医院、中西医结合医院住院中药收入占比情况分析

（1）中医医院中药收入在住院药品收入中的占比情况分析。由表 7-13、表 7-14 可知，珠海市两家中医医院住院中药收入占药品总收入的占比情况总体呈现下降趋势，广东省中医医院珠海医院从 2008 年的 43.69% 下降到 2018 年的 22.01%，下降了 21.68 个百分点；珠海市斗门区侨立中医院的占比情况下降幅度较小，下降了 0.39 个百分点，该医院从 2008 年至 2016 年逐年下降，到 2017 年开始有所回升。

表 7-13　　**2008—2018 年广东省中医院珠海医院住院中药收入及占比情况**

年份	2008	2009	2010	2011	2012	2013	2014	2015	2016	2017	2018
药品总收入（千元）	26052	27333	30542	32769	34520	38821	39736	40904	41078	40555	56435
中药总收入（千元）	11381	11443	11734	12022	13437	14656	15647	14922	10765	9096	12422
中草药收入（千元）	0	1075	1342	2023	2527	3219	3342	3681	6537	4635	6432
中成药收入（千元）	11381	10368	10392	9999	10910	11437	12305	11241	4228	4461	5990
中药收入占比（%）	43.69	41.87	38.42	36.69	38.93	37.75	39.38	36.48	26.21	22.43	22.01

表 7-14　　**2008—2018 年珠海市斗门区侨立中医院住院中药收入及占比情况**

年份	2008	2009	2010	2011	2012	2013	2014	2015	2016	2017	2018
药品总收入（千元）	6891	6533	6698	6825	7675	8256	8940	16261	23031	18910	26378
中药总收入（千元）	3040	2624	2568	2599	1622	1450	1465	2668	3988	5567	11534
中草药收入（千元）	0	207	19	21	43	53	91	200	355	1400	6870
中成药收入（千元）	3040	2417	2549	2578	1579	1397	1374	2468	3633	4167	4664
中药收入占比（%）	44.12	40.17	38.34	38.08	21.13	17.56	16.39	16.41	17.32	29.44	43.73

（2）中西医结合医院中药收入在住院药品收入中的占比情况分析。由表 7-15、表 7-16 可知，珠海市两家中西医结合医院的中药收入在住院药品收入中的占比情况较为良好，呈现上升趋势。珠海市中西医结合医院的占比由 2008 年的 15.58% 上升到 2018 年的 18.17%，上升了 2.59 个百分点。而珠海市源春林中西医结合医院呈现大幅度上升趋势，由 2010 年的 3.35% 上升到 2018 年的 56.88%，上升了 53.43 个百分点，其中近几年中成药收入占比较大。

表 7-15　　　　2008—2018 年珠海市中西医结合医院住院中药收入及占比情况

年份	2008	2009	2010	2011	2012	2013	2014	2015	2016	2017	2018
药品总收入（千元）	20017	26311	29992	37955	51125	61101	67675	61584	60812	63661	61289
中药总收入（千元）	3118	4170	3601	3972	5949	6197	7530	8211	7669	9435	11139
中草药收入（千元）	0	142	243	367	822	789	782	726	993	4064	7094
中成药收入（千元）	3118	4028	3358	3605	5127	5408	6748	7485	6676	5371	4045
中药收入占比（%）	15.58	15.85	12.01	10.47	11.64	10.14	11.13	13.33	12.61	14.82	18.17

表 7-16　　　　2008—2018 年珠海市源春林中西医结合医院住院中药收入及占比情况

年份	2008	2009	2010	2011	2012	2013	2014	2015	2016	2017	2018
药品总收入（千元）	—	—	29	148	214	242	292	340	276	328	276
中药总收入（千元）	—	—	1	36	77	73	162	211	183	197	157
中草药收入（千元）	—	—	0	2	3	0	1	0	0	0	0
中成药收入（千元）	—	0	1	34	74	73	161	211	183	197	157
中药收入占比（%）	—	—	3.45	24.32	35.98	30.17	55.48	62.06	66.30	60.06	56.88

5. 珠海市四家中医医院、中西医结合医院财政收入的占比情况分析

（1）中医院财政收入占比情况分析。表 7-17、表 7-18 数据显示，广东省中医院珠海医院财政补助收入的占比从 2010 年的 2.53%下降到 2018 年的 0.8%，下降了 1.73 个百分点；珠海市斗门区侨立中医院财政补助收入占比情况较好，从 2008 年 4.92%增长到 2018 年的 30.97%，上升了 26.05 个百分点。

表 7-17　　　　2008—2018 年广东省中医院珠海医院财政补助收入及占比情况

年份	2008	2009	2010	2011	2012	2013	2014	2015	2016	2017	2018
总收入（千元）	174930	195067	217597	249055	265037	308105	344314	387027	445010	468999	619575
财政补助收入（千元）	—	—	5510	21	359	563	7268	1185	10670	0	4939
财政收入占比（%）	—	—	2.53	0.01	0.14	0.18	2.11	0.31	2.40	0	0.80

表 7-18　　　　2008—2018 年珠海市斗门区侨立中医院财政补助收入及占比情况

年份	2008	2009	2010	2011	2012	2013	2014	2015	2016	2017	2018
总收入（千元）	28876	29903	30135	32411	41484	47666	69840	110311	180458	160218	229026
财政补助收入（千元）	1422	1422	1422	1422	3222	1922	19451	20794	49235	25419	70932
财政收入占比（%）	4.92	4.76	4.72	4.39	7.77	4.03	27.85	18.85	27.28	15.87	30.97

（2）中西医结合医院财政收入占比情况分析。由表 7-19 数据显示，珠海市中西医结合

医院的财政补助收入占比有一定程度下降，由2008年的8.39%下降到2018年的5.09%，下降了3.3个百分点。2014年珠海市对珠海市源春林中医院结合医院提供了财政补助支持。总体数据显示珠海市对推动中西医结合医院发展给予了一定的财政支持。

综上，珠海市中医院(含中西医结合医院)财政补助总体状况有待改善。在财政资金有限的情况下，珠海市在不同时间段有偏向性地选择重点补助对象，促进中医医院服务体系的完善，如2015年到2018年重点扶持珠海市斗门区侨立中医院，财政补助收入在该医院的占比较高。对广东省中医院珠海医院和珠海市中西医结合医院的财政补助力度和持续性有待加强。

表 7-19   **2008—2018年珠海市中西医结合医院财政补助收入及占比情况**

年份	2008	2009	2010	2011	2012	2013	2014	2015	2016	2017	2018
总收入(千元)	150178	179568	199821	241938	291754	357172	401550	412004	553835	540758	621785
财政补助收入(千元)	12597	11993	6631	13978	6279	7640	10975	6928	102111	11178	31667
财政收入占比(%)	8.39	6.68	3.32	5.78	2.15	2.14	2.73	1.68	18.44	2.07	5.09

(五)珠海市部分医院中医科诊室开展情况

通过查阅部分医院的官方网站中有关中医科的相关资料，了解各医院中医门诊、特色诊疗项目开展情况，见表7-20。由于部分医院没有官方网站，部分信息尚未公开，导致信息有所缺失。

原珠海市卫生和计划生育局于2018年11月12日发布《珠海市中医临床重点专科建设单位名单》，将推动中医药事业发展落实到特定单位。

根据指示，珠海市中西医结合医院坚持中西医并重，集中医、西医之精华，取中西医结合之优势，根据珠海市中西医结合医院官方网站数据显示，该院设有广东省临床重点专科：胸外科、皮肤科；珠海市中医临床重点专科：妇科、康复学科、糖尿病科；市级临床重点专科：乳腺外科、康复医学科等。

珠海市人民医院重点开设中医内科。该院坚持中医与西医结合，内服药与外用药结合，药物与非药物结合，采取以中药为主，或中西药合理并用，为患者提供优质的中医诊疗服务。数据显示该院开设了中医门诊、中西门诊、中医治未病工作室(健康生活方式管理室)，特色诊疗项目有中医内科常见病、多发病患者，支气管炎、慢阻肺、社区获得性肺炎、腹痛(消化性溃疡、反流性食管炎、肠胃炎)、2型糖尿病、高血压病、颈椎腰椎间盘突出、中风后遗症等(见表7-20)。

综上可见，珠海市各医院结合自身实际情况，开设了各具特色的中医诊疗项目，涉及疾病种类较多。在中医药相关政策的指导下，各中医医院对中医临床重点专科建设落实情况良好。

表 7-20　　　　　　　　　珠海市部分医院中医诊疗服务情况

医院	特色诊疗项目
珠海市妇幼保健院	妇科、产科、内科、更年期综合征、乳腺病、男科疾病、皮肤病、结石病、慢性病、老年病及亚健康状态的调理防治
中山大学附属第五医院	肾病、消化系统疾病、呼吸系统疾病、心脑血管病、肿瘤、代谢性疾病、亚健康防治等
珠海市中西医结合医院	中西医结合妇科肿瘤、中西医结合糖尿病、中西医结合康复医学、中西医结合脑病、中医治未病
珠海市人民医院	中医内科常见病、多发病，支气管炎、慢阻肺、社区获得性肺炎、腹痛（消化系溃疡、反流性食管炎、肠胃炎）、2 型糖尿病、高血压病、颈椎腰椎间盘突出、中风后遗症等
珠海市平沙医院	1. 呼吸：感冒（发热、咳嗽等）、鼻炎、咽炎、扁桃体炎、气管炎、肺炎、哮喘等 2. 消化：胃炎、胃溃疡、十二指肠溃疡、肠炎、肝炎、便秘、泄泻等 3. 妇科：月经不调、痛经、盆腔炎、阴道炎、不孕、乳腺小叶增生等 4. 皮肤：痤疮、黄褐斑、荨麻疹、湿疹等 5. 风湿疼痛：常见风湿免疫疾病、风湿性关节炎、类风湿关节炎等 6. 老年常见病：高血压、高血脂、冠心病及中风后遗症的调治等

二、存在的问题

（一）中医药服务发展成效

自 2009 年新一轮医改开始，国家医改经历了十余年的演进，各省各地在仔细贯彻落实党中央的医改政策下，通过一系列的改革和举措，建设相应的医疗卫生制度和高效的医疗卫生服务体系，取得了一定的成果。我国中医药服务在卫生事业发展方面发挥着举足轻重的作用。在抗击 SARS 病毒的医治中，国家通过中医药的介入后大大降低了死亡率，中医在治疗 SARS 的特殊作用与功能已被世界卫生组织专家认同；屠呦呦及其团队经过多年的努力，提出解决"青蒿素抗药性"难题的切实可行的方案，使中医药文化大展特色，并传向世界；在抗击新冠肺炎疫情中，我国中医药更是发挥着重要作用，将经典名方与临床实践相结合，形成的中国诊疗方案，是我国乃至世界抗击疫情的得力助手。早在 2009 年，国务院就颁布了《关于扶持和促进中医药事业发展的若干意见》，强调国家和政府加大对中医药事业的财政投入和支持，到 2019 年国家中医药管理局和国家卫健委联合印发《关于在医疗联合体建设中切实加强中医药工作的通知》，提出形成中医医院牵头的多种形式医联体，让中医药的技术和投入更多转向基层医疗卫生机构。

广东省自 2006 年开始实施《广东建设中医药强省实施纲要（2006—2020 年）》，2014年印发了《广东省推进中医药强省建设行动纲要（2014—2018 年）》，中医药强省战略实施以来，经过近 10 年的发展，取得了显著的成果，广东省的中医药事业因为政府的支持，中医医疗机构医疗服务量显著增长。中医药服务体系不断完善，中医药服务能力得到提升，人才素质逐渐提高。

珠海市在落实政策的同时，明确了中医院的功能定位，在珠海市的医联体中加强了中医药的建设工作。为较好地实行《珠海市人民政府关于推进珠海市中医药事业发展的实施意见》，到 2020 年基本建立珠海市的中医药事业发展的运行和管理制度与方法，珠海市加大财政投入，珠海市中医医院(含中西医结合医院)床位提供量逐年增加，规模不断扩大。自 2016 年珠海市印发了《珠海市 2016 年中医药工作重点》，实施了《珠海市中医药师承项目实施方案》，珠海市中医医院(含中西医结合医院)的卫生技术人员数量不断增加，其中，中医类别的执业(助理)医师人数也逐年增加，大力推动中医药人才培养。中医医院(含中西医结合医院)中药收入占门诊药品收入的百分比增大，足以显示珠海市中医药服务取得了一定的成效和进步。

(二) 中医药服务发展存在的问题

珠海市中医药服务发展在取得显著成效的同时，仍存在着一些不足和问题。例如，中医医院中医药人力资源配置仍显不足；国家和政府对中医医院(包括中西医结合医院)的财政支持力度不够，对中医医院的投入和各省市的综合医院投入不平衡；存在"重治疗、轻预防"的思想，导致不能发挥中医治未病的合理功效等，这些都对珠海市医疗机构中医药服务发展产生一定的阻碍。

1. 中医医院中医人员配置不足，中医人才流失

珠海市要想开展更具中医特色的中医药服务，就一定要不断扩大医疗机构的中医药人才队伍。中医药人才的发展可以推动中医院的中医药服务的发展。随着广东省建立中医药强省以来，中医医院卫生技术人员的数量在逐年地增加，珠海市中医医院卫生技术人员从 2008 年的 560 人增加到 2019 年的 2561 人，执业(助理)医师从 2008 年的 206 人增加到 2019 年的 978 人，注册护士从 2008 年的 218 人增加到 2019 年的 1160 人。虽然珠海市中医医院人力资源呈现上升趋势，但中医院内中医执业(助理)医师数量仍显不足，据数据显示，珠海市两家中医医院中医类别执业(助理)医师占比情况呈现下降趋势，其中，广东省中医院珠海医院由 2008 年的 61.59%下降到 2018 年的 59.49%，下降了 2.1 个百分点；珠海市斗门区侨立中医院由 2008 年的 45.24%下降到 2018 年的 41.36%，下降了 3.88 个百分点。珠海市中西医结合医院中医类别执业(助理)医师占比，由 2008 年的 7.85%上升到 2018 年的 24.74%，珠海市源春林中西医结合医院由 2009 年的 25%下降到 2018 年的 14.29%。可见，珠海市存在着中医人员配置不足问题，或是一定的中医"西化"现象。此外，本地综合医院的医护人员的学历一般高于中医院的医护人员，尤其是本科学历和硕博学历的医生，这对中医院的自身运营和管理是非常不利的。

2. 政府对中医医院的财政支持力度有待加强

近年来，广东省医疗机构中医药服务总体规模不断扩大，政府加大了对中医药服务的

财政投入力度，综合体现在医院的数量、床位数、总资产以及医院的人力资源水平都有所增长和扩大。在珠海市内，高水平综合医院的建设与中医院建设与发展情况之间的差距越来越大。国家虽在专项补偿中给予中医院政策上的倾斜，但现状仍是更多的财政投入流向综合医院，对于中医院的服务建设则投入相对较少。高水平综合医院因资金充足，基础设施建设完善，综合能力不断提升，而部分中医院政府投入不足，导致中医医院发展面临诸多困境。

3. 中医诊疗特色项目较少，中医药技术不集中

广东省是中医药强省，在省内各市各地有很多特色中医药治疗疾病的方法和技术。中医师开堂坐诊的人非常多，各种特色的技术散落在民间，但中医药技术不集中，技术自由散乱发展和传承，不能整合成统一的标准。珠海市中医药技术发展的规模还不大，中医药卫生服务尚不算强，特色中医药技术解决疑难杂症的项目较少。国家级的广东省名医主要集中在广东省中医院，地方上特色项目较少，故而对人们选择中医诊疗的吸引力不足。

在国家医联体的建设下，虽说有名医定期去医联体医疗机构坐诊，但主要是松散型的，未能形成紧密型的医联体形式，各医院出于自身利益的考虑，签约较多，加大了龙头医院的负担，其他医疗机构很少可以接受到纯粹的技术上和业务上的指导。大多医联体建设是形式上的医联体，纯粹的中医药技术上进行帮扶较少，大多数仅仅停留在表面合作，缺乏利益共同体，上级医院很难接受病人分流到下级医院，很难接受自己医院的特色中医项目分流到下级医院。下级医院也不愿将本地的特色中医药技术和方法分享到上级医院。没有卫生局的统一的规划和整体的顶层设计，没有政府的牵头，中医药服务发展缺乏规范，导致中医药技术不能集中解决人民健康的问题。

4. "重治疗、轻预防"的思想阻碍了中医药服务发展

近年来，随着我国医药卫生体制的改革和卫生服务模式的转变，医院的规模增长和技术进步较快，患者人数也逐年增长。医院就诊人数的增多，虽说明医院功能性越强，经济效益更好，但说明在一定程度上存在"重治疗、轻预防"的问题。随着人口老龄化、医疗技术和设备的进步更新，医疗费用也在逐年上升，尽管医保不断改革发展，降低和报销了患者大病的费用，但大笔的医疗费用仍然使有些家庭"因病致贫、因病返贫"。

古人云："上医治未病。"是指最高明的医生并不是擅长治病的人，而是擅长预防疾病的人。我国在卫生工作方针制定上一直是坚持"预防为主"，但缺乏有力的制度保证，居民"重治疗、轻预防"思想也应有所转变。特别是，近年来逐渐增长的慢性疾病，若不及时预防和诊治，将会造成巨大隐患。而中医中的"治未病"的思想在现阶段刚好符合实际医疗需求，中医中的"治未病"是采取预防和治疗的手段，防止疾病的发生、发展。治未病基本上包括三种含义：一是防病于未然，强调养身，预防疾病的发生；二是既病之后防其转变恶化，强调早期诊断和早期治疗，及时控制疾病的发生和演变；三是预后防止疾病的复发和治愈后遗症。运用中医治未病的思想早预防早诊断慢性疾病，可以发挥巨大的作用。

三、建议与展望

(一)充实中医药人才,优化中医药人力资源配置

中医药人才的发展是中医医疗机构发展的关键。

首先,应解决中医院人员的编制问题,政府应该根据当地中医的发展情况和就诊量合理安排在编人员的数量,形成院内公平合理的人事薪酬制度和绩效分配制度,形成充足的人力资源。

其次,中医药人员队伍不稳定,中医学年较长,大学本科毕业后还需要多年的积累经验、跟师会诊。中医院校培养的学生中一部分在本科毕业后,可能被激烈的竞争制度淘汰,不得不从事其他行业,未能进入医院进行培训,学习真正的临床经验,同时,基层医疗机构的待遇和发展前景也不能吸引大学生就业,造成了大量医疗机构缺乏人才,人力资源不充足。

再次,部分医护人员的学历比较低,而医院对医生的学历要求较高,造成有些以师承方式学习中医的人无法进入当地的中医院提供诊疗服务,而这些人因为常年生活在珠海市当地,对于当地的居民身体健康状况、当地的地方病和当地的环境都非常熟悉,加上老中医师父世代传递的经验,运用中医的治疗方法因地治病,效果较好。当地政府和医院可以考虑将这些人员统一安排进入高等院校继续学习,学习中医理论知识,将理论与实践有效结合。然后统一组织中医师资格证考试,安排他们进入当地的中医医疗机构出诊。对于中医高等院校毕业的大学生,可以根据户口地安排当地的老中医规范带教,依照实际工作情况需要,进行跟师学习,了解和掌握老中医的临床技术和中医思想,以及对当地常见病中医方法的处理和诊治。在跟师学习后期,进行考核,满足考核要求的人,可以优先进入当地的中医医疗机构,从而缓解部分中医人才短缺的现状。

(二)集中整合中医药技术并合理规划推广

为了集中整合医药技术,建议可在珠海市建立一个中医药的区域中心,形成珠海市中医药技术的展示窗口。将各种散落在民间的中医技术拿来检测是否有效,制定方案,明确用中医理念治疗疑难杂症的类型,使中医药发挥疗效。有效验证中医技术疗效,整合中医的针对性疾病诊疗目录,扩大居民对中医治疗病种的认识,方便患者有针对性地选择就医。

此外,利用省内医联体,把广东省中医名医引进珠海市,开展学术及中医诊疗技术交流,进行纯粹的中医技术的帮扶,政府严格规范医联体制度,做好牵头和指导工作,更好地为珠海市人民服务。珠海市政府组织中医学术交流会议,把中医科研进一步做大做强,提高本市中医技术水平,把中医药的科研建设成一个核心。同时,还可建设一个中医药人才培养基地,引进更多的中医人才和中医药技术。集聚珠海名医,学习市外优秀技术,创新发展中医药服务。

(三)加大政府对中医药服务的财政投入

大型医院医疗服务提供量大、医疗卫生技术人才多、大型医疗设施设备贵、科研项目多，所需的财政投入多。省人民政府对医疗机构的投入存在偏向综合性公立医院、偏向省市级大医院，而对地方中医医院投入相对不足的现象。中医医院往往存在经营面积规模较小、设备更新换代慢、中医服务人员少、中医药诊治的服务费用和医药价格相对低廉、较多依靠西医才能稳固其经营发展、中医科室不受重视等问题。因此，建议要注重中医药服务财政投入的持续性、突出性，更好发挥中医药"未病先治"的作用。

省政府和当地政府要加强对中医药服务的财政投入，合理分配对高水平综合性医院和中医医院的财政投入，加强中医医院对自身人员配置、医疗设施、仪器和环境服务的改善。特别是加强医院内中医科室的设施建设，以提供更高水平与技术的中医药诊疗服务。同时顺应医保制度，主要从医保补偿机制上，加大对珠海市中医药服务的补偿力度，落实中医药服务的项目收费，符合当地的中医发展的现实情况，形成合理的价格机制。政府加大对中医药服务的扶持，缩小珠海市中医院与综合医院的财政投入差距；缩小珠海市市级中医院与区级中医院的财政投入差距，加大国家和政府对中医药服务的财政投入倾斜力度。

(四)增强群众对疾病的预防意识，发挥中医药"治未病"作用

珠海市政府和各社区应该加强宣传健康干预、健康管理的思想，发挥中医"治未病"的作用，提高群众的健康生活的水平。特别是帮助中老年人转变固有的观念，及时进行预防和诊治，防患于未然。同时建议将健康干预与健康管理支出纳入医保的范畴，以利于转变群众和患者"重医疗、轻预防"的思想和观念。珠海市政府应结合当地的情况，社区和街道及时组织中医保健宣讲会，安排中老年人保健活动，定期组织基层医疗机构中医药上门服务，通过饮食、运动、中医技术降低中老年人慢性疾病的发生，发挥中医药"治未病"最大的价值。通过中医药文化建设，打造具有中医药特色的"老龄健康馆""中医保健馆""中医养生馆"等，以中医文化传播疾病预防意识，开展"中医药文化"公益性宣传活动，让群众亲身参与，零距离感受中医文化的博大精深。

(五)加强中医药服务网络信息化建设

中医医院信息化建设和管理是发展医疗机构中医药服务必不可少的条件。《中医药信息化建设"十一五"规划纲要》提出，要"改进和不断完善医院信息管理程序和机制，在全国范围内，基本实现中医医院管理信息化，不断提高信息化应用和管理水平"。"十二五"期间，国家在多方协调下，坚持应用驱动，强化顶层设计，中医药信息化建设与发展取得了明显的成效。"十三五"时期是中医药信息化实现"融入、整合、跨越"的关键期。近年来，随着互联网的深入发展，医院的信息化技术发展取得了一定的进步。但中医医院的信息化水平整体滞后于我国医院的信息化进程，与基本实现"现代化"仍有一定差距。目前，我国医院应用的信息化系统日常应用主要有医生工作站、护士工作站、药品管理系统、财务管理系统、案例统计系统等，但仍存在起步较晚、长期投入不足、区域之间信息化发展

不平衡等问题。珠海市中医医院网络信息化方面也存在基础建设不完善、配备的信息化专职人员较少、政府和医院对于信息化建设投入不足等问题。因此，建议相关业务主管部门统筹协调珠海市信息化建设工作，精简整合信息平台，完善中医医院医疗质量监测网络，中医临床科研信息共享系统，中医药资源普查信息管理系统等。加大中医医院信息化人才的培养，增加对中医医院信息化的财政投入，提高资金的使用效率，提升中医药医疗信息化保障能力，推进"互联网+中医药"服务，让中医药服务在居民身体健康上发挥更大的作用，营造一个更好的中医药发展环境。

◎ 参考文献

[1] 闵晓青. 中医医疗机构服务能力发展研究[D]. 南京中医药大学，2017.

[2] 移敏. 中医师承教育路径和模式的创新研究[D]. 南京中医药大学，2014.

[3] 李青凌. 建国以来我国中医人才培养模式研究[D]. 第三军医大学，2011.

[4] 陈曼莉. 新医改背景下我国基层中医药发展策略研究[D]. 华中科技大学，2011.

[5] 卫生部. 2010 年中国卫生统计年鉴[M]. 中国协和医科大学出版社，2011.

[6] 谢言，李庚，杨海丰，赵臻. 我国中医医院信息化建设基本现状分析[J]. 医学信息学杂志，2011，32(06)：17-20.

[7] 珠海市卫生健康局. http://www.zhh.gov.cn/ywgl/zygl/201604/t20160420_10822572.html.

[8] 唐乾利. 对中医医院现状分析及改革与发展中若干问题的思考[A]. 中华中医药学会、广西中医学院、广西壮族自治区卫生厅. 泛中医论坛·思考中医 2006——经典中医的特色和优势论文集[C]. 中华中医药学会、广西中医学院、广西壮族自治区卫生厅：2006：5.

第八章　珠海市卫生综合监督改革与发展情况

2016年8月，习近平总书记在全国卫生与健康大会上强调，要着力推进基本医疗卫生制度建设，努力在分级诊疗制度、现代医院管理制度、全民医保制度、药品供应保障制度、综合监管制度5项基本医疗卫生制度建设上取得突破。2018年8月，国务院办公厅发布《关于改革完善医疗卫生行业综合监管制度的指导意见》指出，建立严格规范的医疗卫生行业综合监管制度，是全面建立中国特色基本医疗卫生制度、推进医疗卫生治理体系和治理能力现代化的重要内容。综合监管制度作为5项基本医疗卫生制度之一，既是确保其他四项制度在法制轨道上科学运行的有效措施，也是全体国民生命健康权益，推动卫生事业可持续发展的有力保障。

各类医疗机构是卫生综合监督的主要对象，从医疗卫生机构的数量和结构可以分析卫生综合监督的工作重点及工作量。截至2018年年底，珠海市共有各类医疗卫生机构838个，与2008年相比，增加158个，年均增长率为2.11%，其中，医院45家(三级医院5家)、基层医疗卫生机构761个、专业公共卫生机构26个(妇幼保健机构2个、疾病预防控制中心1个)、其他卫生机构6个，具体数据如表8-1所示。

本章通过横向和纵向分析珠海市3个卫生监督机构的发展现状与近10年的动态变化，综合评价珠海市卫生综合监督的亮点与现存问题，提出促进珠海市卫生综合监管体制建设与可持续发展的合理建议，为加强珠海市卫生监督工作，促进珠海市卫生综合监管体制建设与可持续发展提供参考。

表8-1　　　　　　　　　　珠海市医疗卫生机构配置情况　　　　　　　　（单位：个）

医疗机构分类	2008年	2018年	年均增长率(%)
医疗机构总数	680	838	2.11
医院	32	45	2.54
其中：三级医院	4	5	—
基层医疗卫生机构	314	267	−1.61
其中：社区卫生服务中心	113	118	—
乡镇卫生院	18	12	—
村卫生室	183	137	—
专业公共卫生机构	6	26	15.79
其中：疾病预防控制中心	2	1	—

医疗机构分类	2008 年	2018 年	年均增长率(%)
妇幼保健机构	2	2	——
门诊部/诊所	327	494	4.21
其他机构	1	6	19.62

数据来源：广东省卫生健康数据库直报系统。

一、珠海市卫生综合监督改革与发展现状

(一)珠海市卫生综合监督发展现状

1. 珠海市卫生监督机构资源配置情况

下面从机构设置情况、人员配置、房屋及基本建设以及设备配置四个方面来分析珠海市卫生监督机构资源配置情况。

(1)珠海市卫生监督机构设置情况。珠海市设有市级卫生监督机构 1 个、区级卫生监督机构 2 个。其中，珠海市卫生监督所于 2002 年成立，是隶属于珠海市卫生局的卫生行政执法的执行机构，承担《执业医师法》《传染病防治法》《职业病防治法》《食品卫生法》等6 部法律以及《公共场所卫生管理条例》《医疗机构管理条例》等 28 部法规的执法工作，维护公共卫生、医疗市场秩序，处理公共突发卫生事件，捍卫市民健康权。金湾区卫生监督所于 2003 年正式挂牌成立，与疾病预防控制中心合署办公，斗门区卫生监督所于 2008 年挂牌成立。见表 8-2。

表 8-2   珠海市卫生监督机构基本情况一览表

项目	珠海市卫生监督所	金湾区卫生监督所	斗门区卫生监督所
成立时间	2002 年	2003 年	2008 年
机构行政级别	科级	副科级	副科级
机构性质	参照公务员管理	参照公务员管理	参照公务员管理

(2)人员配置情况。据广东省卫生健康数据库直报系统数据统计显示，截至 2018 年年末，珠海市卫生监督机构共有编制人数 75 人(其中 73 人参照公务员管理，2 人为事业编制)，在岗职工数为 64 人。斗门区卫生监督所编制人数为 20 人，在岗职工数仅为编制人数的 60%(12 人)，珠海市卫生监督所和金湾区卫生监督所在岗职工数基本与编制人数持平。

在岗职工中，卫生技术人员数为 57 人(占合计数比例为 89.06%)，其中珠海市卫生

监督所卫生技术人员数占比最高(90.70%),斗门区卫生监督所卫生技术人员数占比最低(83.33%);管理人员数为7人,占比为10.94%,其中,斗门区卫生监督所管理人员数占比最高(16.67%),珠海市卫生监督所管理人员数占比最低(9.30%);工勤技术人员为6人,占比为9.38%,此6人均属于斗门区卫生监督所,珠海市卫生监督所和金湾区卫生监督所无工勤技术人员;离退休人员为32人,占在岗职工数的50.00%,其中珠海市卫生监督所离退休人员数占比最高(67.44%),斗门区卫生监督所离退休人员数占比最低(8.33),珠海市卫生监督所需做好人力资源规划。

年内培训情况方面,2018年,珠海市64名在岗卫生监督人员参加政府举办的岗位培训次数为111人次,人均1.73次,珠海市卫生监督所、金湾区卫生监督所和斗门区卫生监督所在岗人员人均培训次数分别为0.65次、3.00次和4.67次。3所卫生监督机构进修半年以上人数均为0。

年内人员流动方面,2018年,珠海市共有3名卫生监督人员流出,3名卫生监督人员流入,流入、流出人员数持平。珠海市卫生监督所、金湾区卫生监督所和斗门区卫生监督所在流入人数分别为1人、2人和0人,珠海市卫生监督所、金湾区卫生监督所和斗门区卫生监督所在流出人数均为1人。见表8-3。

表8-3　　　　　　　**2018年珠海市卫生监督机构人员配置情况**　　　　(单位:个)

项　目	珠海市 卫生监督所	金湾区 卫生监督所	斗门区 卫生监督所	合计
编制人数	45	10	20	75
其中:公务员	0	0	0	0
参照公务员管理	45	10	18	73
事业编制	0	0	2	2
其中:在编人数	43	9	10	62
在岗职工数	43	9	12	64
卫生技术人员	39	8	10	57
卫生监督员	39	6	10	55
其他卫生技术人员	0	2	0	2
其他技术人员	0	0	0	0
管理人员	4	1	2	7
工勤技术人员	0	0	6	6
离退休人员	29	2	1	32
其中:年内退休人员	1	1	0	2
年内培训情况				
参加政府举办的岗位培训人次数	28	27	56	111

项　目	珠海市 卫生监督所	金湾区 卫生监督所	斗门区 卫生监督所	合计
进修半年以上人数	0	0	0	0
年内人员流动				
流入	1	2	0	3
流出	1	1	1	3

（3）房屋及基本建设情况。截至 2018 年年末，珠海市 3 家卫生监督所房屋建筑面积为 3885 平方米，业务用房面积为 3885 平方米，其中珠海市卫生监督所房屋建筑面积虽最多（2194 平方米），但人均建筑面积最少（48.75 平方米/人），金湾区卫生监督所人均建筑面积为 49.1 平方米/人，斗门区卫生监督所人均建筑面积为 60 平方米/人。根据 2005 年卫生部印发的《卫生监督机构建设指导意见》中"各级卫生监督机构开展日常工作所需各类用房，人均建筑面积应在 40 平方米以上"的规定，目前珠海市 3 家卫生监督机构人均建筑面积均达标。见表 8-4。

表 8-4　　　　　　　　　　　**2018 年珠海市卫生监督机构房屋及基本建设情况**

项　目	珠海市 卫生监督所	金湾区 卫生监督所	斗门区 卫生监督所	合计
年末房屋建筑面积(m^2)	2194	491	1200	3885
其中：业务用房面积	2194	491	1200	3885
其中：危房面积	0	0	0	0
年末租房面积(m^2)	0	0	0	0
其中：业务用房面积	0	0	0	0
本年房屋租金(万元)	0	0	0	0
本年批准基建项目(个)	0	1	0	1
本年批准基建项目建筑面积(m^2)	0	0	0	0
本年实际完成投资额(万元)	0	0	0	0
其中：财政性投资	0	0	0	0
单位自有资金	0	0	0	0
银行贷款	0	0	0	0
本年房屋竣工面积(m^2)	0	0	0	0
本年新增固定资产(万元)	0	0	0	0

(4)设备配置情况。截至 2018 年年底，珠海市 3 家卫生监督机构万元以上设备总价值 119 万元，万元以上设备共计 52 台，千元以上检测仪器设备共计 144 台。珠海市卫生监督所设备配置最多，万元以上设备总价值 87 万元(占比为 73.11%)，万元以上设备 24台(占比为 46.15%)，千元以上检测仪器设备 90 台(占比为 62.50%)。在千元以上检测仪器设备中，万元以上设备总占比为 36.1%，其中 10 万元及以上设备占比仅为 0.69%。以上数据表明，珠海市卫生监督机构优质资源主要集中在珠海市卫生监督局，10 万元以上设备配置率不高。

在车辆配备方面，根据 2005 年卫生部印发的《卫生监督机构建设指导意见》中"卫生监督执法车根据实际工作需求和社会经济条件，按监督执法人员每 4~8 人配备 1 辆的标准进行配置，用于日常卫生监督现场检查、违法案件查办、重大活动卫生保障和突发公共卫生事件应急处置"的规定，珠海市卫生监督局(卫生监督员 39 人)应该配置 5~10 辆卫生监督执法车，金湾区卫生监督局(卫生监督员 6 人)应该配置 1~2 辆卫生监督执法车，斗门区卫生监督局(卫生监督员 10 人)应该配置 2~3 辆卫生监督执法车，目前金湾区卫生监督局车辆配备仍需加强。此外，2005 年卫生部印发的《卫生监督机构建设指导意见》中明确规定，省级和设区的市级卫生监督机构，应配置现场快速检测车 1~2 辆，用于现场快速检测、突发公共卫生事件现场处置和重大活动卫生保障。目前珠海市卫生监督局需要加强现场快速检测车的配置。见表 8-5。

表 8-5　　　　　　　　　　　**2018 年珠海市卫生监督机构设备配置情况**

项　　目	珠海市卫生监督所	金湾区卫生监督所	斗门区卫生监督所	合计
万元以上设备总价值(万元)	87	17	15	119
万元以上设备台数(台)	24	17	11	52
千元以上检测仪器设备台数(台)	90	39	15	144
其中：1 万元以下	66	22	11	99
1 万~9 万元	23	17	4	44
10 万元及以上	1	0	0	1
交通工具				
汽车(辆)	6	0	2	8
其中：现场快速检测车	0	0	0	0
摩托车(辆)	0	0	0	0
船(艘)	0	0	0	0

2. 珠海市卫生监督机构运行情况

下面从收入与支出、资产与负债以及业务工作量三个方面来分析珠海市卫生监督机构运行情况。

（1）收入与支出情况。在收入方面，3 所卫生监督机构收入结构包括财政补助收入、上级补助收入和事业收入，卫生监督机构的收入情况在一定程度上反映了政府对于机构发展的支持力度。2018 年度，政府对珠海市卫生监督机构财政投入合计 33923 千元，其中，珠海市卫生监督所财政补助投入为 23051 千元，占总投入的 67.95%，其他两所卫生监督机构财政补助投入基本持平。珠海市卫生监督所、金湾区卫生监督所和斗门区卫生监督所财政补助收入占总收入的比例分别为 100.00%、100.00% 和 99.89%，3 所卫生监督机构的上级补助收入均为 0 元，仅斗门区卫生监督机构一家有事业收入，为 6000 元。

在支出方面，2018 年度，3 所卫生监督机构总支出为 33544 千元，占总收入比为 98.88%，其中，珠海市卫生监督所总支出占总收入比为 99.88%、金湾区卫生监督所为 100.00%、斗门区卫生监督所为 93.35%，3 家机构基本达到收支平衡，珠海市卫生监督所和斗门区卫生监督所略有结余。从人员支出来看，3 所卫生监督机构人员支出合计 20249 千元，占总支出的比例为 60.37，超过五分之三的支出用于人员支出，珠海市卫生监督所、金湾区卫生监督所和斗门区卫生监督所人员支出占总支出的比例分别为 53.72%、64.00% 和 87.20%，可见斗门区卫生监督所人力成本比重最高。见表 8-6。

表 8-6　2018 年珠海市卫生监督机构收入与支出情况　（单位：千元）

项　目	珠海市卫生监督所	金湾区卫生监督所	斗门区卫生监督所	合计
总收入	23051	5575	5297	33923
其中：财政补助收入	23051	5575	5291	33917
基本支出	20148	5327	4917	30392
项目支出	2903	248	374	3525
其中：基本建设补助	0	0	0	0
上级补助收入	0	0	0	0
事业收入	0	0	6	6
总支出	23024	5575	4945	33544
其中：事业支出	23024	5575	4943	33542
其中：财政补助支出	23024	5575	4943	33542
其中：人员支出	12369	3568	4312	20249
其中：基本工资	2002	398	352	2752
绩效工资	2268	0	0	2268
社会保障缴费	1576	8	186	1770
离退休费	2989	175	524	3688

（2）资产与负债情况。截至 2018 年年底，3 家卫生监督机构总资产和负债总额分别为

3963 千元、139 千元，资产负债率为 3.51%，其中金湾区卫生监督所资产负债率为 0%。资产负债率作为机构经营状况的指标，反映了医院运营的风险程度，珠海市 3 家卫生监督机构运营风险较低。

从资产结构方面来看，3 家卫生监督机构总流动资产和总固定资产占比分别为21.25%、66.11%，珠海市卫生监督所、金湾区卫生监督所和斗门区卫生监督所固定资产占总资产的比例分别为 66.94%、99.74% 和 28.32%，3 家机构相差较大，金湾区卫生监督所固定资产占比较高。见表 8-7。

表 8-7　　　　　　　　　　**2018 年珠海市卫生监督机构资产与负债情况**　　　　　（单位：千元）

项　　目	珠海市卫生监督所	金湾区卫生监督所	斗门区卫生监督所	合计
总资产	2456	769	738	3963
其中：流动资产	332	2	508	842
固定资产	1644	767	209	2620
负债与净资产	2456	769	738	3963
负债	55	0	84	139
净资产	2401	769	654	3824
其中：事业基金	40	2	12	54
专用基金	23	0	0	23
其他净资产	2338	767	642	3747

注：资产负债率=负债总额/资产总额×100%。

（3）业务工作量情况。2018 年度，珠海市卫生监督所和金湾区卫生监督所均专设了稽查机构，斗门区卫生监督所未上报此项数据。3 所卫生监督机构年末专职稽查人员数和年末兼职稽查人员数共计 9 人（占在岗人数的 14.06%），其中，斗门区卫生监督所年末参与稽查人数最多，但均为兼职稽查人员，珠海市卫生监督所年末稽查人员均为专职人员。

从稽查工作开展情况来看，2018 年度，仅金湾区卫生监督所受理了 1 例涉及卫生监督执法行为的投诉举报事件。3 所卫生监督机构共开展了 47 次对本级稽查次数、4 次对下级稽查次数。仅珠海市卫生监督所发出稽查意见书 2 份，稽查后移送相关部门的案件数和人员数均为 0。见表 8-8。

表 8-8　　　　　　　　　　**2018 年珠海市卫生监督机构业务工作量情况**

项　　目	珠海市卫生监督所	金湾区卫生监督所	斗门区卫生监督所	合计
稽查机构是否专设	是	是	—	—
年末专职稽查人员数	2	1	0	3

续表

项　　目	珠海市 卫生监督所	金湾区 卫生监督所	斗门区 卫生监督所	合计
年末兼职稽查人员数	0	1	5	6
本年度稽查工作开展情况：				
受理涉及卫生监督执法行为的投诉举报数	0	1	0	1
查处涉及卫生监督执法行为的投诉举报数	0	1	0	1
开展对本级稽查次数	32	11	4	47
开展对下级稽查次数	4	0	0	4
发出稽查意见书数量	2	0	0	2
发出稽查意见书后的整改单位数量	2	0	0	2
稽查后移送相关部门的案件数	0	0	0	0
稽查后移送相关部门的人员数	0	0	0	0

(二)珠海市卫生综合监督改革进展

1. 人力资源配置

(1)编制人数。2008—2018 年，珠海市各卫生监督机构编制人数基本保持稳定，珠海市卫生监督所从 2010 年开始编制人数保持在 45 人，金湾区卫生监督所从 2010 年开始上报数据，基本维持在 9～11 人之间，斗门区卫生监督所从 2012 年开始上报数据，编制人数一直是 20 人。截至 2018 年年末，珠海市每万名常住人口卫生监督人员配比为 0.40，与原卫生部要求的"辖区每万名常住人口配备 1～1.5 名卫生监督员"的标准还存在一定差距。见表 8-9。

表 8-9　　　　　**2008—2018 年珠海市卫生监督机构编制人数情况**　　　　(单位：个)

年度	珠海市 卫生监督所	金湾区 卫生监督所	斗门区 卫生监督所	合计	珠海市年末常住 总人口(万人)
2008	46	—	—	—	151.12
2009	44	—	—	—	154.18
2010	45	10	—	—	156.16
2011	45	10	—	—	156.76
2012	45	10	20	75	158.26
2013	45	10	20	75	159.03

续表

年度	珠海市 卫生监督所	金湾区 卫生监督所	斗门区 卫生监督所	合计	珠海市年末常住 总人口（万人）
2014	45	10	20	75	161.42
2015	45	9	20	74	163.41
2016	45	11	20	76	167.53
2017	45	10	20	75	176.54
2018	45	10	20	75	189.11

注："—"表示未提供此项数据。

（2）在岗人员。2008—2018 年，珠海市卫生监督所卫生技术人员数呈下降趋势，从 2010 年开始无其他技术人员，2016 年开始有管理人员在岗，珠海市卫生监督所工勤技术人员数一直为 0。金湾区卫生监督所卫生技术人员也呈下降趋势，从 2016 年开始有 1 名管理人员在岗，该机构其他技术人员数和工勤技术人员数一直为 0。斗门区卫生监督所卫生技术人员数则呈增长趋势，是珠海市 3 家卫生监督机构中唯一有工勤技术人员的机构，且工勤技术人员呈现增长趋势，管理人员略有下降，从 2013 年开始无其他技术人员在岗。见表 8-10。

表 8-10　　　　　　　**2008—2018 年珠海市卫生监督机构在岗人员情况**　　　　（单位：个）

年度	珠海市卫生监督所				金湾区卫生监督所				斗门区卫生监督所			
	卫生技术人员	其他技术人员	管理人员	工勤技术人员	卫生技术人员	其他技术人员	管理人员	工勤技术人员	卫生技术人员	其他技术人员	管理人员	工勤技术人员
2008	44	2	0	0	—	—	—	—	—	—	—	—
2009	42	2	0	0	—	—	—	—	—	—	—	—
2010	43	0	0	0	10	0	0	0	—	—	—	—
2011	40	0	0	0	9	0	0	0	—	—	—	—
2012	42	0	0	0	9	0	0	0	7	1	3	1
2013	44	0	0	0	10	0	0	0	8	0	3	0
2014	42	0	0	0	10	0	0	0	6	0	4	2
2015	41	0	0	0	9	0	0	0	7	0	3	2
2016	39	0	4	0	10	0	1	0	10	0	1	2
2017	37	0	5	0	7	0	1	0	11	0	2	5
2018	39	0	4	0	8	0	1	0	10	0	2	6

注："—"表示未提供此项数据。

（3）离退休人员。总体来看，2008—2018 年珠海市卫生监督机构离退休人员呈现增长趋势，其中，珠海市卫生监督所离退休人员数占在岗人数的 39.13%~69.05%，金湾区卫生监督所为 0.00%~22.22%，斗门区卫生监督所为 0.00%~27.27%，珠海市卫生监督所离退休人员占比较高，需加强人力资源规划，做好人才储备工作。见表 8-11。

表 8-11　　　　　　　　2008—2018 年珠海市卫生监督机构离退休人员情况

年度	珠海市卫生监督所		金湾区卫生监督所		斗门区卫生监督所		合计
	人数（人）	占在岗人数比例（%）	人数（人）	占在岗人数比例（%）	人数（人）	占在岗人数比例（%）	
2008	18	39.13	—	—	—	—	—
2009	19	43.18	—	—	—	—	—
2010	19	44.19	—	—	—	—	—
2011	21	45.45	1	11.11	—	—	—
2012	21	50.00	1	11.11	2	16.67	24
2013	20	50.00	1	10.00	3	27.27	24
2014	21	52.50	1	10.00	3	25.00	25
2015	22	53.66	0	0.00	3	25.00	25
2016	24	55.81	0	0.00	0	0.00	24
2017	29	67.44	0	0.00	1	7.69	30
2018	29	69.05	2	22.22	1	8.33	32

注："—"表示未提供此项数据。

2. 人员培训情况

2008—2018 年，珠海市卫生监督所每年参加政府举办的岗位培训人次数波动较大，金湾区卫生监督所和斗门区卫生监督所每年参加政府举办的岗位培训人次数较为稳定。2012 年度，珠海市 3 所卫生监督机构参加政府举办的岗位培训人次数均为 0，近 10 年来，珠海市 3 所卫生监督机构进修半年以上人数均为 0。

表 8-12　　　　　　　　2008—2018 年珠海市卫生监督机构人员培训情况

年度	参加政府举办的岗位培训人次数			进修半年以上人数		
	珠海市卫生监督所	金湾区卫生监督所	斗门区卫生监督所	珠海市卫生监督所	金湾区卫生监督所	斗门区卫生监督所
2008	—	—	—	—	—	—
2009	132	—	—	0	—	—

续表

年度	参加政府举办的岗位培训人次数			进修半年以上人数		
	珠海市卫生监督所	金湾区卫生监督所	斗门区卫生监督所	珠海市卫生监督所	金湾区卫生监督所	斗门区卫生监督所
2010	486	—	—	0	—	—
2011	452	47	—	0	0	—
2012	0	0	0	0	0	0
2013	90	25	38	0	0	0
2014	88	25	46	0	0	0
2015	90	28	44	0	0	0
2016	120	33	35	0	0	0
2017	126	24	48	0	0	0
2018	28	27	56	0	0	0

注："—"表示未提供此项数据。

3. 房屋及基本建设情况

2008—2018 年，珠海市卫生监督所年末房屋建筑面积均为 2194 平方米，年末租房面积均为 0 平方米。金湾区卫生监督所 2010—2016 年均在租赁场所办公，2017 年开始才有自建房屋，斗门区卫生监督所 2012 年度在租赁场所办公，2013 年开始才有自建房屋，房屋建筑面积呈现下降趋势。

表 8-13　　　　**2008—2018 年珠海市卫生监督机构房屋及基本建设情况**　　　（单位：m²）

年度	年末房屋建筑面积			年末租房面积		
	珠海市卫生监督所	金湾区卫生监督所	斗门区卫生监督所	珠海市卫生监督所	金湾区卫生监督所	斗门区卫生监督所
2008	2194	—	—	0	—	—
2009	2194	—	—	0	—	—
2010	2194	0	—	0	230	—
2011	2194	0	—	0	180	—
2012	2194	0	0	0	180	1500
2013	2194	0	1500	0	180	0
2014	2194	0	1500	0	180	0
2015	2194	0	1500	0	180	0

续表

年度	年末房屋建筑面积			年末租房面积		
	珠海市 卫生监督所	金湾区 卫生监督所	斗门区 卫生监督所	珠海市 卫生监督所	金湾区 卫生监督所	斗门区 卫生监督所
2016	2194	0	1500	0	180	0
2017	2194	491	1250	0	180	0
2018	2194	491	1200	0	0	0

注："—"表示未提供此项数据。

4. 设备配置情况

2008—2018 年，珠海市卫生监督所万元以上设备总价值波动较大，其总体上呈下降趋势。2013 年，珠海市卫生监督所万元以上设备总价值为 10 万元，仅为 2008 年万元以上设备总价值的 4%。2013 年后，珠海市卫生监督所万元以上设备总价值逐年增加，截至 2018 年年底，珠海市卫生监督所万元以上设备总价值为 87 万元，仅为 2008 年万元以上设备总价值的三分之一。金湾区卫生监督所万元以上设备总价值波动相对较小。斗门区卫生监督所万元以上设备总价值在 2013 年仅为 3 万元，其后年度有所增长，数值较为稳定。见表 8-14。

表 8-14　　　　　　**2008—2018 年珠海市卫生监督机构万元以上设备总价值**　　　（单位：万元）

年度	珠海市卫生监督所	金湾区卫生监督所	斗门区卫生监督所	合计
2008	250	—	—	—
2009	250	—	—	—
2010	252	31	—	—
2011	253	26	—	—
2012	77	28	35	140
2013	10	28	3	41
2014	12	41	30	83
2015	12	31	35	78
2016	20	24	30	74
2017	81	38	37	156
2018	87	17	15	119

注："—"表示未提供此项数据。

在万元以上设备台数方面，珠海市卫生监督所 2008—2015 年由 12 台下降至 6 台，减少了 50%，2016 年开始数量才有了较大幅度的增长，2017 年，金湾区卫生监督所和斗门区卫生监督所万元以上设备台数呈逐年增长趋势。3 所卫生监督机构千元以上检测仪器设备台数也均呈逐年增长趋势。见表 8-15。

表 8-15　　　　　　　　　　　**2008—2018 年珠海市卫生监督机构设备台数**　　　　　　（单位：台）

年度	万元以上设备台数			千元以上监测仪器设备台数		
	珠海市 卫生监督所	金湾区 卫生监督所	斗门区 卫生监督所	珠海市 卫生监督所	金湾区 卫生监督所	斗门区 卫生监督所
2008	12	—	—	28	—	—
2009	12	—	—	28	—	—
2010	12	8	—	28	30	—
2011	12	7	—	28	20	—
2012	20	8	2	23	20	—
2013	5	8	2	39	20	—
2014	6	14	3	39	26	6
2015	6	14	8	39	26	14
2016	8	14	9	39	26	14
2017	24	17	11	75	36	15
2018	24	17	11	90	39	15

注："—"表示未提供此项数据。

在交通工具配备方面，2008—2018 年，珠海市卫生监督所汽车数量和摩托车数量呈下降趋势，现场快速检测车和船的数量均为 0；金湾区卫生监督所从 2016 年开始没有配备任何交通工具；斗门区卫生监督所汽车数量在 1~2 辆浮动，摩托车和船的数量均为 0。根据 2005 年卫生部印发的《卫生监督机构建设指导意见》中"卫生监督执法车根据实际工作需求和社会经济条件，按监督执法人员每 4~8 人配备 1 辆的标准进行配置，用于日常卫生监督现场检查、违法案件查办、重大活动卫生保障和突发公共卫生事件应急处置"的规定，金湾区卫生监督局车辆配备仍需加强。此外，2005 年原卫生部印发的《卫生监督机构建设指导意见》中明确规定，省级和设区的市级卫生监督机构，应配置现场快速检测车 1~2 辆，用于现场快速检测、突发公共卫生事件现场处置和重大活动卫生保障。目前珠海市卫生监督局需要加强现场快速检测车的配置。见表 8-16。

表 8-16　　　　　　　**2008—2018 年珠海市卫生监督机构交通工具配备情况**　　　（单位：辆/艘）

年度	珠海市卫生监督所				金湾区卫生监督所			斗门区卫生监督所		
	汽车	现场快速检测车	摩托车	船	汽车	摩托车	船	汽车	摩托车	船
2008	10	0	3	0	—	—	—	—	—	—
2009	10	0	3	0	—	—	—	—	—	—
2010	9	0	1	0	1	0	0	—	—	—
2011	10	0	1	0	1	0	0	—	—	—
2012	10	0	1	0	1	0	0	2	0	0
2013	9	0	0	0	1	0	0	2	0	0
2014	8	0	0	0	1	0	0	1	0	0
2015	8	0	0	0	1	0	0	1	0	0
2016	6	0	0	0	0	0	0	1	0	0
2017	6	0	0	0	0	0	0	1	0	0
2018	6	0	0	0	0	0	0	2	0	0

注："—"表示未提供此项数据。

5. 工作开展情况

2008—2018 年，珠海市卫生监督所年末专职稽查人员数有升有降，从 2016 年开始维持在 2 人，金湾区卫生监督所自 2015 年开始一直维持在 1 人，斗门区卫生监督所年末专职稽查人员数均为 0。在年末兼职稽查人员数方面，珠海市卫生监督所仅 2014 年和 2017年有兼职稽查人员，其余年度均无兼职稽查人员，金湾区卫生监督所自 2015 年开始一直维持在 1 人，斗门区卫生监督所 2014 年从 3 人增加至 5 人后，年末兼职稽查人员一直保持在 5 人。见表 8-17。

表 8-17　　　　　　　**2008—2018 年珠海市卫生监督机构年末稽查人员数**　　　（单位：个）

年度	年末专职稽查人员数			年末兼职稽查人员数		
	珠海市卫生监督所	金湾区卫生监督所	斗门区卫生监督所	珠海市卫生监督所	金湾区卫生监督所	斗门区卫生监督所
2008	—	—	—	—	—	—
2009	—	—	—	—	—	—
2010	—	—	—	—	—	—
2011	—	—	—	—	—	—
2012	3	0	0	0	2	3

续表

年度	年末专职稽查人员数			年末兼职稽查人员数		
	珠海市卫生监督所	金湾区卫生监督所	斗门区卫生监督所	珠海市卫生监督所	金湾区卫生监督所	斗门区卫生监督所
2013	5	0	0	0	2	3
2014	2	0	0	2	2	5
2015	3	1	0	0	1	5
2016	2	1	0	0	1	5
2017	2	1	0	1	1	5
2018	2	1	0	0	1	5

注："—"表示未提供此项数据。

2008—2018 年，在开展对本级稽查次数方面，珠海市卫生监督所 2009 年为 126 次，此后逐年下降，2017 年仅为 1 次，金湾区卫生监督所也呈下降趋势，斗门区卫生监督所自 2014 年开始一直维持在 4 次。在发出稽查意见书方面，珠海市卫生监督所每年发出的稽查意见书数量不等，在 0~7 份之间，金湾区卫生监督所均为 0，斗门区卫生监督所除 2012 年度发出 3 份以外，其他年度均为 0。见表 8-18。

表 8-18　　**2008—2018 年珠海市卫生监督机构对本级稽查次数及稽查意见书发出情况**

年度	开展对本级稽查次数（次）			发出稽查意见书（份）		
	珠海市卫生监督所	金湾区卫生监督所	斗门区卫生监督所	珠海市卫生监督所	金湾区卫生监督所	斗门区卫生监督所
2008	—	—	—	—	—	—
2009	126	—	—	0	—	—
2010	96	17	—	0	0	—
2011	82	16	—	0	0	—
2012	2	12	3	2	0	3
2013	5	12	3	7	0	0
2014	5	12	4	3	0	0
2015	2	10	4	2	0	0
2016	2	10	4	0	0	0
2017	1	10	4	2	0	0
2018	32	11	4	2	0	0

注："—"表示未提供此项数据。

二、存在的问题

(一)卫生监督机构定位尚不明确

1. 卫生监督机构的行政执法地位被忽视

2013 年 12 月,国家卫生计生委颁布《关于切实加强综合监督执法工作的指导意见》,要求各级卫生行政部门应当整合下设的监督执法机构和人员,组建卫生计生委综合监督执法局,作为卫生计生行政部门集中行使公共卫生、医疗卫生和计划生育等综合监督执法职权的执行机构。卫生监督机构的执法地位从法规上受到认可,但在国家行政改革过程中,如 2014 年国务院出台《关于全面推进公务用车制度改革的指导意见》,由于不明原因,未将卫生监督机构纳入执法用车单位,卫生监督机构行政执法地位被忽视,卫生监督机构执法用车数量无法得到有效保障,以珠海市金湾区卫生监督局为例,该机构自 2016 年开始执法车辆数为 0,这影响了卫生监督机构执法工作的开展与执法地位的稳固。

2. 卫生监督机构权责不匹配

卫生监督机构权责不匹配,导致其在卫生监督工作中力不从心,容易导致功能缺位,使得监管效果不好、效率不高。2005 年《关于卫生监督体系建设的若干规定》(中华人民共和国卫生部令(第 39 号))中指出,卫生监督的主要职责是:依法监督管理食品、化妆品、消毒产品、生活饮用水及涉及饮用水卫生安全产品;依法监督管理公共场所、职业、放射、学校卫生等工作;依法监督传染病防治工作;依法监督医疗机构和采供血机构及其执业人员的执业活动,整顿和规范医疗服务市场,打击非法行医和非法采供血行为;承担法律法规规定的其他职责。在"网吧禁烟"整治工作中,《互联网上网服务营业场所管理条例》(中华人民共和国国务院令第 363 号)规定,各个部门职责有限,卫生监督机构负责管理烟灰缸、禁烟标识、烟草广告,公安部门负责吸烟人员的处罚。但卫生监督机构缺乏免责条款,在多头管理情况下,常常导致在无关事项中,卫生监督机构被连带追责。

(二)卫生综合监督队伍力量薄弱

1. 卫生综合监督队伍知识结构有待改善

卫生综合监督执法涉及法律和部门规章众多,非常考验卫生监督员的能力和水平。不断发展变化的医疗服务市场要求卫生监督执法不仅要符合法律法规和各种规范标准,而且还要结合实际提出指导性和可操作性强的监督指导意见。珠海市现有执法队伍中法学、工程、信息技术等专业人员缺乏,卫生综合监督队伍的知识结构有待改善。

2. 卫生监督人员数量严重缺乏

截至 2018 年年末，珠海市全市卫生监督人员编制数为 75 人，每万名常住人口卫生监督人员配比为 0.40，与原卫生部要求的"辖区每万名常住人口配备 1~1.5 名卫生监督员"的标准还存在一定差距，与《广东省各级卫生监督机构基本建设标准》要求的全市配备卫生监督员应不少于 141 人也还有很大差距，有些地区甚至存在"一人多岗、一岗多职"的现象，卫生监督执法队伍人员数量严重缺乏。

3. 监管主体内部分工不清，面临监管功能缺位、越位问题

卫生行政部门内部尚未形成分工明确的运行机制，卫生行政部门与卫生监督机构分工不明，致使卫生监督系统内部存在缺位、越位问题。监督执法机构主要监管法律法规要求达到的程度，检查是否违法；医政医管部门负责控制医疗质量达到的水平，检查医疗服务是否规范。但现实中，职责分工比较模糊，职责重叠部分主要在技术质量管理方面。由于医政部门人员配备有限，往往委托卫生监督机构开展相关检查，加重了卫生监督机构的工作负担。比如小诊所的规范化管理，属于医政部门的职责，但由于人手问题而被分配给了监督大队。但由于监督人员的专业是法律法规方面，对医疗专业并不熟悉，对诊疗行为规范的判断能力有限，导致处理方式难以规范统一。

4. 医疗行业综合监管法律法规不完善

(1)医疗行业综合监管法律法规现状。我国医疗行业综合监管工作涉及的法律法规多项，法律法规种类繁多，其中包括由全国人民代表大会颁布的法律，由国务院颁布的法规，还有部门规章及以通知等形式下发的规范性文件。根据法律法规等文件规定，目前卫生综合监督机构主要承担公共场所卫生、医疗机构卫生、放射卫生管理等职能。其中，多数职能由法律法规、规章等文件共同规范约束。涉及卫生综合监督内容的法律法规详见表 8-19。

表 8-19 卫生综合监督主要法律法规

类型	名称	文号	颁布年份
法律	中华人民共和国传染病防治法	中华人民共和国主席令第 15 号	1989
	中华人民共和国母婴保健法	中华人民共和国主席令第 33 号	1995
	中华人民共和国献血法	中华人民共和国主席令第 93 号	1997
	中华人民共和国执业医师法	中华人民共和国主席令第 5 号	1998
	中华人民共和国职业病防治法	中华人民共和国主席令第 60 号	2001
	中华人民共和国人口与计划生育法	中华人民共和国主席令第 63 号	2001
	中华人民共和国突发事件应对法	中华人民共和国主席令第 69 号	2007
	中华人民共和国食品安全法	中华人民共和国主席令第 9 号	2009
	中华人民共和国行政处罚法	中华人民共和国主席令第 63 号	2009
	中华人民共和国精神卫生法	中华人民共和国主席令第 62 号	2012

续表

类型	名　　称	文　　号	颁布年份
法规	公共场所卫生管理条例	国发〔1987〕24 号	1987
	医疗机构管理条例	中华人民共和国国务院令第 149 号	1994
	血液制品管理条例	国务院第 52 次常务会议通过	1996
	中华人民共和国母婴保健法实施办法	中华人民共和国国务院令第 308 号	2001
	计划生育技术服务管理条例	中华人民共和国国务院令第 309 号	2001
	社会抚养费征收管理办法	中华人民共和国国务院令第 357 号公布	2002
	突发公共卫生事件应急条例	中华人民共和国国务院令第 376 号	2003
	医疗废物管理条例	中华人民共和国国务院令第 380 号	2003
	乡村医生从业管理条例	中华人民共和国国务院令第 386 号	2003
	病原微生物实验室生物安全管理条例	中华人民共和国国务院令第 424 号	2004
	疫苗流通和预防接种管理条例	中华人民共和国国务院令第 434 号	2005
	放射性同位素与射线装置安全和防护条例	中华人民共和国国务院令第 449 号	2005
	医疗器械监督管理条例	中华人民共和国国务院令第 680 号	2017
部门规章	化妆品卫生监督条例	卫生部令第 3 号	1989
	中华人民共和国卫生部学校卫生工作工作条例条例	卫生部令第 1 号	1990
	中华人民共和国食品安全法实施条例	卫生部令第 17 号	1991
	外国医师来华短期行医暂行管理办法	卫生部令第 24 号	1992
	卫生监督员管理办法	卫生部令第 20 号	1992
	预防性健康检查管理办法	卫生部令第 41 号	1995
	医疗气功管理暂行规定	卫生部令第 12 号	2000
	人类辅助生殖技术管理办法	卫生部令第 14 号	2001
	放射事故管理规定	卫生部令第 16 号	2001
	放射防护器材与含放射性产品卫生管理办法	卫生部令第 18 号	2001
	消毒管理办法	卫生部令第 27 号	2002
	医师外出会诊管理暂行规定	卫生部令第 42 号	2005
	放射诊疗管理规定	卫生部令第 46 号	2006
	禁止非医学需要的胎儿性别鉴定和选择性别人工终止妊娠的规定	国家卫生计生委第 9 号令	2016

续表

类型	名　　称	文　　号	颁布年份
部分规范性文件	内镜清洗消毒机消毒效果检验技术规范(试行)	卫法监发〔2003〕330号	2003
	关于二级以上综合医院感染性疾病科建设的通知	卫医发〔2004〕292号	2004
	学校和托幼机构传染病疫情报告工作规范(试行)	卫办疾控发〔2006〕65号	2006
	卫生部转发《关于在行政执法中及时移送涉嫌犯罪案件的意见》的通知	卫监督发〔2006〕95号	2006
	关于进一步加强学校卫生管理与监督工作的通知	卫办监督发〔2010〕30号	2010
	国家卫生计生委办公厅关于进一步加强消毒产品监管工作的通知	国卫办监督发〔2013〕18号	2013
	国家卫生计生委办公厅关于进一步加强冬春季传染病防治监督执法工作的通知	国卫办监督函〔2014〕75号	2014
	国家卫生计生委办公厅关于印发新消毒产品和新涉水产品卫生行政许可管理规定的通知	国卫办监督发〔2014〕14号	2014
	国家卫生计生委办公厅关于戊二醛类消毒剂监管有关问题的通知	国卫办监督函〔2015〕434号	2015
	国家卫生计生委关于进一步加强消毒产品事中事后监管的通知	国卫监督发〔2015〕90号	2015
	国家卫生计生委办公厅关于进一步加强预防接种监督工作的通知	国卫办监督发〔2016〕32号	2016

(2)缺乏统一的法律。卫生监督机构承担着大量不同类别的卫生监督工作任务。现行法律法规文件中对卫生监督机构应履行的卫生监督职能依据已逐渐规范和成熟,但是相关依据却分散在各个法律法规之中,尚缺乏一部专门针对卫生监督机构工作的独立法律法规文件对其进行有机整合,这就使得卫生监督机构很难将分散的法律法规指导性和规范性作用落到实处,势必影响其卫生监督与执法的效果。

(3)部分职能缺乏法律法规支撑。虽然国家已经认识到卫生监督是医疗卫生领域乃至整个社会需要关注、亟待正视的重点问题,但是其相关法律法规文件的制定尚滞后于实际需求,目前仍主要依靠相关部门发布的规范性文件进行管理。规范性文件较法律法规相比，其法律效力较弱，且监督管理及罚责均不明确，因此对医疗机构的规范及指导作用较弱，导致卫生监督工作履职情况较差。

三、建议与展望

（一）完善顶层设计，明确卫生监督机构定位

第一，从顶层设计的高度，对卫生监督机构的执法地位进行进一步的明确，希望即将出台的《基本卫生法》能从法律的高度对卫生监督机构的执法地位进行规定。同时，应当将卫生监督机构重新纳入车改中执法机构的名单，并严格按照执法单位的配置条件配备应有的执法车辆。

第二，明确卫生监督机构定位，即行政执法、监督专业化。医疗卫生行业综合监管需要发挥卫健委各个业务科室的职能，卫生监督机构应该是卫健委下设的执法机构，卫健委应该积极发挥行政执法职能，拓宽覆盖面，固定五大卫生职能，实现管办分离。

（二）加强卫生监管执法队伍建设，提升执法专业性

第一，在卫生监督机构内部，要加强卫生监督执法人员执法专业性，走专业执法道路，而不是职责部分地进行综合执法。进一步加强对医疗市场监管，事前监管还需更加专业化，确保严格的医疗行业准入机制；事中、事后监管同样要加强，行业监管不能丢。

第二，在卫生监督执法人员自身素质方面，应不断进行继续教育，提高执法人员素质，加强卫生监督执法队伍建设。随着社会发展以及社会管理的精细化，事中、事后的管理越来越重要，因此需按照人口比例来配置执法人员，确保监管工作到位。此外，卫生监督执法队伍作为专业执法队伍，需要重点培养年轻一代监督员在实际工作中的执法能力、实践能力，确保卫生监督机构的可持续发展。

第三，要进一步加强卫生监督执法机构的能力建设。首先，加强卫生监督人才的培养和引进，培育首席卫生监督员、专业骨干等，引进高学历、医学类、法学类专业人才；其次，以卫生监督执法实际工作为导向，加强对各种现场快速检测仪器的操作技能培训，提高卫生监督执法能力和水平；最后，要特别重视对基层协管员的培训和指导，加强与基层协管员的沟通，确保执法的时效性。

（三）理顺各部门职能，提高监管效率

表8-20列出了疾病控制机构、卫生监督机构、医政医管机构各自的职能划分，三者分工较为明确。要进一步加强卫生综合监督执法体系建设，理顺各部门间的关系和各自职能，减少工作面的重叠，提高监管效率，形成多方合力进行综合监管。卫生监督体系各部门要严格按照法律法规划分职责，提高监管效率。此外，对于涉及多部门联合执法的问题，应由政府负责牵头，成立专门的监管委员会，构建合理的联动执法机制。

表 8-20	各机构职能划分
机构名称	机　构　职　能
疾病预防及 控制机构	疾病预防与控制
	突发公共卫生事件应急处置
	疫情报告及健康相关因素信息管理
	健康危害因素监测与干预
	实验室检测分析与评价
	健康教育与健康促进
	技术管理与应用研究指导
卫生监督机构	依法监督管理食品、化妆品、消毒产品、生活饮用水及涉及饮用水卫生安全产品
	依法监督管理公共场所、职业、放射、学校卫生等工作
	依法监督传染病防治工作
	依法监督医疗机构和采供血机构及其执业人员的执业活动，整顿和规范医疗服务市场，打击非法行医和非法采供血行为
医政医管处 （科/室）	承担法律法规规定的其他职责
	拟订医疗机构、血站和医务人员管理的有关法律、政策并组织实施，拟订医疗技术应用管理的法规、规章、政策并实施医疗技术应用准入管理
	拟订医疗质量和医疗服务管理的规章、标准、规范、政策并指导实施，建立医疗质量管理控制体制和体系
	拟订血液安全管理的规章、政策并组织实施；推动无偿献血工作
	拟订护理管理的法规、规章、标准、政策并指导实施
	拟订临床重点专科建设的规划、标准、政策并指导实施
	拟订医疗机构药事管理、药品和医疗器械临床应用管理的规章、规范、政策并指导实施
	参与拟订药物、医疗器械临床试验管理的法规、规章、政策并指导实施
	拟订医院感染控制、医疗急救体系建设、临床实验室管理的法规、规章、规范、政策并指导实施；组织拟订医疗康复的规章、规范、政策并指导实施
	拟订医疗机构、血站和医务人员管理的有关法律、法规、规章、政策并组织实施
	拟订医疗技术应用管理的法规、规章、政策并实施医疗技术应用准入管理

资料来源：《关于卫生监督体系建设的若干规定》《关于职业卫生监管部门职责分工的通知》。

（四）垂直管理，加强卫生监督执法效力

建议增强卫生监督系统执法权，使其作为独立执法机关或者实行垂直管理，可参考食品药品监督管理局的管理模式，采用垂直管理的管理模式，使得卫生监督权责利对等、严格执法，从而在国家层面上根本性地解决体制问题。

（五）利用社会媒体宣传，提高卫生监督员社会形象

在高度信息化的当今社会，合理借助社会媒体力量宣传卫生综合监督工作，即能提高卫生综合监督人员社会形象，从而促使其主观社会地位提高，同时还能加深公众对于综合监管工作的理解，推进综合监管制度建设。首先，应借助媒体力量，宣传卫生综合监督理念，提高卫生综合监督人员社会形象；其次，利用媒体平台进行卫生综合监督普法工作，推进法律法规的普及，加强宣传，有利于卫生综合监督工作开展；最后，在微信、微博等新媒体平台加强宣传工作，提高基层民众的法律意识，加强其对综合监管工作的理解，提高其对卫生综合监督人员的认可度。

（六）保障卫生综合监督配备设施齐全

做好公车改革后对于公务用车的经费保障，出台相应政策，保证正常执法工作的开展。希望政府能纠正失误，尽快恢复综合监督执法局的公车保障。对于县区级的卫生计生综合监督执法局来讲，日常监督任务更重，大量的外出执勤工作如没有充足的公车作为保障，将无法正常进行，从而会很大程度上影响基层的执法效率和执法效果。

◎ 参考文献

[1] 乐虹，陶思羽，贾艳婷，方鹏骞. 健康中国背景下构建医药卫生综合监管制度的思考 [J]. 中国医院管理，2016，36（11）：14-17.

[2] 杨卫国，黄彪. 珠海市卫生监督体制建设现状分析及改革探讨 [J]. 中国公共卫生管理，2009，25（4）：337-338.

[3] 张晓伟，李刚，史晓军，等. 卫生计生综合监督执法机构在新时期卫生综合监管中的研究 [J]. 河北医药，2019，41（21）：3331-3335.

[4] 方鹏骞，贾艳婷. 卫生综合监督行业评价与策略思考 [J]. 中国卫生质量管理，2019，26（4）：122-125.

第九章　珠海市妇幼保健服务改革与发展情况

妇幼保健是公共卫生及临床医学的结合体，妇女的健康是新生儿健康的基础，同时也是家庭和谐、社会持续发展的一个很重要的因素。"全面二孩政策"的实施，生育需求持续释放，随之而来的会是高危妊娠所带来的孕（产）妇和新生儿安全的问题。珠海市2017年出生人数较2008年翻了一番，出生率增幅明显；全市籍人口出生率、自然增长率分别达20.3%、17.1%。2008—2017年户籍人口出生人数年均增长率为9.67%（见表9-1），新时代背景下珠海市妇幼健康的重要性愈加突显。

截至2019年，珠海市行政区内建有公办的妇幼保健院2家（珠海市妇幼保健院和珠海市斗门区妇幼保健院），民营妇幼健康医院3家（珠海港安妇产医院、珠海博爱女子医院和珠海凤凰妇科医院）。妇幼保健医疗机构的建设与发展是为辖区妇幼人口提供优质妇幼保健服务的基石。

本章通过横向比较分析珠海市行政区内的5家妇幼健康机构的发展现状，纵向比较分析2家公立妇幼保健院近10年动态变化，综合评价珠海市妇幼保健服务提供方面存在的问题，并提出建议，为加强珠海市妇幼健康工作，促进珠海市妇幼健康事业发展提供参考。

表 9-1　　　　　　　　　　2008—2017 年珠海市户籍人口变动情况

年度	出生人数（人）	出生率（%）	死亡人数（人）	死亡率（%）	自然增长率（‰）
2008	11330	11.61	2920	2.99	8.62
2009	11404	11.28	2896	2.87	8.41
2010	12448	12	2638	2.54	9.46
2011	12057	11.44	2348	2.23	9.21
2012	14599	13.74	3958	3.72	10.02
2013	12618	11.73	2537	2.36	9.37
2014	13098	11.97	2576	2.35	9.62
2015	13261	11.91	2799	2.51	9.4
2016	15817	13.92	3269	2.88	11.04
2017	23714	20.3	3734	3.2	17.1

一、珠海市妇幼保健体系发展及改革现状

(一)珠海市妇幼保健发展现状

珠海市设有市妇幼保健院 2 个、妇女专科医院 3 个。珠海市妇幼保健院前身是珠海市妇幼保健所，1989 年更名为珠海市妇幼保健院；1993 年成为广东省第一批获世界卫生组织、联合国儿童基金会授予的"爱婴医院"；1997 年成为全国地市级第一家、广东省第一家"三级甲等"妇幼保健院；2012 年 7 月加挂"珠海市妇女儿童医院"牌子；2018 年，珠海市妇幼保健院成功创建省级儿童早期发展示范基地。除市妇幼保健院外，斗门区妇幼保健院、港安妇产医院、博爱女子医院、凤凰妇科医院 4 家医院作为重要的资源补充，共同为辖区妇幼健康服务。

下面将从人力资源配置、设备资源配置、机构运行、服务提供方面分析珠海市妇幼保健发展现状。

1. 珠海市妇幼健康医疗机构人力资源配置情况

据广东省卫生健康数据库直报系统数据统计显示，截至 2018 年，珠海市 5 家妇幼健康机构共有在岗职工数 1703 人，其中，卫生技术人员 1469 人，取得母婴保健技术服务资质的人员 252 人。

市妇幼保健院在岗职工 1356 人（占合计数比例为 79.62%），其中，卫生技术人员 1356 人（占比 82.37%），取得母婴保健技术服务资质的人员 213 人（占比 84.52%）。斗门区妇幼保健院在岗职工 188 人（占合计数比例为 11.04%），其中，卫生技术人员 160 人（占比 10.89%），取得母婴保健技术服务资质的人员 39 人（占比 15.48%）。港安妇产医院、博爱女子医院、凤凰妇科医院 3 家医院规模较小，在岗职工数分别为 63 人、63 人、33 人，卫生技术人员分别为 38 人、38 人、23 人，目前均没有取得母婴保健技术服务资质的人员。可以看出，市妇幼保健院和斗门区妇幼保健院的人力资源配置在为辖区妇幼人群提供妇幼保健服务中占据绝对优势。见表 9-2。

表 9-2　　　　　**2018 年珠海市妇幼健康医疗机构人力资源**　　　　（单位：人）

项　　目	合计	市妇幼保健院	斗门区妇幼保健院	港安妇产医院	博爱女子医院[①]	凤凰妇科医院
编制人数	746	696	50	0	0	0
其中：在编人数	735	696	39	0	0	0
在岗职工数	1703	1356	188	63	63	33
卫生技术人员	1469	1210	160	38	38	23
其他技术人员	30	14	11	5	0	0

项　　目	合计	市妇幼保健院	斗门区妇幼保健院	港安妇产医院	博爱女子医院①	凤凰妇科医院
管理人员	163	132	2	20	5	4
工勤技能人员	41	0	15	0	20	6
离退休人员	161	118	43	0	0	0
其中：年内退休人员	8	7	1	0	0	0
年内培训情况						
参加政府举办的岗位培训人次数	348	35	313	0	0	0
接受继续医学教育人数	1211	1023	188	0	0	0
进修半年以上人数	10	10	0	0	0	0
年内人员流动情况						
流入	215	126	20	63	0	6
流出	84	73	11	0	0	0
在岗人员中：取得母婴保健技术服务资质的人员	252	213	39	0	0	0

注：①获取数据为2015年度上报数据。

（1）卫生技术人员。2018年，5家妇幼健康医疗机构的卫生技术人员占医院职工总数比重分别为85.11%、60.32%、60.32%和69.70%，根据《广东省卫生事业单位岗位设置管理指导意见》指出，二级、三级妇幼保健机构专业技术人员总量占比应达到80%以上，一级妇幼保健机构专业技术人员总量占比应达到85%以上，说明只有珠海市妇幼保健院达到了要求，其他4家医疗机构的专业技术人员总量需要提高。

在医护比方面，市妇幼保健院为1∶1.49、斗门区妇幼保健院为1∶1.12、港安妇产医院为1∶0.57、博爱女子医院为1∶1.36、凤凰妇科医院为1∶1.25。2家妇幼保健院均低于《综合医院分级管理标准》规定二级、三级医院医护比应达到1∶2的标准，未定级医疗机构中，港安妇产医院医护比1∶0.57明显低于《全国医疗卫生服务体系规划纲要（2015—2020年）》中提出医护比不低于1∶1.25的发展目标，护士缺口较大。

注册护士占卫生技术人员的比重分别为市妇幼保健院44.21%、斗门区妇幼保健院41.88%、港安妇产医院21.05%、博爱女子医院50.00%、凤凰妇科医院43.48%。注册护士占比低于《医疗机构专业技术人员岗位机构比例原则》要求的50%，只有博爱女子医院达到要求，其他4家医疗机构均需要继续提高护理人员比例，尤其是港安妇产医院需要大力提高护理人员比例。见表9-3。

表 9-3　　　　　　　**2018 年珠海市妇幼健康医疗机构卫生技术人员**　　　（单位：个）

项　　目	合计	市妇幼保健院	斗门区妇幼保健院	港安妇产医院	博爱女子医院①	凤凰妇科医院
卫生技术人员	1469	1210	160	38	38	23
卫生技术人员占职工数比例(%)	86.26%	89.23%	85.11%	60.32%	60.32%	69.70%
执业医师	446	355	56	14	14	7
执业助理医师	8	3	4	0	0	1
注册护士	639	535	67	8	19	10
注册护士占卫技人员比例(%)	42.95%	44.21%	41.88%	21.05%	50.00%	43.48%
医护比	1：1.39	1：1.49	1：1.12	1：0.57	1：1.36	1：1.25

注：①获取数据为 2015 年度上报数据。

医护比＝1：［1/(执业医师数+执业助理医师数)/注册护士数］

（2）执业（助理）医师。2018 年，5 家妇幼健康医疗机构的执业医师共计 446 人，以临床类别为主（409 人，占 91.7%），中医类别、公共卫生类别执业医师非常少，港安妇产医院、博爱女子医院和凤凰妇科医院几乎没有配备该类别执业医师。执业（助理）医师中，取得全科医生培训合格证书的人数 12 人、注册多地点执业的医师数 22 人。

健康中国战略核心是以人民健康为中心，预防为主，中西医并重，针对生活行为方式、生产生活环境以及医疗卫生服务等健康影响因素，坚持政府主导与调动社会、个人的积极性相结合，推动人人参与、人人尽力、人人享有，落实预防为主，推行健康生活方式，减少疾病发生，强化早诊断、早治疗、早康复，实现全民健康。珠海市中医、公共卫生专业人员的储备较符合健康中国战略实施要求。见表 9-4。

表 9-4　　　　　　**2018 年珠海市妇幼健康医疗机构执业（助理）医师**　　（单位：个）

项　　目	合计	市妇幼保健院	斗门区妇幼保健院	港安妇产医院	博爱女子医院	凤凰妇科医院
执业医师	446	355	56	14	14	7
其中：临床类别	409	325	50	14	14	6
中医类别	25	20	4	0	0	1
口腔类别	6	6	0	0	0	0
公共卫生类别	6	4	2	0	0	0
执业助理医师	8	3	4	0	0	1

续表

项　　目	合计	市妇幼保健院	斗门区妇幼保健院	港安妇产医院	博爱女子医院	凤凰妇科医院
其中：临床类别	6	3	3	0	0	0
中医类别	0	0	0	0	0	0
口腔类别	1	0	0	0	0	1
公共卫生类别	1	0	1	0	0	0
执业（助理）医师中：						
内：注册为全科医学专业的人数	0	0	0	0	0	0
取得全科医生培训合格证书的人数	12	0	10	2	0	0
注册多地点执业的医师数	22	1	0	19	2	0

（3）其他卫生技术人员。2018年，珠海市5家妇幼健康医疗机构的注册护士数分别为535人、67人、8人、19人和10人，其中，助产士分别为45人、17人、3人、0人和0人。除市妇幼保健院对各类护士配备较为齐全外，其他医疗机构在助产士、西药师、中药师、检验技师（士）和影响技师（士）配备方面均有待加强。见表9-5。

表9-5　　　　　　　　　　**2018年珠海市妇幼健康医疗机构注册护士**　　　　　　（单位：个）

项　　目	合计	市妇幼保健院	斗门区妇幼保健院	港安妇产医院	博爱女子医院①	凤凰妇科医院
注册护士	639	535	67	8	19	10
其中：助产士	65	45	17	3	0	0
药师（士）	61	45	8	3	3	2
西药师（士）	50	38	8	0	3	1
中药师（士）	10	7	0	2	0	1
检验技师（士）	83	72	9	0	2	0
影像技师（士）	10	7	3	0	0	0

注：①获取数据为2015年度上报数据。

2. 珠海市妇幼保健机构设备配置情况

医疗资源是指提供医疗服务的生产要素的总称，通常包括人员、医疗费用、医疗机构、医疗床位、医疗设施和装备、知识技能和信息等。下面在人力资源的基础上，主要通过分析床位数、房屋及基本建设、设备方面来分析5家妇幼健康医疗机构医疗资源发展现状。

（1）床位数。2018 年，5 家妇幼健康医疗机构共有编制床位 777 张，其中，市妇幼保健院 600 张、斗门区妇幼保健院 50 张、港安妇产医院 37 张、博爱女子医院 40 张、凤凰妇科医院 50 张；共有实有床位 692 张，其中，市妇幼保健院 532 张、斗门区妇幼保健院 50 张、港安妇产医院 40 张、博爱女子医院 40 张、凤凰妇科医院 30；总体床护比为 1：0.91，其中，市妇幼保健院为 1：1.01，斗门区妇幼保健院为 1：1.34，港安妇产医院为 1：0.22，博爱女子医院为 1：0.48，凤凰妇科医院为 1：0.33。

根据《全国医疗卫生服务体系规划纲要（2015—2020 年）》中要求市办及以上医院床护比不低于 1：0.6 的标准，珠海市总体达到标准，但是港安妇产医院、博爱女子医院、凤凰妇科医院 3 家医疗机构与指导标准差距甚远。

目前，5 家医疗机构均未开设特需服务床位、负压病房床位、家庭病床，在满足人群多样化需求方面仍有很大发展空间。见表 9-6。

表 9-6   **2018 年珠海市妇幼健康医疗机构床位数**

项 目	合计	市妇幼保健院	斗门区妇幼保健院	港安妇产医院	博爱女子医院①	凤凰妇科医院
编制床位（张）	777	600	50	37	40	50
实有床位（张）	692	532	50	40	40	30
其中：特需服务床位	0	0	0	0	0	0
负压病房床位	0	0	0	0	0	0
实际开放总床日数（日）	252753	194353	18250	14600	14600	10950
实际占用总床日数（日）	200793	180275	14686	1241	4136	455
出院者占用总床日数（日）	197218	178888	13982	947	2953	448
观察床数（张）	4	0	0	0	0	4
全年开设家庭病床总数（张）	0	0	0	0	0	0
床护比	1：0.91	1：1.01	1：1.34	1：0.22	1：0.48	1：0.33

注：①获取数据为 2015 年度上报数据。
床护比 = 1：[1/（实有床位数/注册护士数）]

（2）房屋及基本建设。2018 年，5 家妇幼健康医疗机构建筑总面积为 75035 平方米（其中，租房面积 22507 平方米），业务用房总面积为 55935 平方米（其中，租房面积 17,191 平方米）。根据实有床位数计算，5 家妇幼健康医疗机构床均建筑面积为 108 平方米、床均用地面积分别 81 平方米，参考《深圳市城市规划标准与准则》《深圳市医院建设标准指引》（珠海市尚未出台）中"床均建筑面积 130 平方米""床均用地面积 80～117 平方米"的标准，床均建筑面积达到标准下限，床均建筑面积距离标准甚远。见表 9-7。

表9-7　　　　　　　　　　2018 年珠海市妇幼健康医疗机构房屋及基本建设

项　　　目	合计	市妇幼保健院	斗门区妇幼保健院	港安妇产医院	博爱女子医院①	凤凰妇科医院
房屋建筑面积(平方米)	52528	47944	4584	0	0	0
其中:业务用房面积	38744	34160	4584	0	0	0
业务用房中:危房面积	0	0	0	0	0	0
年末租房面积(平方米)	22507	6952	4741	1558	5000	4256
其中:业务用房面积	17191	6372	3383	1508	3800	2128
本年房屋租金(万元)	1195	561	125	20	189	300
本年批准基建项目(个)	0	0	0	0	0	0
本年批准基建项目建筑面积(平方米)	0	0	0	0	0	0
本年实际完成投资额(万元)	100	0	0	100	0	0
其中:财政性投资	0	0	0	0	0	0
单位自有资金	100	0	0	100	0	0
银行贷款	0	0	0	0	0	0
本年房屋竣工面积(平方米)	0	0	0	0	0	0
本年新增固定资产(万元)	4982	1541	3399	34	8	0
本年因新扩建增加床位(张)	225	0	225	0	0	0

注:①获取数据为 2015 年度上报数据。

(3)万元以上设备。2018 年,5 家妇幼健康医疗机构拥有设备总值 31,226 万元,共计 1810 台。主要分布在市妇幼保健院(26983 万元,1486 台)、斗门区妇幼保健院(3399 万元,225 台)。5 家妇幼健康医疗机构拥有 100 万元及以上设备 42 台,占万元以上设备台数的 2.3%。这表明医疗机构的设备配置水平仍有待加强,优质诊疗资源集中在 2 家妇幼保健院,其他 3 家医院的设备资产、诊疗能力存在很大的上升空间。见表9-8。

表9-8　　　　　　　　　　2018 年珠海市妇幼健康医疗机构设备

项　　　目	合计	市妇幼保健院	斗门区妇幼保健院	港安妇产医院	博爱女子医院①	凤凰妇科医院
万元以上设备总价值(万元)	31226	26983	3399	331	389	124
万元以上设备台数(台)	1810	1486	225	38	48	13

项　　目	合计	市妇幼保健院	斗门区妇幼保健院	港安妇产医院	博爱女子医院①	凤凰妇科医院
其中：10万～49万元设备(台)	296	224	54	3	10	5
50万~99万元设备(台)	44	36	8	0	0	0
100万元及以上设备(台)	42	36	5	1	0	0

注：①获取数据为2015年度上报数据。

3. 珠海市妇幼健康医疗机构运行情况

（1）收入。收入结构在一定程度上反映了医疗机构提供服务，市妇幼保健院的收入结构包括医疗收入、财政补助收入、科教项目和基本医疗保险补偿收入；斗门区妇幼保健院收入结构包括医疗收入、财政补助收入和基本医疗保险补偿收入；港安妇产医院和凤凰妇科医院的收入结构包括医疗收入和基本医疗保险补偿收入；博爱女子医院由于不属于医保定点机构，其收入完全来自医疗收入。2家妇幼保健院承担了健康检查、计划免疫服务。见表9-9。

表9-9　　　　　　　**2018年珠海市妇幼健康医疗机构总体收入**　　　　　　（单位：千元）

项　　目	合计	市妇幼保健院	斗门区妇幼保健院	港安妇产医院	博爱女子医院①	凤凰妇科医院
总收入	832635	742781	76430	2469	9512	1443
医疗收入	667777	592503	61872	2456	9512	1434
门诊收入	368786	313785	45765	1279	7213	744
住院收入	298991	278718	16107	1177	2299	690
门诊和住院药品收入中：基本药物收入	34617	27142	7183	42	202	48
医疗收入中：健康检查收入	38651	38356	295	0	0	0
计划免疫收入	4388	4388	0	0	0	0
财政补助收入	88741	74952	13784	4	0	1
其中：基本支出	12833	12832	0	0	0	1
项目支出	75908	62120	13784	4	0	0
其中：基本建设资金	0	0	0	0	0	0
科教项目收入	76	76	0	0	0	0
其他收入	76041	75250	774	9	0	8

续表

项　目	合计	市妇幼保健院	斗门区妇幼保健院	港安妇产医院	博爱女子医院①	凤凰妇科医院
总收入中：城镇职工基本医疗保险	165040	164748	273	9	0	10
城乡居民基本医疗保险	11405	11243	160	0	0	2
新型农村合作医疗补偿收入	0	0	0	0	0	0

注：①获取数据为2015年度上报数据。

在门诊收入方面，2018年，5家妇幼健康医疗机构总收入中门诊收入占比为44.29%，其中，市妇幼保健院为42.24%、斗门区妇幼保健院为59.88%、港安妇产医院为51.80%、博爱女子医院为75.83%、凤凰妇科医院为51.56%。

门诊收入占比最高的三项分别是化验收入（27.30%）、药品收入（26.41%）、检查收入（16.41%），治疗收入、诊察收入和手术收入分别占11.95%、8.12%和3.17%；另外，2家妇幼保健院均不再收取挂号费。可以看出，体现医护劳动价值的治疗收入、诊察收入和手术收入的占比不高，协助诊断的化验收入和检查收入占比最高，药品收入占第二位，仍然以提供检查化验服务为主。见表9-10。

表9-10　　　　　　**2018年珠海市妇幼健康医疗机构门诊收入**　　　　（单位：千元）

项　目	合计		市妇幼保健院	斗门区妇幼保健院	港安妇产医院	博爱女子医院①	凤凰妇科医院
门诊收入	收入占比	368786	313785	45765	1279	7213	744
挂号收入	0.01%	34	0	0	17	4	13
诊察收入	8.12%	29960	26723	3169	32	1	35
检查收入	16.41%	60527	53873	5650	91	847	66
化验收入	27.30%	100676	87070	11870	467	1164	105
治疗收入	11.95%	44088	39679	2780	62	1461	106
手术收入	3.17%	11704	7413	978	268	2746	299
卫生材料收入	1.96%	7232	5424	1061	133	569	45
高值耗材收入	0.20%	754	727	0	0	0	27
药品收入	26.41%	97382	87017	9694	209	421	41
西药收入	21.04%	77585	70984	6106	143	324	28
中草药收入	1.73%	6388	6238	43	26	76	5
中成药收入	3.64%	13409	9795	3545	40	21	8

续表

项 目	合计		市妇幼保健院	斗门区妇幼保健院	港安妇产医院	博爱女子医院①	凤凰妇科医院
药事服务费收入	0.00%	12	0	0	0	0	12
其他门诊收入	4.66%	17171	6586	10563	0	0	22
总收入中门诊收入占比	—	44.29%	42.24%	59.88%	51.80%	75.83%	51.56%

注：①获取数据为 2015 年度上报数据。

在住院收入方面，2018 年，5 家妇幼健康医疗机构总收入中，住院收入占比为 35.91%，其中，市妇幼保健院为 37.52%、斗门区妇幼保健院为 21.07%、港安妇产医院为 47.67%、博爱女子医院为 24.17%、凤凰妇科医院为 47.82%。

住院收入占比最高的三项分别是治疗收入(18.53%)、药品收入(16.63%)、手术收入(16.12%)。床位收入和护理收入分别占 4.42% 和 3.57%，住院收入更能体现医生劳动价值，但对于调动护理人员积极性仍不足。见表 9-11。

表 9-11 　　　　　　　　　2018 年珠海市妇幼健康医疗机构住院收入 　　　　　（单位：千元）

项 目	合计		市妇幼保健院	斗门区妇幼保健院	港安妇产医院	博爱女子医院①	凤凰妇科医院
住院收入	收入占比	298991	278718	16107	1177	2299	690
床位收入	4.42%	13226	12146	612	208	231	29
诊察收入	2.52%	7537	6893	576	30	5	33
检查收入	3.19%	9540	8603	695	112	81	49
化验收入	13.85%	41422	39124	2021	106	107	64
治疗收入	18.53%	55408	50430	4617	120	194	47
手术收入	16.12%	48203	43624	2766	323	1269	221
护理收入	3.57%	10662	9427	1007	97	91	40
卫生材料收入	7.62%	22780	21699	661	102	199	119
高值耗材收入	0.54%	1603	1549	0	0		54
药品收入	16.63%	49722	47574	1878	79	122	69
西药收入	16.08%	48092	46729	1127	63	113	60
中草药收入	0.01%	19	14	0	0	1	4
中成药收入	0.54%	1611	831	751	16	8	5
药事服务费收入	0.00%	7	0	0	0	0	7
其他住院收入	13.54%	40484	39198	1274	0	0	12
总收入中住院收入占比	—	35.91%	37.52%	21.07%	47.67%	24.17%	47.82%

注：①获取数据为 2015 年度上报数据。

（2）支出。2018 年，5 家妇幼健康医疗机构总支出为 820860 千元，占总收入比为
98.59%，其中，市妇幼保健院总支出占总收入比为 99.77%，斗门区妇幼保健院为
85.40%，港安妇产医院为 110.49%，博爱女子医院为 106.24%，凤凰妇科医院为
115.87%，可见，5 家机构差别较大，2 家妇幼保健院基本收支平衡，略有结余。3 家民
营医疗机构尚未达到收支平衡。

5 家妇幼健康医疗机构的人员成本费用为 386308 千元，占总支出比为 47.06%。其
中，港安妇产医院和凤凰妇科医院的人员成本费用占总支出的比重最高，分别为
83.39%、87.92%，机构人力成本负担重，人力运用和绩效考评工作有待改进。见表
9-12。

表 9-12　　　　　　　　**2018 年珠海市妇幼健康医疗机构支出情况**　　　　　（单位：千元）

项　　目	合计	市妇幼保健院	斗门区妇幼保健院	港安妇产医院	博爱女子医院[①]	凤凰妇科医院
总费用/支出	820860	741084	65270	2728	10106	1672
总支出占总收入比	98.59%	99.77%	85.40%	110.49%	106.24%	115.87%
医疗业务成本	659014	599343	49942	453	7960	1316
其中：临床服务成本	—	443541	49942	232	—	112
医疗技术成本	—	109484	0	123	—	105
医疗辅助成本	—	46318	0	98	—	130
财政项目补助支出	—	60482	10718	0	—	0
科教项目支出	—	76	0	0	—	0
管理费用	86877	77651	4608	2275	1989	354
其中：离退休费	—	17710	4608	0	—	0
其他支出	3693	3532	2	0	157	2
总费用中：人员经费	386308	352874	26477	2275	3212	1470
其中：基本工资	14608	7673	3661	961	1683	630
津贴补贴	—	59055	8095	562	—	146
奖金	—	0	3105	0	—	30
社会保障缴费	—	31420	2125	139	—	398
绩效工资	97523	86857	8871	0	1529	266
伙食补助	—	0	0	232	—	0
卫生材料费	93387	88138	4843	188	152	66

续表

项　　目	合计	市妇幼保健院	斗门区妇幼保健院	港安妇产医院	博爱女子医院①	凤凰妇科医院
药品费	156655	144351	11568	196	476	64
其中：基本药物支出	34715	27142	7183	109	228	53
总费用中人员经费占比	47.06%	47.62%	40.57%	83.39%	31.78%	87.92%

注：①获取数据为 2015 年度上报数据，"—"表示未提供数据。

（3）资产与负债。2018 年，5 家妇幼健康医疗机构总资产、负债总额分别为 450150 千元、120584 千元，资产负债率为 26.79%。总体上看，医疗机构的规模扩张在合理范围内进行。但是 5 家机构差别较大，2 家妇幼保健院资产负债率在 11.97%～27.45%范围内，博爱女子医院资产负债率为 156.98%，凤凰妇科医院资产负债率为 0。资产负债率作为医院经营状况的指标，不仅反映了医院利用债权人资金的规模，而且也反映着医院的风险程度。当医院的资产负债率接近 100%时，就达到了资不抵债的边缘，一旦超过 100%，医院就进入了破产的境地。见表 9-13。

表 9-13　　　　　　　　**2018 年珠海市妇幼健康医疗机构资产与负债情况**　　　（单位：千元）

指标名称	合计	市妇幼保健院	斗门区妇幼保健院	港安妇产医院	博爱女子医院①	凤凰妇科医院
总资产	450150	378298	64419	680	5670	1083
流动资产	188574	141973	45469	228	624	280
非流动资产	261576	236325	18950	452	5046	803
其中：固定资产	125376	100305	18782	452	5034	803
在建工程	135800	135800	0	0	0	0
无形资产	168	0	168	0	0	0
负债与净资产	450150	378298	64419	680	5670	1083
流动负债	120584	103836	7714	133	8901	0
净资产	329566	274462	56705	547	-3231	1083
其中：事业基金	182851	147348	35503	0	0	
专用基金	-1374	1470	387	0	-3231	0
其他净资产	148089	125644	20815	547	0	1083
资产负债率	26.79%	27.45%	11.97%	19.56%	156.98%	0.00%

注：①获取数据为 2015 年度上报数据。

资产负债率 $=\dfrac{\text{负债总额}}{\text{资产总额}}\times100\%$

4. 珠海市妇幼保健机构服务提供

（1）医疗服务。2018 年，5 家妇幼健康医疗机构总诊疗人次、门诊人次和住院人次分别为 1188684 人次、1073197 人次和 33249 人。其中，市妇幼保健院、斗门区妇幼保健院和凤凰妇科医院预约诊疗人次数达 241708 人次。2018 年，珠海市 5 家妇幼健康医疗机构均未提供互联网诊疗服务。见表 9-14。

表 9-14　　　　　　　　　2018 年珠海市妇幼健康医疗机构医疗服务提供情况

指标名称	合计	市妇幼保健院	斗门区妇幼保健院	港安妇产医院	博爱女子医院[①]	凤凰妇科医院
总诊疗人次数（人次）	1188684	919594	245130	3790	7814	12356
其中：门诊人次数（人次）	1073197	807682	241683	3790	7814	12228
急诊人次数（人次）	115067	111492	3447	0	0	128
其中：死亡人数（人）	5	5	0	0	0	0
总诊疗人次中：预约诊疗人次数（人次）	241708	232937	8722	0	0	49
互联网诊疗服务人次数（人次）	0	0	0	0	0	0
观察室留观病例数（例）	0	0	0	0	0	0
其中：死亡人数（人）	0	0	0	0	0	0
健康检查人次数（人次）	87207	79143	3352	0	4532	180
计划免疫人次数（人次）	60529	57090	3439	0	0	0
入院人数（人）	33252	28992	3205	223	688	144
出院人数（人）	33249	29020	3183	216	686	144
死亡人数（人）	7	5	2	0	0	0
住院病人手术人次数（人次）	20999	17938	2525	0	453	83
门诊处方总数（张）	811295	599684	199780	3790	7381	660
药物不良反应报告例数（例）	202	199	3	0	0	0
医疗纠纷例数（例）	358	354	4	0	0	0
临床用血总量（U）	4582	4486	74	0	22	0
其中：全血量（U）	0	0	0	0	0	0
红细胞量（U）	3784	3708	54	0	22	0
血浆量（U）	478	458	20	0	0	0
血小板量（U）	320	320	0	0	0	0

注：①获取数据为 2015 年度上报数据。

在专科诊疗服务方面，2018年，5家妇幼健康医疗机构门诊业务量排名前五的科室分别为妇产科、儿科、儿童保健科、内科和外科。5家妇幼健康医疗机构提供住院服务的科室分别为妇产科、儿科、外科。总的来看，医疗服务量集中在极个别专科，意味着机构专科建设尚不健全。

（2）基本公共卫生服务提供。2018年，市妇幼保健院和斗门区妇幼保健院年内公众健康咨询活动总受益人数达12500人，年内健康知识讲座总受益人数达17527人，年内0~6岁儿童预防接种为61948人次，年末0~6岁儿童健康管理人达10372人，年内传染病和突发公共卫生事件报告例数为9375例。由此可见，涉及妇幼健康方面的基本公共卫生服务都有涉及，但是相较于珠海市辖区人口而言，服务覆盖仍然相对有限。见表9-15。

表9-15　　　　　　　**2018年珠海市妇幼健康医疗机构基本公共卫生服务情况**[①]

指标名称	合计	市妇幼保健院	斗门区妇幼保健院
年末服务(常住)人口数(人)	—	—	5774
其中：0~6岁儿童数(人)			5774
内：0~3岁儿童数(人)			2360
年内公众健康咨询活动总受益人数(人)	12500	12000	500
年内健康知识讲座总受益人数(人)	17527	14827	2700
年内0~6岁儿童预防接种人次数(人次)	61948	58509	3439
年末0~6岁儿童健康管理人数(人)	10372	4598	5774
年内传染病和突发公共卫生事件报告例数(例)	9375	8372	1003
卫生监督协管巡查次数(次)			0
年末中医药健康管理人数(人)	—		2177
其中：0~3岁儿童中医药健康管理人数(人)	—		2177

注：①仅2家妇幼保健院提供基本公共卫生服务。
"—"表示未提供数据。

（3）流动人口计生服务。2018年，全市登记建档的0岁以上全员流入人口899241人，其中，跨省流入人口占69.7%，男性占流入人口总数的53.8%，已婚育龄妇女占流入人口的24.8%；跨市流出人口74444人，其中，已婚育龄妇女占18.9%。流入非本省户籍人口出生5975人，符合政策生育率为88.5%。流入人口规范化电子健康档案建档率为80.9%。流动儿童预防接种率为97.1%。3岁以下流动儿童体检率为94.1%。流动孕产妇产前检查率为95.2%。流动人口传染病报告率为100%。流入已婚育龄群众避孕药具免费发放率为83.6%。流动人口计划生育手术免费服务率为97.7%。流动人口目标人群基本公共卫生计生服务覆盖率为94.5%。流动人口目标人群计划生育服务覆盖率为98.2%。

跨省流动人口计划生育服务信息协查反馈率达 100%。全员流动人口信息入库率为 98.7%。

(二)妇幼保健服务改革进展

下面通过分析珠海市妇幼保健院和珠海市斗门区妇幼保健院在人力资源配置、医疗资源配置、机构运行、医疗服务提供方面 2008—2018 年动态变化，分析珠海市妇幼保健改革进展。

1. 人力资源情况

(1)在岗人员。2008—2018 年，市妇幼保健院在岗人员由 869 人增加至 1356 人，斗门区妇幼保健院由 48 人增加至 188 人，年均增长率分别为 5.07%、16.38%。同期珠海市年内平均常住人口数增长率为 1.63%。人力资源的总量保持较好的增长水平。如图 9-1 所示。

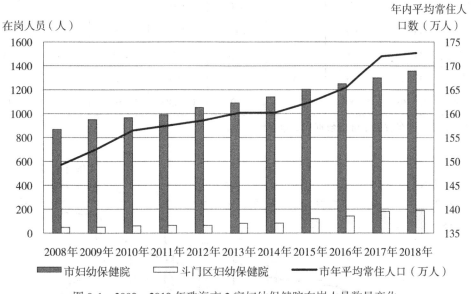

图 9-1 2008—2018 年珠海市 2 家妇幼保健院在岗人员数量变化

(2)卫生技术人员。2008—2018 年，市妇幼保健院卫生技术由 785 人增加至 1210 人，斗门区妇幼保健院由 36 人增加至 160 人，年均增长率分别为 4.93%、18.03%。其中，执业医师的年均增长率分别为 5.78%、18.67%，执业(助理)医师的年均增长率分别为 -15.03%、16.65%，注册护士的年均增长率分别 7.29%、24.99%。总体上看，三类主要卫生技术人员数量都呈现上升趋势，市妇幼保健院的执业(助理)医师数略有下降，结合其三甲医院的等级性质，可认为是合理的波动范围。见表 9-16、图 9-2。

表 9-16 　　　　　**2008—2018 年珠海市 2 家妇幼保健院卫生技术人员情况**

年度	市妇幼保健院				斗门区妇幼保健院			
	专业技术人员（人）	执业医师（人）	执业（助理）医师（人）	注册护士（人）	专业技术人员（人）	执业医师（人）	执业（助理）医师（人）	注册护士（人）
2008	785	214	13	284	36	12	1	9
2009	862	241	12	312	38	12	2	8
2010	873	260	11	352	43	14	1	11
2011	884	270	9	384	52	15	5	12
2012	943	288	8	387	52	15	5	12
2013	977	294	4	384	67	21	3	17
2014	1085	292	4	424	67	15	9	20
2015	1147	301	4	430	100	24	11	36
2016	1127	304	3	512	119	38	5	47
2017	1165	351	4	525	150	50	4	65
2018	1210	355	3	535	160	56	4	67
年均增幅	4.93%	5.78%	−15.03%	7.29%	18.03%	18.67%	16.65%	24.99%

数据来源：广东省卫生健康数据库直报系统。

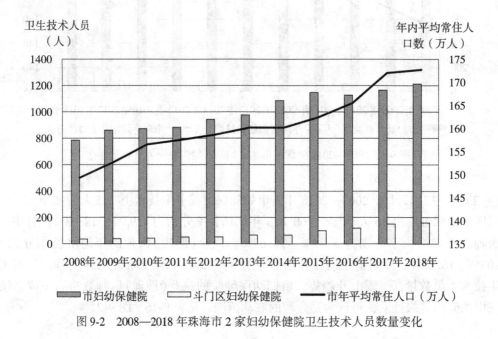

图 9-2　2008—2018 年珠海市 2 家妇幼保健院卫生技术人员数量变化

（3）取得母婴保健技术服务资质人员。由图9-3可以看出，市妇幼保健院和斗门区妇幼保健院均从2014开始逐渐拥有了取得母婴保健技术服务资质人员，自此之后人数逐年上涨。母婴保健技术服务资质人员顺应了新时代下优生优育的工作方向，对于辖区妇幼人群的健康保健和早期健康干预将发挥重要作用。目前，拥有该资质的人员总数与人群健康需要仍有巨大差距，需持续提高。

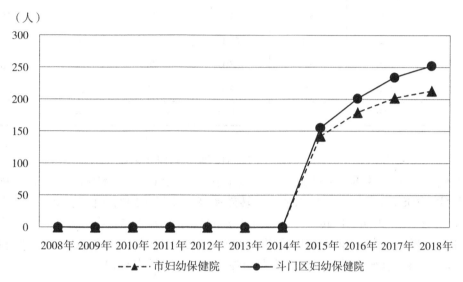

图9-3　2008—2018年珠海市2家妇幼保健院取得母婴保健技术服务资质人员数量变化

2. 设备配置情况

（1）床位数。2008—2018年，2家妇幼保健院编制床位数由450张增长到650张，年均增长率为4.17%；实有床位数年均增长率为3.05%。见表9-17。

表9-17　　　　　　　　　　珠海市2008—2018年妇幼保健院床位数

年度	编制床位(张)			实有床位(张)		
	市妇幼保健院	斗门区妇幼保健院	合计	市妇幼保健院	斗门区妇幼保健院	合计
2008	450	0	450	444	0	444
2009	450	0	450	448	0	448
2010	450	0	450	451	0	451
2011	450	0	450	451	0	451
2012	505	0	505	505	0	505
2013	524	0	524	520	0	520

续表

年度	编制床位(张)			实有床位(张)		
	市妇幼保健院	斗门区妇幼保健院	合计	市妇幼保健院	斗门区妇幼保健院	合计
2014	524	0	524	530	0	530
2015	524	50	574	530	50	580
2016	600	50	650	539	50	589
2017	600	50	650	536	50	586
2018	600	50	650	532	50	582
年均增长率	3.25%	—	4.17%	2.03%	—	3.05%

（2）病床使用率。2008—2018年，市妇幼保健院平均年内病床使用率为94.35%，根据全国理想病床使用率80%~85%，以及《综合医院分级管理标准》中规定85%~93%，市妇幼保健院病床使用率属于较高水平，运转效率高。斗门区妇幼保健院2015年开始设立50张床位，近4年来病床周转率呈现快速上升的趋势，从2015年的27.96%上升至2018年71.03%，但仍与全国"理想病床使用率"80%~85%，以及《综合医院分级管理标准》中规定85%~93%存在较大差距，表明需要加强运行效率。见表9-18。

表9-18　　　　　　　　珠海市2008—2018年妇幼保健院病床使用率

年度	市妇幼保健院			斗门区妇幼保健院		
	实际开放总床日数(日)	实际占用总床日数(日)	病床周转率	实际开放总床日数(日)	实际占用总床日数(日)	病床周转率
2008	160229	148847	92.90%	0	0	
2009	162089	156327	96.45%	0	0	
2010	164615	156215	94.90%	0	0	
2011	164615	156040	94.79%	0	0	
2012	173020	167877	97.03%	0	0	
2013	186140	169460	91.04%	0	0	
2014	192170	179389	93.35%	0	0	
2015	193450	182592	94.39%	14110	3945	27.96%
2016	198699	186905	94.06%	18290	8971	49.05%
2017	195640	188107	96.15%	18250	12963	71.03%
2018	194353	180275	92.76%	18250	14686	80.47%

　　（3）房屋面积。截至 2018 年，市妇幼保健院、斗门区妇幼保健院建筑总面积分别为 54896 平方米、9325 平方米，2008—2018 年均增长率分别为 2.00%、28.13%；市妇幼保健院、斗门区妇幼保健院业务用房面积分别为 40532 平方米、7967 平方米，年均增长率分别为-1.13%、33.29%。

　　根据实有床位数计算，市妇幼保健院、斗门区妇幼保健院床均建筑面积分别为 103.19 平方米、186.5 平方米，床均用地面积分别为 76.19 平方米、159.34 平方米，参考《深圳市城市规划标准与准则》《深圳市医院建设标准指引》（珠海市尚未出台）中"床均建筑面积 130 平方米""床均用地面积 80~117 平方米"的标准，市妇幼保健院床均建筑面积、床均用地面积均低于这个标准，斗门区妇幼保健院仅有 50 张实有床位，主要依靠租用面积的情况下才达到标准，但未来随着斗门区妇幼保健院的不断扩建，2018 年因新扩建增加床位 225 张，未来投入使用后，其床均建筑面积、床均用地面积仍然值得关注。见表 9-19。

表 9-19　　　　　　　　　　　珠海市 2008—2018 年妇幼保健院房屋面积

年度	建筑面积(平方米)			业务用房面积(平方米)		
	市妇幼保健院	斗门区妇幼保健院	合计	市妇幼保健院	斗门区妇幼保健院	合计
2008	45928	1002	46930	44908	600	45508
2009	50986	1002	51988	48000	600	48600
2010	50986	1002	51988	48000	600	48600
2011	52436	4385	56821	48000	3600	51600
2012	49277	4385	53662	48708	3600	52308
2013	49394	5645	55039	48825	4385	53210
2014	50554	5645	56199	49869	4385	54254
2015	50554	5645	56199	36085	4385	40470
2016	50554	5743	56297	36085	4385	40470
2017	54896	9325	64221	40532	7967	48499
2018	54896	9325	64221	40532	7967	48499
年均增长率	2.00%	28.13%	3.55%	-1.13%	33.29%	0.71%

注：建筑面积、业务用房面积均包含租用面积。
数据来源：广东省卫生健康数据库直报系统。

　　（4）万元以上设备。2008—2018 年，2 家妇幼保健院拥有万元以上设备总值 30382 万元，年均增长率为 16.61%，其中，市妇幼保健院、斗门区妇幼保健院万元以上设备总值年增长率分别为 15.15%、62.93%；2 家妇幼保健院拥有万元以上设备台数为 1711 台，年均增长率为 15.66%，其中，市妇幼保健院、斗门区妇幼保健院万元以上设备总值年增长率分别为 13.94%、61.56%。表明国有资产在增值,其设备资产、诊疗能力处于不断发展的状态。见表 9-20。

表 9-20 珠海市 2008—2018 年妇幼保健院设备配置

年度	万元以上设备总价值(万元)			万元以上设备台数(台)		
	市妇幼保健院	斗门区妇幼保健院	合计	市妇幼保健院	斗门区妇幼保健院	合计
2008	7579	42	7621	459	3	462
2009	8602	45	8647	517	4	521
2010	10404	45	10449	691	4	695
2011	11103	384	11487	736	34	770
2012	12798	384	13182	861	34	895
2013	13599	473	14072	1117	39	1156
2014	14930	469	15399	1202	33	1235
2015	18384	469	18853	1224	33	1257
2016	18549	566	19115	1045	24	1069
2017	19791	2158	21949	1092	146	1238
2018	26983	3399	30382	1486	225	1711
年均增长率	15.15%	62.93%	16.61%	13.94%	61.56%	15.66%

3. 服务提供

(1)总诊疗人次数。2018 年,2 家妇幼健康医疗机构总诊疗人次为 1164724 人次,2008—2018 年年均增长率为 6.64%,其中,市妇幼保健院总诊疗人次为 919594 人次、年均增长率为 5.16%,斗门区妇幼保健院总诊疗人次为 245130 人次、年均增长率为 15.25%。总诊疗人次增长率均高于同期全市年平均常住人口增长率。见表 9-21。

表 9-21 珠海市 2008—2018 年妇幼保健院总诊疗人次数

年度	总诊疗人次数(人次)			市年平均常住人口(万人)
	市妇幼保健院	斗门区妇幼保健院	合计	
2008	584757	68325	653082	149.3
2009	670693	59648	730341	152.6
2010	687697	64076	751773	156.5

续表

年度	总诊疗人次数(人次)			市年平均常住人口(万人)
	市妇幼保健院	斗门区妇幼保健院	合计	
2011	750424	92003	842427	157.5
2012	808726	92003	900729	158.6
2013	868825	118123	986948	160.2
2014	900003	143270	1043273	160.2
2015	900962	171197	1072159	162.4
2016	934309	207511	1141820	165.5
2017	915250	242794	1158044	172
2018	919594	245130	1164724	172.7
年均增长率	5.16%	15.25%	6.64%	1.63%

(2)门诊服务。

①门诊人次数。2008—2018 年,2 家妇幼健康医疗机构门诊人次、急诊人次年均增长率分别为 6.48%、8.14%,其中,市妇幼保健院门诊人次、急诊人次的年均增长率分别为 4.84%、7.77%,斗门区妇幼保健院年均增长率分别为 15.07%、7.85%。与总诊疗人次增长幅度趋同。见表 9-22。

表 9-22　　　　　　　　**珠海市 2008—2018 年妇幼保健院门诊人次数**

年度	门诊人次数(人次)			急诊人次数(人次)		
	市妇幼保健院	斗门区妇幼保健院	合计	市妇幼保健院	斗门区妇幼保健院	合计
2008	527913	68325	596238	56844	0	56844
2009	609582	59648	669230	60985	0	60985
2010	631074	64076	695150	56623	0	56623
2011	690218	92003	782221	60206	0	60206
2012	724230	92003	816233	84184	0	84184
2013	757138	118123	875261	111687	0	111687
2014	790866	143270	934136	109137	0	109137
2015	791952	168449	960401	109010	2748	111758
2016	828292	204197	1032489	106017	3314	109331

年度	门诊人次数(人次)			急诊人次数(人次)		
	市妇幼保健院	斗门区妇幼保健院	合计	市妇幼保健院	斗门区妇幼保健院	合计
2017	804775	231989	1036764	110046	10805	120851
2018	807682	241683	1049365	111492	3447	114939
年均增长率	4.84%	15.07%	6.48%	7.77%	7.85%①	8.14%

注：①为2015年至2018年均增长率。

②门诊处方。2008—2018年，2家妇幼健康医疗机构门诊处方总数、抗生素处方数和中医处方数的年均增长率分别为1.48%、-7.19%、3.50%，其中，市妇幼保健院门诊处方总数、抗生素处方数和中医处方数的年均增长率分别为1.24%、-6.48%、3.95%，斗门区妇幼保健院门诊处方总数、抗生素处方数和中医处方数的年均增长率分别为2.22%、-9.22%、-25.10%。门诊处方总数的上升趋势平缓，抗生素处方数总体呈下降趋势，但中医处方数两家妇幼保健院则呈现一增一减的相反趋势。见表9-23。

表9-23　　　　　　珠海市2013—2018年妇幼保健院门诊处方数

年度	门诊处方总数(张)			抗生素处方数(张)			中医处方数(张)		
	市妇幼保健院	斗门区妇幼保健院	合计	市妇幼保健院	斗门区妇幼保健院	合计	市妇幼保健院	斗门区妇幼保健院	合计
2013	563785	178970	742755	178853	66576	245429	57518	1578	59096
2014	753558	254214	1007772	176236	89420	265656	63632	2902	66534
2015	548645	425435	974080	167984	0	167984	54534	0	54534
2016	704616	201671	906287	142860	126219	269079	23806	0	23806
2017	723489	210183	933672	123429	209592	333021	49603	591	50194
2018	599684	199780	799464	127964	41040	169004	69822	372	70194
年均增长率	1.24%	2.22%	1.48%	-6.48%	-9.22%	-7.19%	3.95%	-25.10%	3.50%

(3)住院服务。2008—2018年，2家妇幼保健院出院人数、住院病人手术人次数的年均增长率分别为9.22%、6.25%，其中，市妇幼保健院出院人数、住院病人手术人次数的年均增长率分别为6.97%、4.71%，斗门区妇幼保健院出院人数、住院病人手术人次数的年均增长率分别为17.49%、122.90%(斗门区妇幼保健院2015年才开设住院病床50张，

其测算数据为 2015—2018 年)。可以看出，市妇幼保健院的增幅属于正常范围，而斗门区妇幼保健院则处于快速扩张发展阶段，增幅显著。这也表明斗门区妇幼保健院可在允许范围内扩大床位规模，以更好地满足辖区妇幼人群的健康服务需要。见表 9-24。

表 9-24　　　　　　　　　珠海市 2008—2018 年妇幼保健院住院服务

年度	出院人数(人)			住院病人手术人次数(人次)		
	市妇幼保健院	斗门区妇幼保健院	合计	市妇幼保健院	斗门区妇幼保健院	合计
2008	20718	0	20718	11856	0	11856
2009	22166	0	22166	12612	0	12612
2010	22836	0	22836	12475	0	12475
2011	23048	0	23048	12675	0	12675
2012	25977	0	25977	14987	0	14987
2013	25219	0	25219	14403	0	14403
2014	27139	0	27139	15915	0	15915
2015	27816	746	28562	16200	228	16428
2016	29372	1997	31369	17833	1584	19417
2017	29863	3227	33090	18225	2723	20948
2018	29020	3183	32203	17938	2525	20463
年均增长率	6.97%	17.49%[①]	9.22%	4.71%	122.90%[①]	6.25%

注：①为 2015 年至 2018 年均增长率。

(4)基本公共卫生服务提供。2016—2018 年，珠海市妇幼保健院和斗门区妇幼保健院承担了辖区内指导和提供基本公共卫生服务的任务。2 家妇幼保健机构年内公众健康咨询活动总受益人数年均增长率为 21.15%、年内健康知识讲座总受益人数年均增长率为 4.33%、年内 0~6 岁儿童预防接种人次数年均增长率为 12.05%，年末 0~6 岁儿童健康管理人数年均增长率为 5.48%、年内传染病和突发公共卫生事件报告例数年均增长率为 4.08%，年末中医药健康管理人数年均增长率为 53.07%，0~3 岁儿童中医药健康管理人数年均增长率为 53.07%。可以看出这几项基本公共卫生服务次数均呈增长趋势，尤其是两项中医药健康管理服务次数增长率均超过 50%。见表 9-25。

表 9-25　　　　**珠海市 2016—2018 年妇幼保健院基本公共卫生服务**

项　目		年内公众健康咨询活动总受益人数	年内健康知识讲座总受益人数	年内 0~6 岁儿童预防接种人次数	年末 0~6 岁儿童健康管理人数	年内传染病和突发公共卫生事件报告例数	年末中医药健康管理人数	0~3 岁儿童中医药健康管理人数
市妇幼保健院	2016 年	7029	15433	41562	7200	8315	0	0
	2017 年	9047	14708	33462	10487	9390	0	0
	2018 年	12000	14827	58509	4598	8372	0	0
	年均增长率	19.52%	−1.33%	12.07%	−13.88%	0.23%	—	—
斗门区妇幼保健院	2016 年	0	0	2478	1639	0	607	607
	2017 年	0	2500	3144	5846	1253	2413	2413
	2018 年	500	2700	3439	5774	1003	2177	2177
	年均增长率	—	8.00%	11.54%	52.16%	−19.95%	53.07%	53.07%
合计	2016 年	7029	15433	44040	8839	8315	607	607
	2017 年	9047	17208	36606	16333	10643	2413	2413
	2018 年	12500	17527	61948	10372	9375	2177	2177
	年均增长率	21.15%	4.33%	12.05%	5.48%	4.08%	53.07%	53.07%

数据来源：广东省卫生健康数据库直报系统。

二、存在的问题

(一)妇幼健康服务机构专科建设尚不健全

珠海市妇幼保健院作为辖区妇幼健康领域唯一一家三甲医院，目前机构主要设立妇科、产科、儿科、新生儿科、儿童神经康复科、急诊科、内科等临床科室，其他医疗机构则只局限在妇产科、儿童、儿童保健科等临床科室。2018 年，5 家妇幼健康医疗机构门诊业务量排名前五的科室分别为妇产科、儿科、儿童保健科、内科和外科。5 家妇幼健康医疗机构提供住院服务的科室分别为妇产科、儿科、外科。医疗服务量集中在极个别专科，再次说明机构专科建设尚不健全。

(二)妇女儿童医疗卫生资源供给与需求存在差距

目前，市妇幼保健院和斗门区妇幼保健院虽然参与指导和承担全市基本公共卫生服务，但是服务量远远不能满足辖区妇幼人群的健康需要。服务内容也尚无法健全涵盖婚前、孕前、孕产、产后、儿童保健的生育全程基本医疗保健服务和妇幼公共卫生服务。现阶段，我国生育政策逐步调整完善，平稳实施两孩政策。这对完善妇幼保健系统管理制度，加强优生健康服务工程质量管理提出了新的要求，需要进一步提升妇女儿童医疗卫生资源供给。

(三)妇幼专业人才队伍建设有待加强

珠海市妇幼健康医疗机构的卫生技术人员占医院职工总数比重距《广东省卫生事业单位岗位设置管理指导意见》中"二级、三级妇幼保健机构专业技术人员总量占比应达到80%以上，一级妇幼保健机构专业技术人员总量占比应达到85%以上"的要求仍存在差距。珠海市2家妇幼保健院均低于《综合医院分级管理标准》规定二级、三级医院医护比应达到1：2的标准，未定级医疗机构中港安妇产医院医护比1：0.57明显低于《全国医疗卫生服务体系规划纲要(2015—2020年)》中提出医护比不低于1：1.25的发展目标；注册护士占卫生技术人员的比重和《医疗机构专业技术人员岗位机构比例原则》中要求的50%也存在差距，护士缺口较大。此外，母婴保健技术服务资质人员顺应了新时代下优生优育的工作方向，对于辖区妇幼人群的健康保健和早期健康干预将发挥重要作用。但目前，市妇幼保健院和斗门区妇幼保健院拥有该资质的人员总数与人群健康需要仍有巨大差距，需持续提高。

三、建议与展望

(一)大力推进妇幼医学重点专科(学科)建设

要针对出生缺陷、儿童重大疾病、妇女宫颈癌乳腺癌、母婴安全等影响妇幼健康的重点疾病、突出问题不断完善学科设置，发挥妇幼健康专业化优势，最大限度地为辖区群众提供优质的医疗服务，满足群众健康需求。深入推进医疗行业开放发展，大力实施人才引进工程，采取委托管理、合作共管等方式，引进国内外知名医学院校、品牌医院、高水平学科团队和名医来珠合作举办医疗机构，共建重点学科。支持社会力量联合国际一流医学机构，建设儿科、新生儿科、妇科、产科等专科医院。追踪国内外医学重点、新兴、交叉及前沿学科发展方向，实施医学重点学科建设规划。

(二)提升妇女儿童医疗卫生资源供给

完善妇女儿童医疗卫生服务体系，加强儿科、妇产科医务人员队伍建设，提高妇幼保健机构和综合医院儿科、产科服务能力，增加妇幼健康服务供给。将妇幼保健机构建设纳入地方规划重点支持项目，加大投入力度，提高基础设施建设水平，全力构建广泛覆盖、布局合理、运行高效的妇幼健康服务网络体系。

以妇幼健康管理、母婴保健技术依法执业、出生医学证明办理、产科质量、妇女保健、儿童保健、妇幼专科护理、爱婴医院、妇幼信息、妇幼健康促进等10个方面为工作重点，规范开展妇幼健康督导。每千分娩量产科床位数不低于17张，孕产妇系统管理率达到95%。全面实施出生缺陷综合防控项目，实现婚前、孕(前)孕期和新生儿三级干预防控措施，将无创产前基因检测项目（NIPT）纳入珠海市出生缺陷综合防控项目，提高出生缺陷综合防治能力。加强孕产妇管理服务和临床救治工作，保障母婴安全，同时，启动全市"关爱千日，妇幼健康进社区"系列活动。

积极响应 G20 峰会《儿童早期发展倡议》，深入推进《健康儿童行动计划》，实施儿童营养改善、儿童重点疾病防治、儿童医疗卫生服务改善等八大重点行动，实现儿童健康全方位、全过程管理。全力打造"健康生命 2000 天"的健康促进模式，建立早期生命健康管理与疾病诊治综合体系，逐步扩大新生儿疾病筛查范围，加大儿童重点疾病防治力度。市妇幼保健院成功创建省级儿童早期发展示范基地。加快推进与深圳华大基因科技有限公司在出生缺陷基因筛查、精准治疗、医学研究等方面的合作。

（三）完善妇幼保健人才队伍建设

完善妇幼保健人才培养体系，加快推进各层次各类型妇幼保健人才培养。尤其注重医疗、公共卫生、中医药人才的培养，注重培训不同类型的妇幼保健服务人员。强化医教协同，提高人才培养的针对性和适应性，提升人才培养质量。加强人才强医政策，吸引和培养大批专业的妇幼保健人才。以卫生健康人才需求为导向，改革完善继续医学教育制度，提升卫生健康人才队伍整体素质。大力推动妇产专科医师多点执业，鼓励医师到妇幼机构多点执业。注重发挥中医在妇幼保健中的作用，大力发展中医妇女、儿童保健服务，推广中医保健技术与方法，改善产妇和儿童体质。鼓励社会力量发展儿科、产科等资源稀缺及满足多元需求的服务。加强母婴保健技术服务资质规范化培训制度建设，加大母婴保健技术服务资质人员培训力度，完善毕业后医学教育体系，培养合格母婴保健技术服务资质人员，完善母婴保健技术服务资质人才评价机制。

◎ 参考文献

[1]中华人民共和国中央人民政府. 全国已有约 200 万对单独夫妇提出再生育申请[EB/OL]. [2020-9-10]. http：//www. gov. cn/xinwen/2016-07/21/content_ 5093480. htm.

[2]罗铭忠，刘宁，张倩. 健康中国战略下中国生殖健康促进的理论发展和实践创新[J]. 中国计划生育学杂志，2020(8).

[3]段纯."二孩新政"下我国妇幼保健服务的政府供给与政策改进研究[D]. 成都电子科技大学，2019.

第十章　珠海市产妇分娩情况分析

生育是人类作为动物进行代际繁衍的行为，是人类和动物繁衍后代、维持种族发展的先决条件。生育对人类而言既是生理需要，也是社会需要。人类生育是自然的生物属性与人类社会的文化属性的有机统一，胎儿的娩出是育龄妇女生殖的结局，也是人类抚育的开始。胎儿的娩出标志着人类作为自然人存在的开端。由此可以看出，分娩作为连接"生"和"育"的重要转折点，对于人类的繁衍、社会的发展具有重要的现实意义。

妇女和儿童是一个国家卫生保健的起点，妇女和儿童的健康水平是全人口健康状况的重要指标。公民的生育权是一项基本的人权，为及时、准确地掌握产妇分娩信息，了解育龄妇女的生育情况，加强妇幼健康服务能力建设，为调整完善生育政策提供科学依据，原国家卫生计生委于 2015 年开展产妇分娩信息登记工作，在全国进行产妇分娩信息登记。珠海市 2015 年开始试点产妇分娩信息直报系统，于 2016 年全面开展产妇分娩信息登记。截至 2018 年，珠海市共有医疗助产机构 24 家，其中公立医疗机构 14 个，包括三级综合公立医院 5 家，区级综合公立医院 5 家，妇幼保健院 2 家(其中市区各 1 家)。本章将借助 2016—2018 年珠海市产妇分娩登记信息，分析珠海市产妇分娩基本情况，以期剖析珠海市近年来孕产妇和新生儿健康服务工作的主要成就和存在问题，从而为提高珠海市孕产妇和儿童健康服务质量和管理水平提供实证依据。

一、珠海市产妇分娩基本情况

(一)生育政策

1. 基本国策的演进历程

除自然需求外，人类的生育行为同时会受到科技水平、经济发展程度、文化观念、社会文明、政策环境等诸多外部因素的影响，生育政策是指由国家制定或在国家指导下制定的规范育龄夫妇生育行为(包括生育数量和质量)的准则。我国育龄人群的生育行为长期受生育政策的影响。我国目前现行的生育政策是 2013 年十八届三中全会审议通过的《关于全面深化改革若干重大问题的决定》中提出的相关政策，即鼓励公民晚婚晚育、提倡一对夫妻生育两个子女；符合法律、法规规定条件的，可以要求安排再生育子女，亦称为"两孩政策"。2019 年 11 月召开的中国共产党第十九届四中全会中共中央发布了《关于坚持和完善中国特色社会主义制度 推进国家治理体系和治理能力现代化若干重大问题的决定》，提出"优化生育政策，提高人口质量"。优化生育配套政策，创建生育友好的经济社会文化环境。

我国生育政策一直在随着我国经济社会发展和人口情况的变化进行着不断调整。受社会生产水平影响，从原始社会到封建社会，劳动力的多少直接决定了生产力，决定社会的发展水平。因此，生殖崇拜是包括中华文明在内的诸多传统文明的生育文化的核心。我国的传统生育文化的基本特征是早婚早育、高出生、重生男、轻生女的"早、多、男"的生育价值体系。传统生育文化向现代生育文化的转型大体经历了两大阶段：

一是转型的萌动期，从中国近代开始到中华人民共和国成立初期。随着西方思想的涌入，社会制度形态的变革对传统文化产生了巨大的冲击，当然也松动了传统生育文化的根基。特别是中华人民共和国成立后，随着社会制度的稳定，人民生活环境的改善，迎来了生育高潮。

二是转型的平稳进展期，从1971年至今，即计划生育时期，具体又可分为：生育政策收紧期和政策优化期。1971年，国务院转批《关于做好计划生育工作的报告》，把控制人口增长指标首次纳入国民经济发展计划中，提出"要有计划生育"。1978年3月，计划生育政策被载入宪法。1980年9月，全国人大五届三次会议明确提倡"只生育一个孩子"，我国"独生子女"政策正式出台并全面实施。这标志着我国生育政策正式进入收紧期。随后，1982年，党的十二大将计划生育定为基本国策。同年底计划生育被写进宪法。1991年5月，中国中央、国务院发布《关于加强计划生育工作严格控制人口增长的决定》，贯穿独生子女政策，严格控制人口增长。其间为了缓和农村地区的生育问题，相关政策有所微调，允许农村独女户生二胎。2002年《中华人民共和国人口与计划生育法》正式施行。人口生育率快速下降，缓解了因人口快速增长对社会生产带来的巨大压力，有利于资源的保护和环境的改善，切实有效推进了"男女平等"这项基本国策的实现。随着社会发展和经济水平的提升，我国人口增长模式在30余年间迅速过渡到"低出生、低死亡、低增长"的现代人口再生产型。同时，随着科技的进步，医疗技术的提升，极大地延缓了人类的衰老过程和死亡，我国人口结构产生明显变化，老龄化问题日趋严重，人口红利逐渐消退。各地开始不同程度地探讨生育问题政策松绑问题，即双独二胎的可行性。2013年11月，十八届三中全会发布《中共中央关于全面深化改革若干重大问题的决定》提出，坚持计划生育的基本国策，启动实施一方是独生子女的夫妇可生育两个孩子的政策，逐步调整完善生育政策，促进人口长期均衡发展。我国正式进入"单独二孩"时期。2015年年底，全国人大常委会修改了《人口与计划生育法》，在法律上确立了"国家提倡一对夫妻生育两个子女"。此后，中共中央、国务院也下发《关于实施全面两孩政策改革完善计划生育服务管理的决定》，作出专门部署。2019年党的十九届四中全会发布了《关于坚持和完善中国特色社会主义制度 推进国家治理体系和治理能力现代化若干重大问题的决定》，提出"优化生育政策，提高人口质量"。

2. 地方政策的制定与施行

2018年，广东省常住人口为1.13亿人，继续居全国首位，占全国人口总量的8.13%，比上年提高0.1个百分点，人口密度为全国的4.35倍。"全面两孩"政策累积效应得到快速释放，出生人口总量有所下降；人口流动保持活跃态势，以青壮年为主的规模庞大的跨省流动人口改变了户籍人口年龄结构；珠三角地区城市群的人口集聚度继续加大。1980年2月，广东省第五届人民代表大会常务委员会第二次会议通过并颁布《广东省人口与计划生育条例》，并随省情变化，先后进行了六次修正，目前施行的最新版《广东省人口与计划生育条例》为 2018 年 5 月广东省第十三届人民代表大会常务委员会第三次会议修正并施行的，对违规违纪超生现行的处罚进行了调整。广东省目前实行生育登记制度，对生育两个以内孩子的不再审批，同时，将继续严控政策外多孩生育。

(二)珠海市产妇生育基本情况

胎儿的娩出过程被称为分娩，是指胎儿脱离母体成为独立存在的个体的时期和过程。分娩按照其方式不同，可分为自然阴道分娩和剖宫产分娩。根据产妇分娩数据显示，2016—2018 年三年珠海市各类医疗机构共接诊分娩产妇 112196 人，年增长率为-4.97%。具体来看，2016 年共服务 33704 名产妇，2017 年共服务 38014 名产妇，较上年增长12.79%，2018 年共服务 30434 名产妇，较上年减少 19.94%。从新生儿出生情况来看，2016—2018 年，新生儿共计 113447 人，年均增长率为-5.05%。具体来看，2016 年共接生新生儿 34128 人，2017 年共接生新生儿 38402 人，较上年增加 12.52%，2018 年共接生新生儿 30767 人，较上年减少 19.88%，波动幅度率低于分娩服务对象的波动幅度。2016—2018 年分娩及新生儿出生情况呈现出明显的先升后降趋势，这是由于受"全面两孩"政策的刺激作用，生育出现短暂的高峰，随后政策累积效应得到快速释放，出生人口总量有所下降。具体情况见图 10-1。

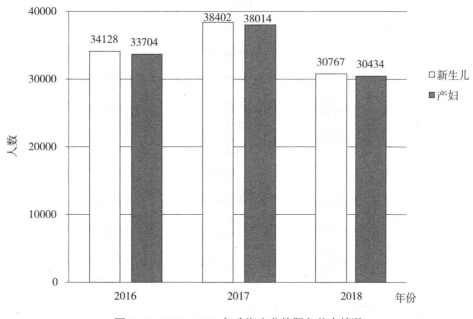

图 10-1 2016—2018 年珠海市分娩服务基本情况

(三)产妇基本情况

根据上报信息分析近三年总体情况，仅 29.3% 的产妇为初孕；经产妇人数 62466 人，占总人数的 55.7%；多孕次初产妇共计 15664 人，占总人数的 14.0%；六成以上产妇分娩方式为经阴道生产（63.14%）；医疗机构仍为主要分娩地点（68.8%），且综合性医院接收了 70.1% 的产妇，其次是妇幼保健院（29.6%），符合当前国家对于产妇分娩的基本导向，具体情况见表 10-1。从年龄分布来看，2016—2018 年，珠海市登记的分娩产妇中，67.64% 的产妇年龄集中于 25~34 年龄段，其中，34.42% 的产妇为分布在 30~34 年龄段，具体情况见图 10-2。

表 10-1 珠海市 2016—2018 年产妇分娩基本情况

分　　类	产妇数	占比（%）
按孕次分	112196	100
一次	32838	29.27
二次	38206	34.05
三次及以上	41152	36.68
按产次分	112196	100
第一产	49730	44.32
第二产	52312	46.63
第三产及以上	10154	9.05
按分娩方式分	112196	100
阴道产	70836	63.14
剖宫产	41360	36.86
按分娩地点	112196	100
医疗机构内	77185	68.79
医疗机构外	35011	31.21
按医院类别分	112196	100
医院	78671	70.12
综合医院	74445	66.35
妇产（科）医院	334	0.30
妇幼保健院（所、站）	33235	29.62
乡镇（街道）卫生院	290	0.26

人类的生育行为总是和年龄及时间因素存在特定联系，现代医学技术特别是分娩技术的发展极大地提高了分娩的安全系数，同时，随着经济社会的进步，女性独立和思想解放，怀孕年龄逐渐延后，人们对高龄产妇的认知和分娩顾虑逐渐减少。随着社会经济水平的不断提高，优生优育工作和理念的推进，近年来多孕次产妇比例不断上升。分析近三年

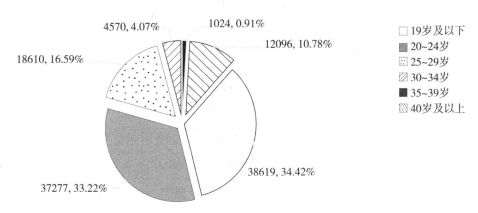

图 10-2　2016—2018 年珠海市分娩产妇年龄分布基本情况

珠海市不同年龄段产妇孕次产次情况可以看出，初孕次分娩产妇和初产次分娩产妇集中在的 25~29 年龄段，分别占同年龄段分娩产妇数量的 49.33%（初孕次分娩产妇）和 45.78%（初产次分娩产妇）。可见，居民优生优育概念普及度较高。具体情况见图 10-3。

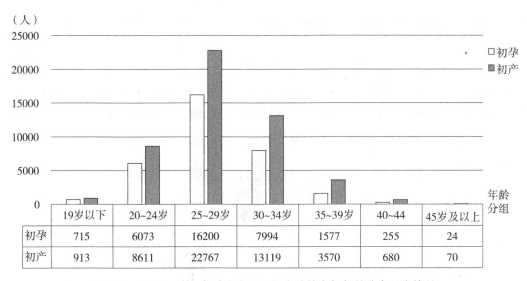

	19岁以下	20~24岁	25~29岁	30~34岁	35~39岁	40~44岁	45岁及以上
初孕	715	6073	16200	7994	1577	255	24
初产	913	8611	22767	13119	3570	680	70

图 10-3　2016—2018 年珠海市初孕初产分娩产妇年龄分布基本情况

1. 孕产次情况分析

孕次是指妇女所经历妊娠的次数，包括足月产、早产、流产、异位妊娠、葡萄胎的总次数，次是指妇女所经历的，妊娠 28 周以上分娩的次数。从各年度数据分析，初孕次产妇从 2016 年的 33704 人，占分娩产妇的 35.17%，减少到 2018 年的 30434 人，占分娩产妇的 37.17%。同时，初产妇由 2016 年的 18898 人，减少到 2018 年的 12109 人，不论是绝对数还是相对数都呈现大幅度波动下降情况。初孕人数占比明显低于初产人数占比，交又对比分析发现，2016 年，多孕次初产妇为 7045 人，占当年产妇总数的 20.9%，2017 年多孕次初产妇为 4779 人，占当年产妇总数的 12.57%，2018 年多孕次初产妇为 3840 人，占当年产妇总数的 12.62%，波动幅度明显小于孕次和产次波动情况。见表 10-2。

表 10-2　　　　珠海市 2016—2018 年产妇分娩基本情况（按孕次产次）

	产妇数	占比	2016 年		2017 年		2018 年	
			产妇数	占比（%）	产妇数	占比（%）	产妇数	占比（%）
按孕次分	112196	100.00	33704	100.00	38014	100.00	30434	100.00
一次	32838	29.27	11853	35.17	9903	26.05	8269	27.17
二次	38206	34.05	10724	31.82	13725	36.11	10399	34.17
三次及以上	41152	36.68	11127	33.01	14386	37.84	11766	38.66
按产次分	112196	100.00	33704	100.00	38014	100.00	30434	100.00
第一产	49730	44.32	18898	56.07	14682	38.62	12109	39.79
第二产	52312	46.63	12850	38.13	19207	50.53	15141	49.75
第三产及以上	10154	9.05	1956	5.80	4125	10.85	3184	10.46

　　进一步分析不同年份珠海市产妇分娩情况，2016 年珠海市共为 33704 名孕妇开展了分娩服务，平均分娩年龄为 30.03 岁，其中 11826 名产妇在 25~29 岁年龄段，占珠海市当年分娩产妇总人数的 35.09%，人数第二多的年龄段是 30~34 岁，共有产妇 11333 名，占总分娩产妇数的 33.63%，具体情况见图 10-4。

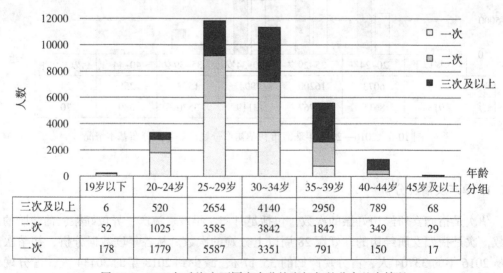

图 10-4　2016 年珠海市不同产次分娩产妇年龄分布基本情况

同时，2016 年共分娩初产次产妇 18898 人，占总产妇人数的 56.07%；初孕次产妇 11853 人，占总产妇人数的 35.18%。多孕次初产妇共 7045 人，占初产妇比重的 37.28%。不论是初孕次分娩产妇和初产次分娩产妇集中在 25~29 年龄段，分别占分娩产妇数量的 24.49%（初产次分娩产妇）和 16.58%（初孕次分娩产妇）。具体情况见表 10-3。

表 10-3　　　　　珠海市 2016 年各年龄段产妇分娩基本情况（按孕次产次）

年龄段	初产次		初孕次	
	人数	占比（%）	人数	占比（%）
15 岁以下	0	0.00%	0	0.00%
15~19 岁	224	0.66%	178	0.53%
20~24 岁	2654	7.87%	1779	5.28%
25~29 岁	8253	24.49%	5587	16.58%
30~34 岁	5625	16.69%	3351	9.94%
35~39 岁	1768	5.25%	791	2.35%
40~44 岁	340	1.01%	150	0.45%
45 岁以上	34	0.10%	17	0.05%
合计	18898	56.07%	11853	35.18%

2017 年珠海市共为 38014 名孕妇开展了分娩服务，平均分娩年龄为 30.02 岁，其中，12921 名产妇在 25~29 岁年龄段，占珠海市当年分娩产妇总人数的 33.99%，较 2016 年增加 1095 人；人数第二多的年龄段仍是 30~34 岁，共有产妇 12349 名，占总分娩产妇数的 32.49%，较 2016 年增加 1016 人；从整体上看分布趋势同 2016 年一致，但是整体生育年龄略微前移。具体情况见表 10-4。

表 10-4　　　　　　珠海市 2017 年各年龄段产妇分娩基本情况

年龄段	2017 年		2016 年		变化量	
	人数	占比（%）	人数	占比（%）	人数变化	占比变化
15 岁以下	2	0.01%	0	0.00%	2	0.01%
15~19 岁	418	1.10%	236	0.70%	182	0.40%
20~24 岁	4394	11.56%	3324	9.86%	1070	1.70%
25~29 岁	12921	33.99%	11826	35.09%	1095	-1.10%
30~34 岁	12349	32.49%	11333	33.63%	1016	-1.14%
35~39 岁	6439	16.94%	5583	16.56%	856	0.37%
40~44 岁	1412	3.71%	1288	3.82%	124	-0.11%
45 岁以上	79	0.21%	114	0.34%	-35	-0.13%

　　同时，二胎成为人口增长的主力。2017 年共分娩初产次产妇 14682 人，占总产妇人数的 38.62%，较 2016 年减少 4216 人；初孕次产妇 9903 人，占总产妇人数的 35.17%，较 2016 年减少 1950 人；多孕次初产妇共 4779 人，占初产妇比重的 32.55%，较 2016 年减少 2566 人，可见受人口政策影响，二胎比例明显增加。初孕次分娩产妇和初产次分娩产妇集中在 25~29 年龄段，分别占分娩产妇数量的 13.10%（初孕次分娩产妇）和 18.12%（初产次分娩产妇）。具体情况见图 10-5。

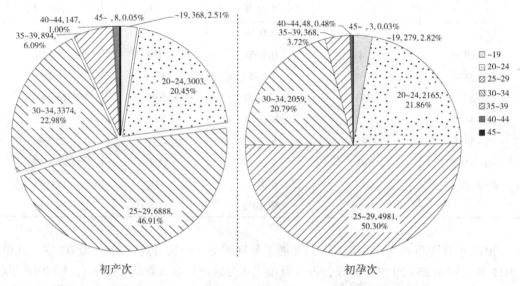

图 10-5　2017 年珠海市初孕初产分娩产妇年龄分布基本情况（年龄段，人数，占比）

　　2018 年，珠海市共为 30434 名孕妇开展了分娩服务，平均分娩年龄为 30.02 岁，其中，10581 名产妇在 25~29 岁年龄段，占珠海市当年分娩产妇总人数的 34.77%，人数第二多的年龄段是 30~34 岁，共有产妇 10057 名，占总分娩产妇数的 32.49%。同 2017 年相比，整体人数减少 7579 人，其中，25~34 岁年龄段产妇共计减少 4632 人，下降明显；育龄妇女生育情况年龄分布轻微波动，向中间段收缩，25~34 岁年龄段产妇占当年产妇比重较上一年增加 1.34%。具体情况见表 10-5。

表 10-5　　　　　　　　　　珠海市 2018 年各年龄段产妇分娩基本情况

年龄段	2018		同上年比变化量	
	人数	占比（%）	人数变化	百分比变化
15 岁以下	2	0.01%	0	0.00%
15~19 岁	290	0.95%	−128	−0.15%
20~24 岁	3459	11.37%	−935	−0.19%

续表

年龄段	2018		同上年比变化量	
	人数	占比(%)	人数变化	百分比变化
25~29 岁	10581	34.77%	−2340	0.78%
30~34 岁	10057	33.05%	−2292	0.56%
35~39 岁	4850	15.94%	−1589	−1.00%
40~44 岁	1107	3.64%	−305	−0.08%
45 岁以上	88	0.29%	9	0.08%

同时，二胎占主导地位，经产妇的生育意愿明显强于未孕育龄妇女。2018 年共分娩初产次产妇 12109 人，占总产妇人数的 39.79%，较 2017 年减少 2573 人；初孕次产妇 8269 人，占总产妇人数的 27.17%，较 2017 年减少 1634 人。多孕次初产妇共 3883 人，占初产妇比重的 32.07%。初孕次分娩产妇和初产次分娩产妇集中在的 25~29 年龄段，分别占分娩产妇数量的 19.93%(初产次分娩产妇)和 13.85%(初孕次分娩产妇)。具体情况见图 10-6。

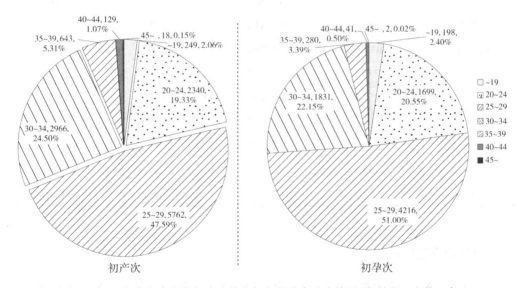

图 10-6　2018 年珠海市初孕初产分娩产妇年龄分布基本情况(年龄段、人数、占比)

2. 分娩方式选择基本情况

2016—2018 年三年数据分析显示，70836 名产妇选择阴道产的分娩方式，占总产妇人数的 63.14%，可见，经阴道自然分娩产胎儿仍是珠海市产妇分娩的主要方式，各年度间数据波动幅度较小。具体情况见表 10-6。

表 10-6 　　　　　　　　　珠海市 2016—2018 年产妇分娩基本情况

分娩方式	2016 年		2017 年		2018 年	
	人数	占比(%)	人数	占比(%)	人数	占比(%)
阴道产	22319	66.22	23404	61.57	18939	62.23
剖宫产	11385	33.78	14610	38.43	11495	37.77

同时，随着年龄的增长，受母体机能影响，剖宫产分娩成为产妇分娩的主要方式。医学上一般以 35 岁为分界点，认为由于女性 35 岁以后机体处于下滑趋势，胎儿畸形的发生率增加；同时对于母体而言，高龄产妇并发症的风险增加，尤以 35 岁以上初产产妇(高龄初产妇)更为严重。珠海市 2016—2018 年数据显示，35 岁以上产妇剖宫产的概率是 35 岁以下分娩产妇的 2.42 倍。具体情况见表 10-7。

表 10-7 　　　　　珠海市 2016—2018 年不同年龄段产妇分娩方式基本情况

年龄段	阴道产		剖宫产	
	人数	占比(%)	人数	占比(%)
15 岁以下	3	75.00%	1	25.00%
15~19 岁	853	83.63%	167	16.37%
20~24 岁	9359	77.37%	2737	22.63%
25~29 岁	27355	70.83%	11264	29.17%
30~34 岁	22543	60.47%	14734	39.53%
35~39 岁	8931	47.99%	9679	52.01%
40~44 岁	1659	39.03%	2592	60.97%
45 岁以上	133	41.69%	186	58.31%
合计	70836	63.14%	41360	36.86%

3. 分娩地点情况分析

近三年，珠海市 68.79%的产妇在医疗机构内进行分娩，但是分析各年度数据发现，院外分娩(院外急产)产妇比例逐年增加。30 岁以上产妇院外分娩比例明显高于 30 岁以下产妇院外分娩比例，40~44 岁年龄段产妇院外分娩比例高达 41.78，有研究指出，院外分娩的主要原因是孕妇在生第一胎时可能产程较长，错误估计了生第二胎的产程。另外，有些初产妇的宫颈条件成熟，生第一胎也比别人快很多。具体情况见表 10-8，图 10-7 和图 10-8。

表 10-8　　　　　　　　　　珠海市 2016—2018 年产妇分娩地点基本情况

分娩地点	2016 年		2017 年		2018 年	
	人数	占比(%)	人数	占比(%)	人数	占比(%)
总计	33704	100.00	38014	100.00	30434	100.00
医疗机构内	26242	77.86	25404	66.83	18735	61.56
医疗机构外	7462	22.14	12610	33.17	11699	38.44

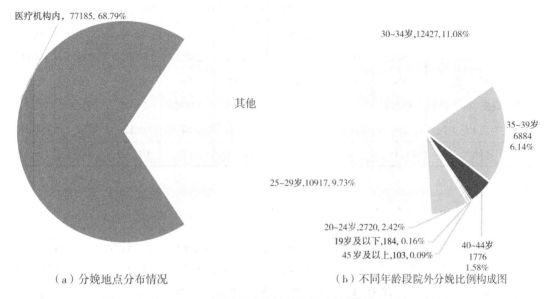

（a）分娩地点分布情况　　　　　　　（b）不同年龄段院外分娩比例构成图

图 10-7　2016—2018 年 珠海市分娩地点构成图(单位：人数，占比)

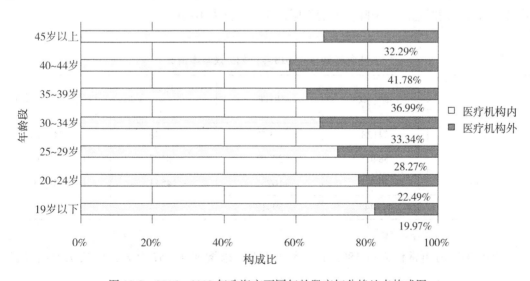

图 10-8　2016—2018 年珠海市不同年龄段产妇分娩地点构成图

医院特别是综合医院，仍然是产妇分娩的主要机构。近三年珠海市 70.12%的产妇分娩登记信息来源于医院，各年度间差异较小，其中 66.35%为综合医院，呈小幅度逐年减少趋势。同时，妇幼保健院(所、站)的产妇登记信息比例小幅度增加。具体情况见表10-9。

表 10-9　　　　　珠海市 2016—2018 年产妇分娩信息登记机构情况

医院类别	产妇数		2016 年		2017 年		2018 年	
	人数	占比(%)	人数	占比(%)	人数	占比(%)	人数	占比(%)
医院	78671	70.12	23892	70.89	26774	70.43	21209	69.69
综合医院	74445	66.35	22929	68.03	25820	67.92	19660	64.60
妇产(科)医院	334	0.30	101	0.30	71	0.19	106	0.35
妇幼保健院(所、站)	33235	29.62	9633	28.58	11196	29.45	9168	30.12
乡镇(街道)卫生院	290	0.26	179	0.53	44	0.12	57	0.19
合计	112196	100	33704	100.00	38014	100.00	30434	100.00

(四)新生儿基本情况

近三年，珠海市共计接生新生儿 34128 人，其中男性 59912 人，性别比为 111.91(以女性为 100)，其中，2016 年接生新生儿 34128 人，新生儿中男性 17979 人；2017 年接生新生儿 38401 人，较上年增加 4274 人，新生儿中男性 20295 人；2018 年年接生新生儿 30767 人，较上年减少 7635 人，新生儿中男性 16256 人，三年性别比均高于同期全国总人口性别比，同时远高于国际标准的上限水平①。见表 10-10。

表 10-10　　　　　珠海市 2016—2018 年产妇分娩基本情况

年份	活产数	男性	性别女性	性别比(男：女)
2016	34128	17979	16148	111.34：100
2017	38402	20295	18107	112.08：100
2018	30767	16256	14511	112.03：100
总计	113447	59912	53534	111.91：100

2018 年珠海市常住人口 189.11 万人，比上年末增加 12.57 万人，增长 7.1%，出生

① 联合国明确认定出生性别比的通常值域为 102~107 之间，其他值域则被视为异常。

率 16.8‰，自然增长率 13.1‰。2017 年年末珠海市全市常住人口 176.54 万人，增长 5.38%，出生率 12.25‰，自然增长率 9.44‰。2016 年年末珠海市常住人口 167.53 万人，增长 2.5%，出生率 9.99‰，自然增长率 8.43‰。近三年的数据显示，总体上看，珠海市全市登记的新生儿出生率高于常住人口出生率，也高于广东省平均水平。如图 10-9 所示。

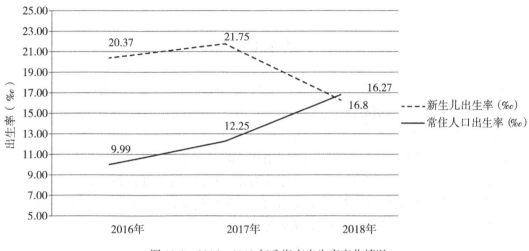

图 10-9　2016—2018 年珠海市出生率变化情况

新生儿 Apgar 评分根据新生儿肌张力（Activity）、脉搏（Pulse）、皱眉动作即对刺激的反应（Grimace）、外貌（肤色）（Appearance）、呼吸（Respiration）等五项体征，对新生儿窒息缺氧及其严重程度进行快速评估。Apgar 评分中以呼吸为基础，皮肤颜色最灵敏，心率是最终消失的指标。1 分钟 Apgar 评分结果：各项总分 8~10 分为无窒息，4~7 分为轻度窒息，0~3 分属重度窒息。一般 8 分或 8 分以上都表示很正常。珠海市三年 103297 例活产新生儿，Apgar 评分等级在 8~10 分（健康新生儿）的有 102320 人，占总活产儿的 99.05%。重度窒息新生儿（评分 0~3 分）共有 149 例，且比例逐年下降。其中，2016 年健康新生儿 33748 人，占当年新生儿比例的 98.89%，重度窒息新生儿 59 人，占当年新生儿比例的 0.17%；2017 年健康新生儿 38083 人，占当年新生儿比例的 99.17%，重度窒息新生儿 52 人，占当年新生儿比例的 0.14%；2018 年健康新生儿 30489 人，占当年新生儿比例的 99.10%，重度窒息新生儿 38 人，占当年新生儿比例的 0.12%。具体情况见表 10-11。

表 10-11　　　　**珠海市 2016—2018 年活产胎儿 Apgar 评分基本情况**

Apgar 评分	三年总计	2016 年	2017 年	2018 年
0~3 分	149	59	52	38
4~7 分	828	321	267	240

续表

Apgar 评分	三年总计	2016 年	2017 年	2018 年
8 ~10 分	102320	33748	38083	30489
合计	103297	34128	38402	30767

二、存在的问题

近年来,珠海市产妇分娩和新生儿出生情况基本同步于全省水平。分娩方式选择以住院分娩、自然分娩为主;男婴出生比例略高于女婴;不同年龄段产妇分娩情况基本保持平稳,新生儿评分较稳定。"二孩政策"在一定程度上刺激了生育行为,同时"全面两孩"政策累积效应得到快速释放后,出生人口总量有所下降。在外部人才吸引和落户的结果政策利好下,珠三角地区人口聚集度继续增大,珠海市人口出生率高于同期全省水平。

一方面说明珠海市孕产妇健康保健和教育工作开展情况较好,另一方面说明仍有一系列问题值得关注。目前主要存在的问题大致如下:

(一)生育年龄推后,年轻育龄妇女生育意愿不强烈

三年数据分析显示,珠海市的平均生育年龄为 30 岁,符合全国基本情况。受经济社会发展水平影响,生育年龄推后,生育意愿降低。2016 年 12 月,国务院在发布的《国家人口发展规划(2016—2030 年)》中明确指出,我国实现适度生育水平压力较大。我国生育率已较长时期处于更替水平以下,虽然实施全面"两孩政策"后生育率有望出现短期回升,但受生育行为选择变化等因素影响,从长期看生育水平存在走低的风险。从珠海市的数据情况显示,"二孩政策"的长效性不足,生育刺激作用不显著。目前珠海市分娩产妇以经产妇占主要地位,年轻育龄妇女的生育情况占比下降明显。现代医学技术,特别是分娩技术的发展极大地提高了分娩的安全系数,同时随着经济社会的进步,女性独立和思想解放,怀孕年龄逐渐延后,人们对高龄产妇的认知和分娩顾虑逐渐减少。同时,随着女性独立意识的觉醒和结婚成本的增加,初婚年龄不断推后,根据官方数据显示,广东省平均初婚年龄均为 25.55 岁,要比全国推迟 0.7 岁。技术水平的进步、婚育观念的改变等,都直接影响了年轻育龄妇女的生育意愿,仅依靠"二孩政策"刺激生育,缺乏可持续性。

(二)性别比例失衡问题仍然存在

珠海市的出生性别比远高于国际标准的上限水平①。虽然全国各地一直在推行男女平等的基本价值观,但是受传统重男轻女思想的影响,我国性别比例失衡问题依然严峻。性

---

① 联合国明确认定出生性别比的通常值域在 102~107 之间,其他值域则被视为异常。

别比例失衡导致的社会问题已经从隐形走向显性，且将继续持续下去。

(三)青少年的青春期教育问题不容小觑

育龄妇女的健康管理是我国妇幼保健的重要组成部分，加强青少年的性教育是提高国民现代生育观念，推进优生优育理念的一部分。我国现行法律法规没有明确规定生育年龄，只是对结婚年龄进行了规定，结婚后即可生育。而我国《婚姻法》明确规定我国公民的法定结婚年龄为：男不得早于 22 周岁，女不得早于 20 周岁。因此一般将未成年(18 岁以前)或早于法定结婚年龄的生育行为定义为低龄产子。低龄产子不论对母体还是婴儿都有较大的危害。在通过对三年产妇分娩登记信息数据的梳理和分析，本研究发现珠海市在低龄产子现象仍然占一定比例，珠海市 19 岁以下非婚生子比例虽然不足 1%，但是 2017 年和 2018 年连续两年登记有 2 名未成年人产子情况。青少年的性行为问题不容小觑，提示应进一步推进优生优育工作，加强青春期两性教育问题，提高家庭和社会对未成年人性教育的关注度。

(四)少子化加重老龄化，人口形势不容乐观

生育率和生育意愿的持续走低将会继续抬升中国的老年人口抚养比，加快我国老龄化进程。国内已有部分学者和研究明确指出二胎生育率的上升并不能完全弥补一胎生育率的下降，导致我国总和生育率整体表现为下降趋势。全面"二孩政策"的主要发力点在于二胎生育，对一胎生育率的直接影响并不明显。按照统计数据，广东省作为我国人口最多的省份，珠海市的常住人口在广东省 21 个地市中最少，持续走低的生育率和生育意愿无疑会加重人口结构的失衡，增加居民的养老负担，不利于当地社会的稳定和经济的持久发展。

三、建议与展望

现代科学技术的发展，使得人们的性行为和生育行为分开，使得人们可以根据生殖生理规律采取一定的办法，按自己的主观意愿有计划地控制生育，因此生育意愿便成了人们生育行为的原动力。面对珠海市产妇分娩发展现状和存在的问题，提出如下建议：

(一)优化生育政策，加强政策的引导性

随着国家治理体制和机制的转变，人口治理思路同样亟待转变，应从根本上理解适龄妇女生育意愿持续低迷的原因，对症下药。已有研究指出，目前导致生育率持续走低的原因包括：(1)价值观念的改变。由于生活水平的显著改变，职业女性的比例增长迅速，双职工家庭越来越多。工作时间和工作压力，随着受教育水平和经济水平的提高，女性的职业成就感和个人独立意识增强。工作家庭角色的冲突对女性生育意愿造成了显著影响。(2)住房及居住成本抬高。随着大湾区建设的升级，珠三角地区的放假不断上涨，住房不

足和居住成本增加成为限制家庭规模和年轻夫妇生育行为的重要因素。(3)子女教育成本不断提升。父母对子女教育的投入成本远高于家庭经济收入增长速度,对"成功"的渴望不断转嫁于下一代,导致父母特别是母亲在家庭中承担的责任和压力越来越重。因此,应着力完善生育和配套政策,构建家庭友好型的社会环境,减轻因生育和子女教育所导致的女性职业发展沉没成本,增加《劳动法》和《婚姻法》等法律保障,加强性别平等与公平的保障,设立家庭津贴或提高生育津贴比例,提高更适宜的孕龄妇女健康服务,促进低龄儿童托育服务的发展,积极构建社会-家庭平衡的友好型工作环境,引导育龄家庭提高生育意愿。

同时,不能单纯靠政策引导,虽然全面放开二胎政策的呼声日渐高涨,但是国家近期释放的信息显示优化生育政策必须于法有据,以"全面两孩"为基准的生育政策的提振作用还有待于进一步释放。比起全面二胎,更应该从关注数量引导到关注质量上:提倡鼓励奖励生育,但不强迫多生,也不惩罚少生,大力重建适度生育文化和家族繁衍文化,回归自主、自由、自觉的生育文化和生育行为,倡导"合适之家"。

(二)加强健康宣讲,提高育龄妇女的相关健康知识素养

通过对孕妇进行健康管理,能够在一定程度上提升孕产妇的实际住院分娩率,从根本上降低婴儿以及产妇的死亡率,提升儿童、妇女以及其他重点人群的生存质量以及健康水平。

首先,特别需要注意的是加强流动人口孕产妇保健。对流动人口的健康管理是珠海市市民整体健康水平的重要组成部分。珠海市作为我国五大经济特区之一,随着大湾区建设力度的不断增加,珠三角城市群人口将迎来新的增长点,特别是青壮年劳动力将持续不断涌入,对这一部分人群的健康管理显得极为重要。

其次,是分娩教育的普及率应该继续提高。产妇在分娩期的精神心理因素是影响分娩的重要因素之一。如何使产妇在分娩期保持良好的心理状态,积极参与分娩,减轻分娩的痛苦,缩短产程,最大限度地保证母婴的安全,是产科护理工作的重点。分娩教育是产前教育的重要部分,它不但使孕妇获得有关分娩的知识及放松的技巧,还能够增强产妇在分娩时的信心,有利于产妇保持良好的心理状态。

◎ **参考文献**

[1]仵允福. 试论生育目的对生育行为的影响[J]. 人口与计划生育,2013(7):17-17.

[2]广东省统计局. 广东省人口基本情况[EB/OL]. http://www.gd.gov.cn/zjgd/sqgk/rkyy/content/post_101139.html [2019-12-1].

[3]樊雅静,路潞,黄凌,等. 孕次对初产妇第一产程的影响[J]. 解放军护理杂志,2007(11):11-12.

[4]柯天华,谭长强. 临床医学多用辞典[M]. 南京:江苏科学技术出版社,2006.

［5］陕西中医药大学附属医院．产科专家提示：如何预防院外急产？［EB/OL］http：//
www. sohu. com/a/128237612_590305［2019-11-28］.

［6］张现苓．积极应对后人口转变，努力创建家庭友好型社会——"可持续发展视野下的
人口问题：生育转变与社会政策应对国际研讨会"综述［J］. 人口研究，2018，42
（229）：106-114.

［7］郭志刚．清醒认识中国低生育率风险［J］.国际经济评论，2015（2）.

［8］田密．优化健康教育方式对促进流动孕产妇健康管理效果的研究［A］//广州市健康教
育所．广州市第十一届健康教育学术交流活动稿集［C］. 2018：1.

［9］珠海市统计局．珠海市统计年鉴，2018.

［10］珠海市统计局．珠海概览，2018.